交大医学 医源丛书

主编 江 帆 范先群

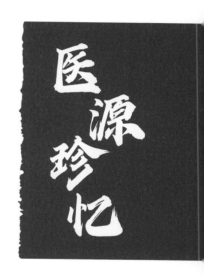

医源珍忆

上海交通大学出版社
SHANGHAI JIAO TONG UNIVERSITY PRESS

内容提要

本书为上海交通大学医学院院史研究口述系列之一，收录了36位老校友的口述记忆，其中既有医学界著名的院士专家，也有志愿支援边疆建设的医者；既有致力于学院发展的领导者，也有潜心于教学、科研的师者。本书通过回顾这些校友的求学生涯与社会贡献，彰显医学院70年来筚路蓝缕的发展历程及"报效祖国、服务人民"的光荣传统，以激励后学，垂范未来，共创上海交大医学院新的辉煌。

图书在版编目（CIP）数据

医源珍忆 / 江帆，范先群主编. —上海：上海交
通大学出版社，2022.11
ISBN 978-7-313-27635-3

I. ①医… Ⅱ. ①江… ②范… Ⅲ. ①上海交通大学
医学院—校史 Ⅳ. ① R-40

中国版本图书馆CIP数据核字（2022）第185833号

医源珍忆
YIYUAN ZHENYI

主　编：江　帆　范先群
出版发行：上海交通大学出版社
邮政编码：200030
印　制：上海万卷印刷股份有限公司
开　本：710 mm×1000 mm　1/16
字　数：325千字
版　次：2022年11月第1版
书　号：ISBN 978-7-313-27635-3
定　价：98.00元

地　址：上海市番禺路951号
电　话：021-64071208
经　销：全国新华书店
印　张：22.75

印　次：2022年11月第1次印刷

《医 源 珍 忆》编 委 会

主　　编　江　帆　　范先群

执行主编　赵文华　　施建蓉　　胡翊群　　吴正一　　方　勇　　郑俊克

副 主 编　刘　军　　徐汝明　　李洪亮　　孟　煜　　李　剑　　蔡　伟

　　　　　瞿介明　　郑军华　　唐国瑶　　郭　莲　　季庆英　　丁　俭

编委会成员（按姓氏笔画排序）

　　　　丁　俭　　马进军　　王　娜　　王琪赟　　水　汶　　方　勇

　　　　刘　军　　刘　楠　　江　帆　　江浩艳　　汤黎华　　李　剑

　　　　李　燕　　李洪亮　　吴正一　　沈　璐　　张　渔　　范先群

　　　　季庆英　　郑军华　　郑俊克　　孟　煜　　赵文华　　胡翊群

　　　　施建蓉　　姚　颖　　徐汝明　　郭　莲　　唐国瑶　　蔡　伟

　　　　瞿琳怡　　瞿介明

序
PREFACE

　　1952年10月24日，一所社会主义的医学院应运而生，名为上海第二医学院。她兼收圣约翰大学医学院、震旦大学医学院、同德医学院之长，以悠久的历史、崭新的风貌屹立在重庆南路两侧，从此踏上了医路育人的漫漫征途。

　　在百废待举的建院初期，她以"校园不足百亩，教师不足百人，专业不过几个"的积弱之躯，毅然扛起共建家园的重任；在曲折前行的艰难岁月里，她汇聚无数杏林英华，上下求索，以"谋国家之强盛，求科学之真知，践医学之神圣"为使命，创造了诸多国内、亚洲乃至世界第一。1985年6月15日，上海第二医学院正式更名为上海第二医科大学，以"立足上海、服务全国、面向世界"的豪情奔赴千禧年。2005年，上海第二医科大学迎来了新的纪元。7月18日，上海第二医科大学与上海交通大学强强联合，创建了部市共建的上海交通大学医学院。如今，她正以新的名字奋力跻身"世界一流"医学院之列。

　　大学不是一个抽象的概念，而是一个有血有肉、有精神、有学问的知识共同体，大学的历史、大学的精神由这些"共同体"塑造、丰富，并逐渐累积、延展、传承开来。院史详细记录了一所学院兴建、发展、壮大的历程，是学院办学理念、经验、智慧等多方面的积淀，是学院精神传统的映射和特色风格的集中体现。金秋十月，交大医学院将迎来七

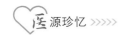

秩之年，为庆祝医学院成立70周年，上海交通大学医学院档案馆组织力量访谈了若干师长，编辑出版了《医源珍忆》一书。《医源珍忆》正是以"共同体"为中心，借口述史的形式，梳理师长们与学院的不解之缘，描摹广大师生员工克服困难越过迷茫、同心所向创造的骄人成绩；追忆那些逝去的岁月中医学院对每个团队的不同影响与作用，来感知、理解、领悟背后所洋溢着的"海纳百川、求真务实、守正创新、精诚奉献"的学院精神，以此襄助校园文化建设，来激励今日的交医人在新时代书写新的辉煌。

历史不是孤立的、片面的，任何事物只有回归历史加以审视，才能更近乎真实与客观。交大医学院的生存与发展与整个社会思潮密不可分，唯有将政治、思想、文化、学术乃至经济等多个维度都纳入视野，医学院的院史研究才能更为立体、全面，才能更深入人心。今日的实践以口述史访谈为触发点，以口述史鲜活、生动、形象的特性，展示了院史丰富与温馨的一面。同时，我们也欣喜地发觉其中隐含的多条线索，这提示我们的院史挖掘将大有可为。如果用教育者的眼光来审视，以史学者的功底来钩沉，借文学者的感觉来品味，兼及思想者的立场来深思、质疑甚或批判，院史研究将会更上一层楼。

最后，我们对书稿的付梓表示祝贺！同时，也期待推出更多优秀的院史研究成果以飨广大师生。

原上海第二医科大学党委书记

2022年9月

目录
CONTENTS

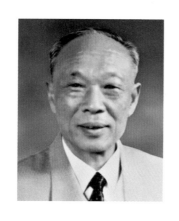

王振义

　　王振义，1924年11月生，江苏兴化人。我国著名内科血液学专家，中国工程院院士、法国科学院外籍院士，上海交通大学医学院附属瑞金医院终身教授。1948年毕业于上海震旦大学医学院，获博士学位。曾任上海第二医科大学校长，上海血液学研究所所长。长期致力于血栓和止血研究，在国内首先建立甲型与乙型血友病，以及轻型血友病的诊断疗法，并开创白血病和肿瘤的诱导分化治疗；在国际上率先用国产全反式维甲酸治疗急性早幼粒细胞白血病，成功实现了将恶性细胞改造为良性细胞的白血病临床治疗新策略，确立了急性早幼粒细胞白血病治疗的"上海方案"，奠定了诱导分化理论的临床基础。同时，建立了中国血栓与止血的临床应用研究体系。1994年荣获国际肿瘤学界最高奖凯特林奖，2011年荣获2010年度国家最高科学技术奖，2020年荣获2020未来科学大奖—生命科学奖。

回首来路：文化与哲学是
科学的助产士

口　述：王振义

时　间：2022年3月9日、3月12日

地　点：上海交通大学医学院附属瑞金医院王振义办公室

访　谈：江帆

整　理：刘楠

成长的基石：海纳百川的上海第二医学院

　　1952年，上海有两所医学院，一所是第一医学院，即现在的复旦医学院，是国立的医学院，在医学院校当中一直是领先的。抗日战争时期，上海第一医学院仍留在租界，因为医学院对一个地方来说很重要，它不仅是高等学校，而且是专门为人的健康服务的机构。中华人民共和国成立以后，第一医学院仍是第一医学院。另一所就是我们学校，1952年由震旦大学医学院、圣约翰大学医学院、同德医学院合并而成。我们学校叫什么呢？不能叫震旦，也不能叫圣约翰，更不能叫同德，怎么办？这是中华人民共和国成立后新的医学院，因为前有上海第一医学院，我们学校只能排第二，所以叫第二医学院。这就是我们上海第二医学院的由来。

当时，作为上海仅有的两所医学院之一，我们医学院的综合实力也不错。我们学校虽是"杂牌军"，却是最好的"杂牌军"合在一起，所以我们医学院有一个最大的优点——海纳百川。"海纳百川"讲得最多的是王一飞校长，而我叫"杂牌军"，异辞同义。我们学校融合了法国、德国、美国等国家医学教育的优点，例如，美系的圣约翰大学医学院着重于基础与临床结合，德系的同德医学院和法系的震旦大学医学院则侧重临床。三校合并后，这一特点一直潜移默化地影响着二医的师生与二医的发展。

以我个人而言，我一直在震旦大学医学院学习，三年级时就开始接诊病人，直至毕业。我毕业的时候，累积看的病人、病种都很多，心脏病要看，肺科也瞧，消化病也得出诊，那时反倒血液病看得少。所以震旦大学医学院培养我临床思维方法比较多，基础研究相对较少。后来我发现一个特点，震旦大学医学院的毕业生做基础研究的人比较少，多数倾向于临床。

三校合并初期，分配到广慈医院（现瑞金医院）的学生有圣约翰背景的，有同德基础的，也有受震旦影响的。接诊患者时，原是圣约翰的

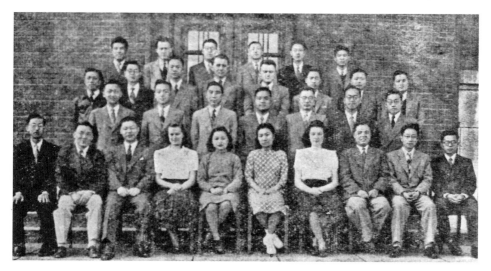

1948年震旦大学医学院毕业生与教师合影（第三排左三为王振义）

同学就会思考发病机制是什么、为什么会有这种病，问题的出发点指向的就是基础研究。我那时候不会，怎么办？我决心去学，我学习的第一本书就是《疾病的机制》，这本书有英文版，也有法文版，我选择的是英文版，因法文版侧重的是临床分析。后来我逐渐明白，临床和基础若不结合，临床治疗提不高，医院实力也提不高。

基础医学与临床医疗的结合，也是瑞金医院能成功抢救邱财康的关键。当时瑞金医院的医生知道烧伤应该怎么治疗、发生感染如何应对，但是为什么这样做、为什么补液要有一定的量，对这些基础医学问题没有研究。那时候瑞金医院烧伤病房有一位圣约翰大学毕业的医生，名叫杨之骏，他曾是我们瑞金医院的名医，还曾获得瑞金医院先进工作者。他专门研究烧伤后的补液问题，他们的外科第二主任董方中，也是圣约翰大学毕业的，他们一起研究补液的用量，包括补液里应该含有什么元素，这些都是基础研究。只有基础和临床相得益彰，在工作中不断研究，不断改善治疗方法，治疗才能够成功。

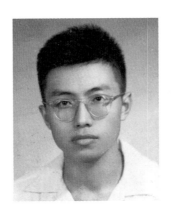 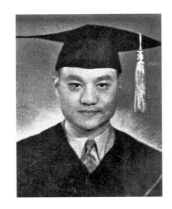

杨之骏　　　　　　　　　　董方中

浸染文化肌理的转换医学之果：全反式维甲酸

基础与临床的结合，也促使我找到了全反式维甲酸。我在医学上的贡献就是发现了维甲酸，我怎么会发现维甲酸？起因就是我在临床上看到患急性早幼粒细胞白血病的病人死亡率非常高，病人入院两三天就去世了。我就想为什么死亡率会这么高？后来发现，这类病人死亡最大的原因是出血。之后又追问自己：为什么会发生白血病？有什么办法可以治疗肿瘤？我就想到清朝末代皇帝爱新觉罗·溥仪就是"转化"过来的，他本来什么都不会做，连怎么铺床都不知道，吃东西需人侍奉，但后来他被改造得与常人并无二致。在整个人类历史当中，易代之际的皇帝，绝大多数最后都难逃一死，而将皇帝转化成为普通人，这是中国的方式，这里蕴含了我们中国的文化。末代皇帝带给我思考，我们不以"杀"为主，而是诱导、改造。

治疗肿瘤是不是也可以如此？肿瘤细胞有没有可能变为正常的细胞？思考这个问题时，我刚好在文献上看到国外的经验，特别是美国和法国的经验，还有以色列的，他们的研究认为，活性细胞可以转化成正常细胞，而且已有转化的药。那时候美国人用13-顺式维甲酸，实验证明此药有效，但用在临床，效果不太理想。我想我要学，我要买13-顺式维甲酸来研究。那时用13-顺式维甲酸治疗一个疗程需2 000美金，当时仁济医院血液科主任就买来给病人吃，用后发现疗效欠佳。

我没有办法，我只有全反式维甲酸。全反式维甲酸来自哪里？上海第六制药厂。它已经是一个成熟的产品，开始用于皮肤病，已知它的毒性、指征，但没有血液病的指征。我想美国用"顺"，我用"反"，反过来的反而好。我想也许是这样，顺、反两者是辩证的，所以我有这样的机会。

当然，这不是很盲目地说"顺"不好就用"反"。首先，我是通过分化HL-60细胞，全反式效果非常好。要用于临床怎

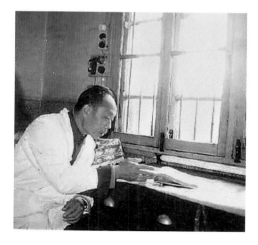

王振义从事血液病研究

办？我前期也做了大量基础研究，不是没有依据。病人用了这个药以后，我们每天观察它的效果如何，我们的研究生就做这个工作。讲到此，我不得不讲起我的夫人，全反式维甲酸第一次临床应用得益于夫人跟我讲的一位病人。一天晚上，我和夫人在一起，夫人跟我讲起她们上海儿童医院收治了一位急性早幼粒细胞白血病患儿，化疗后高烧顽固不退，口鼻出血很厉害，患者病情很严重，奄奄一息。我说为什么不尝试用全反式维甲酸呢？我有实验依据，而且已经知道这个药可以用于皮肤病，没有毒性，虽有些副作用，但不是重要的。后夫人经家属同意，尝试用此药去治疗。用了一个月以后，患儿被治愈了。正是这样一个契机，证明了全反式维甲酸的有效性。

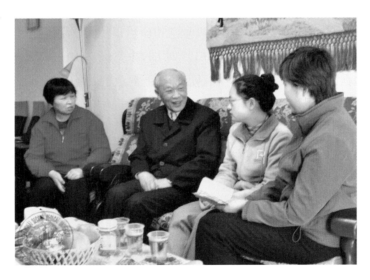

王振义（左二）与首位治愈患儿的留影

全反式维甲酸只有中国有，美国没有。美国的13-顺式维甲酸相较于全反式维甲酸，效果微末。应用全反式维甲酸治疗急性早幼粒细胞白血病，完全缓解达90%以上，而且寿命可以延长到80%～90%。因此，我现在不得不讲，我们交大医学院要创新，要给研究人员机会，培养创新人才。不一定是去国外学了很多东西就会有创新，先要有想象，多问为什么，找到"为什么"的道理与答案。

求真务实的哲学审视：一切为了人民

如何更好地推进创新，在更大更广的范围内推动基础与临床的结合，仍是我们今天面对的课题。我想，作为研究工作者，首先要尊重事实，毛主席讲"实践论"，真理来自实践；第二要学会思考，多问一个"为什么"；第三，根据"为什么"去研究。这是一个漫长的过程，可能会消耗一个人的一生。

有一位科学家曾讲，我们的研究工作将分为两种：一种是一直钻研下去，喜获新成果；一种是一直钻研下去，没有结果。科学是需要积累的，很多基础研究都是长期累积下来的，很多人都是年纪大了以后，才获得诺贝尔生理学或医学奖。举一个简单的例子，曾荣获诺贝尔奖的"受体学说"，"受体学说"的原理是我们医生每天都会看到的事情：为什么这个药起这个作用？是因为药物在机体内找到了与之结合的"接受物质"，像箭射向靶心一样。找准受体，这就需要不断地研究，运气好，最终会找到。

像我运气相当好，找到了全反式维甲酸，没有花费特别长的时间，也没有投入特别多的经费。那时候学校里没有投入经费，医院里也无经费。我去申请之后，医院给了我一间5平方米的房间做实验。我的学生陈竺从法国回来的时候，他要做一个PCL研究，医院里连空余的实验室都没有，最后我们院长想办法，在门诊五楼开辟了一间房间做实验室。当时，设备都很差，但是他有信念。那时，全反式维甲酸发现以后，陈竺和我都对一个问题非常感兴趣：为什么这个药起作用？一般的医生可能认为药能治愈病人就可以了，不会再追问为什么了。但是，我们会多问一个"为什么"。我们想到基因，试图以基因来解答这个问题。现在发现，全反式维甲酸的作用机制很复杂，是通过很多的机理，要回答这一问题，还有很长的路要走，还会碰到很多困难，也许终其一生就做这件事情。如若一生走完了也没有结果，那也没关系，因为我们在人类历史上做出了贡献，贡献虽不大，可能没有名气，也没有获奖，更没有奖金，

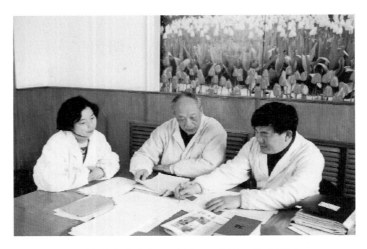

工作讨论（右起：陈竺、王振义、陈赛娟）

但是将自己的研究做完了，我觉得人生也就完整了。

也许有的人不甘心，认为一定要得到什么奖项，因此就造假，这样的事不能做。科学家要有思想准备，要一生奉献于科学。科学家思考的问题要有价值，不能是乱想，因为一个人的想象当中，有的有价值，有的没有价值。另外，科学家应该思考自己的研究目的是什么，如是为获奖做研究工作，出发点就不对。当你不在这个世界的时候，获奖和名气还有什么用，这是人生的哲学。我们人类有几十亿的人，然而有多少人是有名的，更多的人是默默无闻地离开了人世。籍籍无名做贡献的人，他们即使身处困难的条件下，也要让其他人活得好。我最近看了央视的《国家记忆》，里面有很多共产党员，他们牺牲了自己，有的甚至仅二十几岁，他们没有得到什么，他们也没想到日后会有这许多人获益。他们做出贡献了吗？做出贡献了。要评判他们的贡献大不大，我想是大的。做贡献不分年龄，只要做对人类有益的事，贡献都是一样的。所以我经常跟比我年纪轻的医生说，要经常问"为什么"，这是最基本的。尽管可能用尽一生都找不到答案，也许直至生命的终点才得出最后的结论，这条路走不通了，但至少这条路别人不用走，至少有这样的贡献。这样的贡献是大还是小？我认为还是大的。这才是正确的人生观。科学研究需要正确的人生观指引。

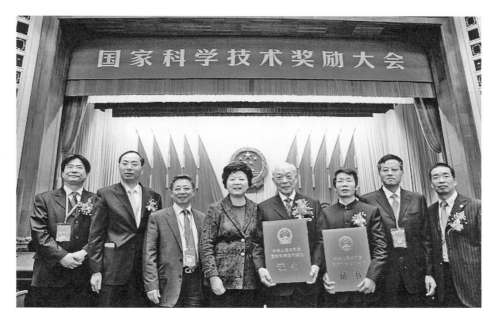

2011年，王振义荣获国家最高科学技术奖（右四为王振义）

现在，社会上会表扬或纪念一些有名的、有成就的人，但需知道，那些成就已经是过去式了，只能表明这些被表扬、纪念的人为人类做出过贡献。如牛顿定律，我们都知晓，但牛顿定律不是绝对的，时空条件改变，牛顿定律就不成立了，真理具有一定条件。我们今人要做的是吸取他们的精神，守正创新，这就是人生观。毛主席的"实践论"告诉我们，真理不是百分之一百，人不能创作出百分百正确的东西，要学会在坏的东西中看到好处，在好的东西中找到它的坏处，学会辩证思维。人生也是如此，没有哲学，就没有正确的思维方法，也就不可能正确地对待人生，要学会用哲学的眼光来审视自己的人生。人的一生为什么而活？很重要的一点，是为人类，如我们的国家政策一样，一切为

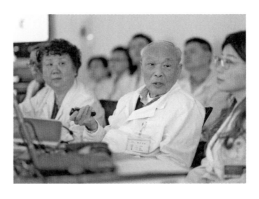

王振义院士主持病历大讨论（右二为王振义）

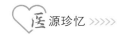

了人民。

我的人生观就是这样，人活着不是为了自己，而是为了人类。我现年已经98岁了，现在要我去看门诊，我不行，我的身体承受不了；叫我去看急诊，根本不可能，病人没有抢救，我自己先倒下来了，这是实际情况。人老了以后，怎么样为大家、为人类做些事情？在这种情况之下，我还在研究和思考，正如你们现在所看到的，"NK细胞的增生异常"便是我当下的思考。我希望今天的年轻医生和医学生也能树立这样的人生观，真正践行习近平总书记的回信精神——"报效祖国、服务人民"。

邱蔚六

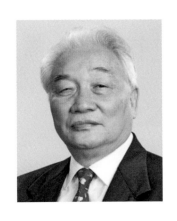

　　邱蔚六，1932年10月出生于四川成都。口腔颌面外科学专家，中国工程院院士，中国医学科学院学部委员。1955年毕业于四川医学院（现四川大学华西口腔医学院）。现为上海市临床口腔医学中心名誉主任，上海交通大学口腔医学院名誉院长，上海交通大学荣誉讲席教授、主任医师、博士生导师。擅长颌面部肿瘤、整复外科与颞下颌关节外科，是我国口腔颌面外科、头颈肿瘤外科以及口腔颌面修复重建外科的开拓者之一。他从事医教研工作60多年来，获国家技术发明奖、科学技术进步奖3项，36次获部市级一、二、三等科技进步奖和何梁何利科学与技术进步奖。2009年获中国口腔颌面外科华佗奖及由国际口腔颌面外科医师协会（IAOMS）颁发的最高奖——杰出会士奖。2010年国际牙医学院授予其最高荣誉——大师（Master）称号，2018年被上海市人民政府授予"上海市教育功臣"。

中国口腔颌面外科先行者

口　述：邱蔚六

时　间：2021 年 6 月 23 日

地　点：上海交通大学医学院院史馆

访　谈：刘军、江浩艳

记　录：刘楠

摄　影：刘宇翔

整　理：江浩艳

立 志 学 医

我为什么会选择医学，这个要从我念中学的时候开始说起。1947年，我进入高中以后，我的父亲曾经受过一次枪伤。当时父亲被送到医院以后，由于伤势比较严重，经过了多次手术。经医生全力抢救，父亲总算脱离险境，转危为安了。我休学了近半年时间，在医院陪护父亲。从那个时候开始我接触医学，特别是接触了外科。在我的印象中，医生很伟大，能够救死扶伤、济世活人。从那时起，我就立志要成为一名外科医生。

1951年我高中毕业了，当时填报志愿，我就选择了华西协合大学的医学院、牙医学院以及药学院。结果发榜的时候，我被牙医学院录取了。华西协合大学的牙医学院成立于1917年，在全国创建最早，当时最出名。它是一所教会学校，我就读的华西协合高级中学是它的附属中学，因此选择报考华西协合大学的医学院、牙医学院和药学院都是很有基础的。

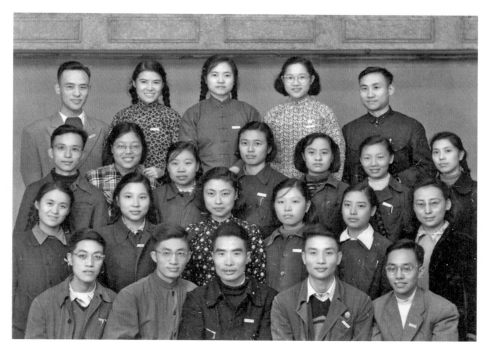

1955年，华西协合大学牙医学系口腔1951级（1955届）部分同学毕业照（第一排右二为邱蔚六）

我的两位恩师

1955年我大学毕业以后，被分配到上海第二医学院。到了以后，系主任找我们新人谈话，会了解你想选择哪一个专业。由于我对外科特别喜欢，正好口腔系需要人，所以我就进入口腔颌面外科工作。

上海第二医学院口腔颌面外科正式建立是在1953年，当时的两位主任都是全国顶尖的。1955年，张涤生教授从同济医院调到广慈医院（现瑞金医院）任科主任。张锡泽教授是华西医科大学毕业的，1953年到广慈医院建科，1955年正式从中山医院调到我们这里。所以我很幸运，这两位张教授都是我的恩师。1961年前，口腔颌面外科同时担负着颌面整形外科的任务。1961年，整形外科正式成立，从口腔颌面外科独立出来，这两位张主任就分开来了。我在口腔颌面外科是跟张锡泽教授，恩师给了我很大的帮助。这两位张教授都是要求很严格的。张涤生教授的科研思路、科研方法是非常好的，张锡泽教授以严师出名，而且他们对下一代都很关心、爱护。医学本身有一个传承的问题，正是踩在他们的肩膀上，才有了我们今天上海交通大学医学院口腔颌面外科的蓬勃发展。

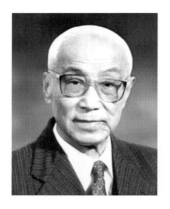
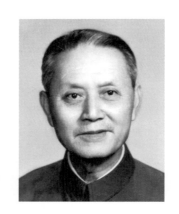

张涤生教授　　　　　　　　　　　张锡泽教授

1959年，张锡泽教授提出，我们口腔颌面外科要赶超美国的斯隆—凯特琳肿瘤研究中心的头颈外科。该中心主任马丁是世界头颈肿瘤外科的奠基人和开创人之一，我觉得这是给我们提出了一个追赶的目标，让我深刻地感受到虽然我们中国的口腔颌面外科是一个新兴的学科，但是我们可以有这个力量，经过若干年的努力，赶上世界水平。我们的这个目标目前也已经基本实现了。

学科进步要紧跟时代发展

临床工作中会碰到很多困难。特别是头颈部肿瘤，它往往涉及颅底，颅底这个地方以前认为是手术的禁区。耳鼻喉科、颌面外科医生都是做颅外的，叫颅底以下，颅底以上属于神经外科。因为神经外科对颅底、颅外的解剖不是很熟，所以这种晚期病人，特别是侵犯颅底的病人，生存率就非常低，当时大概30%不到，这让我们临床医生总是感觉到束手无策。当时在做这项工作的时候，我就想，既然颅面外科可以开颅做，我们颅底肿瘤是不是也可以开颅做符合肿瘤手术原则的整体切除。20世纪70年代初，我和普外科的尚汉祚医生商量，是不是可以合作，想一个办法，既做到能够整块切除，又能够保证病人的生存率。这就是当时我考虑做颅颌面联合切除的原始想法。后来我们在尸体上做了若干的实验，之后再应用到临床，生存率有了明显提高。据我们2010年统计，5年生存率可以达到50%以上。

任何一个临床医学学科，它的发展有两大任务。第一点，对内对外都要有明确的方向，要有追赶的目标，要加强人才梯队的培养。第二点，学科的进步要紧跟时代的发展。作为一名临床医师，以前在认识上有误

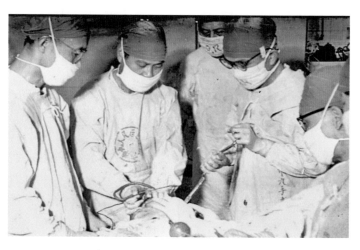

第一例颅颌面联合根治术（右一为邱蔚六，右二为尚汉祚）

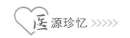

区，认为医师应该是学者型的医师，但是现在不单单需要学者型的医师，还需要工匠型的医师。现在要培养和造就的是既有理论又有很好技术的学者跟工匠精神兼顾的人才，从思想和认识上应有所改变。

难忘的皖南岁月

小三线建设是在20世纪60年代后期开始的，上海的小三线设在安徽南部，属于皖南地区。皖南的小三线建设主要由上海支援，我去的地方是绩溪，由上海第四建筑工程公司负责建设工作。当时上海第二医学院附属瑞金医院、第九人民医院、新华医院、仁济医院都派出了小分队。在我们那个点上包括我在内一共有四个人，来自九院和新华医院，我作为小组长负责那边的医疗工作。我们主要是为小三线单位服务，为工程队服务，同时也为当地的农民服务。当地农民晚上有病来叫我们，我们就立即出动，背着药箱去给他们看病，主要是外伤和车祸，得阑尾炎和扁桃体炎的也比较多。来看病的大多是年轻人。

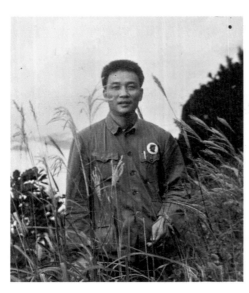

参加安徽皖南工程医疗队时期的邱蔚六

为了适应当时的情况，我们改建了一间手术室，这个手术室完全是依靠我们自己，因陋就简土法上马。我们跟工人们的关系非常融洽，他们晚上没事就到我们医务室来聊天。有两件事让我印象很深刻，第一件事就是在我们去的第一年，第四建筑公司开劳模表彰会，非得把我们医疗队摆上去，我说这个是我们应该做的，而且我们又不属于你们系统，我们是医疗卫生系统派出来的，但他们非给我们不可，我很感动，说明我们的工作受到了他们的认可。另外一件事印象也很深，皖南的小三线建设分布了很多医疗队，医学院本部也有一个医疗队，在歙县的一个乡下，很偏僻，而且要坐船进去。医疗队的领队陈万隆同志找到我，说有一个甲状腺肿瘤患者，看了好多次都没人敢给他动手术，我们是否能给他动一下手术。我就说："好!"。过去一看，那个肿瘤很大，但是看样子还是一个偏良性的，我就说我们试试看。当时在那个地方做这个手术，应该是很冒风险的，而且工宣队也和我们讲"只准成功，不能失败"。要做手术单靠他们这个医疗点的力量肯定是不够的，正好他们那个点有一位仁济医院妇产科主任严隽鸿，还有一位新华医院来的麻醉师励永美，再加上我们医院普外科的张培华医生，由我主刀，严医生、张医生做助手，结果手术获得了成功。

参加唐山抗震救灾医疗队

1976年7月28日，唐山发生了大地震，我早上在家听见广播报道了这个消息。一到医院，看见到处都是请愿书，大家都希望能够参加医疗救助工作。我和我的爱人王晓仪也递交了报名参加医疗队的申请，她是口腔内科的医师，最后我被选上了。我们医院一共去了30来位医务人员，包括各个科的医生、化验员和口腔医学的实习生。我和杨顺年医生分别担当两队的队长，工宣队做指导。

唐山大地震给我留下了深刻的印象，一辈子都忘不了。我们从上海出发到唐山的机场，就花了差不多20多个小时。由于交通不便，我们先坐火车，然后到天津的杨村，再从杨村的机场乘飞机到唐山机场。飞抵唐山机场上空，我隔着机窗，看到下面简直就是瓦砾遍地。

到了唐山机场以后，领到任务，我们是要去丰润县（现为唐山市丰润区），丰润县离唐山市大概有三四十公里，到那个地方去设点抢救。到了以后我们看到已经收容了不少地震伤员，刚踏进帐篷，我们就听到了一声声的呼叫声："医生救救我。"因为天气比较热，我们到得也比较晚，

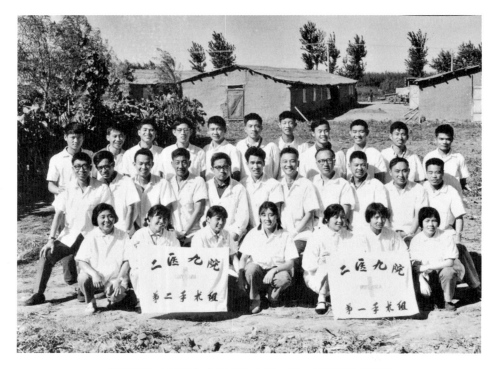

上海九院唐山抗震救灾医疗队合影（第二排右五为邱蔚六）

所以还是有一部分人发生了感染。当时我们医疗队每人都背了一个背包，里边主要是药品和压缩饼干。在那里，半天的抢救就把我们带的所有药物全部用光了。在那一刻我深深体会到，后勤工作太重要了。就比如麻醉的问题，在那种情况下手术全麻是不可能的，我们带去的药进行局部麻醉，又能应付几个病人呢？可是那么多病人都有需要，到最后没办法，只好采用针刺麻醉。现在做手术一般不会选择针麻，毕竟它有一个镇痛不全的问题，但是在那个特殊时期，那么紧急的事态之下，我认为针麻真的宝贵，还是起到了作用。

我们医疗队到了以后，前几天的工作主要是以抢救为主，以后逐渐转入到病人的分类救治上，没有手术室就盖个草棚当作临时医院。医务人员基本上一个礼拜以后才喝到了第一碗粥。那种情况下也没有固定的厕所，为了预防传染病的传播，我们后期的重点工作就是做好消毒防疫。唐山大地震是天灾，受伤的人也多，在这个时候医务人员

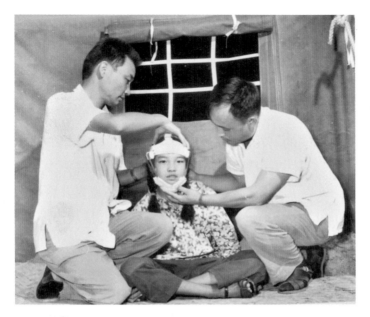

和同事一起在灾区临时帐篷里救治患者（左一为邱蔚六，右一为林国础）

的确是非常重要的。

30 年不变的心愿

1950 年，在读高中的时候，我参加了由成都市团市委举办的青年学园，那是我第一次接触正规的党的教育。当时我就加入了新民主主义青年团，现在叫共青团。进入华西协合大学以后，1953 年我递交了入党申请书。那个时候刚刚建立党组织，学生当中就从我们这个班发展了第一批党员。我爱人就是第一批入党的，可是因为我父亲的问题，我的入党申请没有得到批准，但是我的入党心愿始终是不变的。走上工作岗位后，我也始终抱着一个宗旨，做好自己，努力为党为人民工作，为国家多做点贡献。1981 年，我父亲得到了平反，两年后，也就是在我递交入党申请书 30 年以后，在党组织的再次启发下，我终于实现了入党的夙愿，成为一名光荣的中国共产党党员。

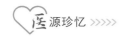

肩挑九院重任

1984年，受到组织上的信任和委托，我担任了上海第九人民医院院长，李春郊同志任党委书记。说句老实话，要领导整个医院，当时我心里还是有一点不安的。在我任职的9年当中，和李春郊书记一起基本抓了几件事情。第一件事情就是科室的建设。因为九院原本是南市区中心医院，曾作为二医儿科系的教学医院，新华医院建立儿科系的时候，九院有一些好的儿科医务人员被调去了新华医院，与其他综合医院相比，实力上就稍显弱一些。

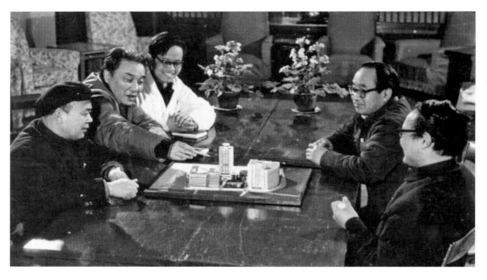

上海九院党委会研究医院发展（左二为邱蔚六）

在我任期内重点加强了科研工作，九院的骨科力量比较薄弱，当时戴尪戎医师希望有一间房间，能够做步态研究，我们积极支持。同时，从仁济医院引进了血管外科的孙建民教授，正式成立了血管外科，并且取得了不小的成就，特别是对于静脉的血管疾病的研究，获得了上海市科技进步一等奖。

担任院长以后，我总结出这样一条经验，归纳起来三句话：医疗是基础，教学是根本，科研是灵魂。最近几年又总结出一条经验：育人是己任。我们的张锡泽老师在这方面做得非常好，对下一代的培养非常关心，宁肯自己做人梯，这一点对我的影响也蛮大的，而且我感觉，育人的问题一定要未雨绸缪，不能够临渴掘井。

以育人为己任

从1955年开始到现在，我已经做了66年的口腔颌面外科医生。在60多年的医教研工作当中，有很多令我印象深刻的人和事，也获得了一些荣誉。我所获得的所有荣誉和奖项，有领导的眷顾，有我自己的付出，更是由于我们团队的共同努力，才能最终取得这些成绩。2009年获得的国际口腔颌面外科医师协会的最高奖项——杰出会士奖，对我个人来说当然是很光荣的，但是更重要的，我认为对我们国家来说是一种地位的提升。这个奖励在我前面只有五个人获得，亚洲一个人都没有，所以我在领这个奖的时候讲，这是中国人的，也是颁给亚洲人的；是中国人的骄傲，也是亚洲人的骄傲。

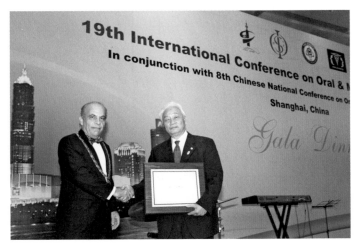

2009年，国际口腔颌面外科医师学会（IAOMS）将其最高奖项——"杰出会士奖"授予邱蔚六（右为邱蔚六）

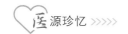

2021年5月，"上海市教育系统关工委邱蔚六工作室"成立了，之所以用我的名字命名工作室，这是上海市教育系统给我的一份荣誉。

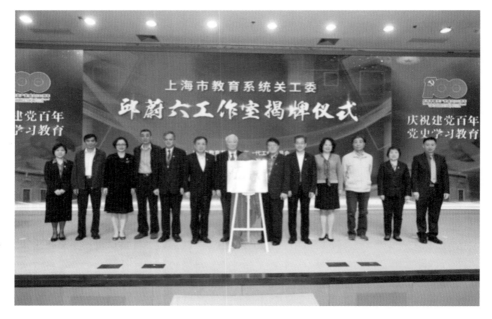

上海市教育系统关工委邱蔚六工作室揭牌仪式（左七为邱蔚六）

与建科的时候相比，口腔颌面外科有了长足的发展和进步。从最初不到10张病床到现在8个病区、300多张病床，病人的手术量在全国也是最多的，而且在国际上也具有一定的影响力。比如说用显微外科技术治疗病人，恢复组织缺损功能的病人超过万例，这在国际上都很少见。而且我是第一任（代表中国）国际口腔颌面外科理事协会的理事，有更多参与国际交流的机会，为我科后续国际化的可持续发展提供了平台和条件。现在我们口腔颌面外科也分了三个科，分科以后我认为发展更快，因此在一定的时候进行一些体制上的改革是很重要的。

最近我总结出来"育人是己任"，那么从我个人而言，张锡泽老师培养了我，我怎么样培养下一代？怎么样既教授他们理论知识，又培养他们的实践能力呢？早一点放手有利于他们的成长，要给年轻人以机会，在各个方面把他们往前推。同时，要注重复合型人才的培养，只有复合型的人才，才能够发展我们的学科。成立这个工作室，我就在想我应该做什么。虽然我现在年纪大了，精力也有限了，但是我还可以做我能做得动的事情，发挥自己的作用。希望医院所有的老师、医师们都重视对下一代的培养，做好人才培养工作。这个工作室刚刚挂牌，希望过几年能够看到我们新的成绩。

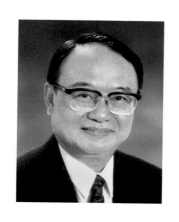

戴尅戎

戴尅戎，1934年6月出生，福建漳州人。著名骨科学、骨科生物力学专家，中国工程院院士、法国国家医学科学院外籍院士。1955年毕业于上海第一医学院。现为上海交通大学医学院附属第九人民医院终身教授、博士生导师，上海交通大学医学院附属第九人民医院临床医学院名誉院长，教育部数字医学临床转化工程研究中心首席科学家，上海市医学3D打印技术临床转化工程研究中心首席科学家。通过医工结合，为我国在人工关节、生物材料、骨再生与修复等方面的发展做出了贡献。曾获国家技术发明奖二等奖，国家科技进步奖二等奖、三等奖以及部市级科技进步奖30余项，"上海市首届发明家"荣誉称号，上海市医学荣誉奖，获得授权及申请专利150余项。共发表论文700余篇，出版各类书籍70余本。被授予"1997香港杰出中国访问学人"等荣誉称号。

让骨科从国内走向国际，
让医工结合从理论走向实践

口　　述：戴尅戎

时　　间：2021年11月12日

地　　点：上海交通大学医学院附属第九人民医院戴尅戎办公室

访　　谈：马进军

记　　录：马进军

摄　　影：刘楠

整　　理：石文惠

从无到有：创建骨科

　　1975年，我调到上海第二医学院，进入附属上海第九人民医院，那个时候我已经算是一个半拉子骨科医生了。九院那时还没有独立的骨科，病房也只是属于大外科病房里的几张床位，大概就七到八张吧。全职从事骨科工作的只有一位医生，我到九院不久，他就先后因病因伤没再参加工作。老前辈毛文贤教授当时没参加工作，还有一位顾问周连圻教授每月来院2～3次。有很多年，都是我跟1～2位进修医生承担骨科病人的诊疗，两人轮流值骨科急诊班，所以我是隔天就要24小时甚至32小时留在医院，只要有手术，就得叫我，一年中有200多天我必须留在医院里。在那种情况下，我坚持把骨科的业务一点一点地独立承担起来。后来经过努力，增加了2～3名住院和进修医师，在地下室建起20多张病床的骨科。

一年多以后，终于机会来了：肺结核病房迁离九院，骨科迁入原肺科病房。鸟枪开始换炮了！那时，我坚持骨科必须有一个实验室或称研究室。当时我取名叫作骨科生物力学研究室，也就是把我们当时骨科病房外走道边的两个大房间改建为研究室。这或许是国内最早的一个设在病房里的生物力学研究室。研究室得到医院特殊的支持，就是至少配备两名工程师，一名在室内工作，另一名到美国进修。医院满足了我的要求，以后又跟上海科技大学和上海交通大学建立了密切联系，这个医工结合的研究室就这样"轰轰烈烈"地办了起来。我们先后建立了上海市骨科内植物重点实验室（1986年）和数字医学临床转化工程研究中心（2006年），并主办和主编了医用生物力学杂志。

这样的安排，使骨科医生与研究室的工作人员有了比较多的交流机会，而且研究室始终保持有一个人在国外进修学习。在当时很多人出国学习后就没回来的情况下，我们研究室创下了一个记录，连续八到十年，

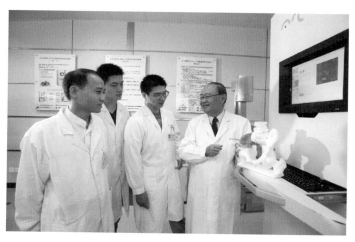

应用3D打印病变模型，讨论制作3D打印骨盆假体（右一为戴尅戎）

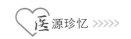

每年都派人出国，而且全部回归，包括医生、工程师，百分之百回归。他们回国工作一阶段后，如有再到国外工作的意愿，可以自行联系出国。这样从骨科独立起，持续选派人员去美国深造，从而加强了生物力学的研究能力。我们接连做了一些创新性的工作，基本上都是医工结合的成果，从而形成了九院骨科自己的特色。

在当时二医的几家附属医院里，骨科条件最差、人最少，也可以说水平最低的就属我们九院。但我们医工结合的工作特色和成果，逐渐受到了广泛重视。《中华骨科杂志》1981年创刊号、《中国生物工程学报》1982年创刊号、《生物力学杂志》1986年创刊号、《中国人工关节杂志》1996年创刊号、*Journal of Orthopaedic Translation* 2013年创刊号（香港出版）都通过约稿刊登了我们这个小团队具有医工结合特色的论文，这在当时确实是不太容易。也正是通过这些发展，九院骨科不断巩固和加强了自己的影响力。

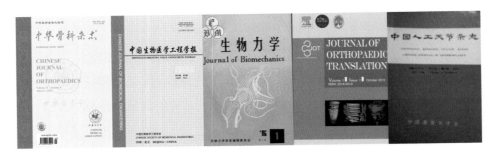

在创刊号登载九院骨科论著的杂志

医工交融：形状记忆合金的应用

在不断扩大队伍的同时，九院骨科临床与基础研究紧密结合的特色较快就引起了较大的反响和良好的后效应。在一个非常偶然的情况下，我跟上海钢铁研究所一位有名的工程师杨海波在医院走廊里碰面，交流了大概五六分钟。他是到我院口腔科来做报告的，主题是当时我第一次听说的形状记忆合金。

形状记忆合金的形状记忆效
应最初是由美国海军武器实验室
的一位研究人员作为一种材料学
缺点提出来的，但随后陆续有人
在研究观察这种形状记忆合金的
特殊性能，并考虑用于工业如油
气管道的衔接等。我就联想到我
们能不能用记忆合金来做一些骨
科医疗上的植入物。比如说我们

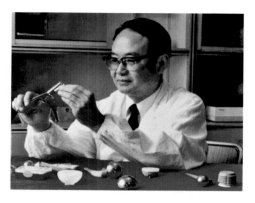

研发骑缝钉和多种内植物

可以用形状记忆合金制作一种类似于订书机钉子的骑缝钉，在比较低的
温度下将两钉脚的距离撑开，横跨骨折线，进行固定；也就是在可以变
形的温度下将钉脚扩张拉开，插入骨折两端，然后将骨折复位并升温，
钉脚因记忆效应恢复原形收拢，从而将复位的骨折片拉拢固定。这些设
想在工程师、医生和医疗器械厂的合作下完成了试制、体外和动物实验，
并进而在国内推广应用于临床病例。当时的这个发明曾引起了轰动，有
外宾来参观，他们一时讲不出 Shape Memory Alloy（形状记忆合金）这
个英文名词，就顺口称为 Magic Metal（魔术般的金属）和 Magic Stapler
（魔术骑缝钉）。两三年后在日本名古屋召开的一个世界形状记忆合金医

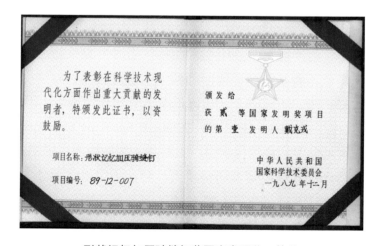

形状记忆加压骑缝钉获国家发明奖二等奖

学应用国际会议上，我被授予奠基人金杯。形状记忆合金应用在医疗上，当时我们被认为是第一家。随后我们又发明和临床应用了形状记忆环抱器和髋关节双杯假体。我们在医院中建立的生物力学实验室也有了一定的知名度，我个人也因此获得第一批上海市发明家称号，而且和工程师们一起拿到了国家发明二等奖。

对于九院骨科来说，这是一个较大的翻身，这个翻身得益于医工结合。医工结合还体现在人工关节和内固定装置的研究。另外我们还开展了步态分析研究，根据走路的姿态和角度、受力分析来了解病人下肢和脊柱各个关节与肌肉的协调性等等。这是九院骨科从事医工结合研究的一个重要特色，就是把一些工程学的技术和知识，同医学需求与实践牢牢地结合在一起。

跨洋之交：组建华裔骨科学会

我曾经有机会到美国的梅奥医学中心（Mayo Clinic）做访问学者一年余。梅奥医学中心长期在全美医院中排名第一，我在那里的生物力学研究室待了一年多，并同时参访了骨科临床工作。以后我又陆续把我自己的学生送到那里的生物力学实验室、骨科、放射科学习进修。

20世纪70年代末80年代初我在美期间，美国一些会讲中国话的学者一直在考虑，能不能组织一个学术团体。当时世界生物力学的发源地在美国，许多开拓者是华裔，他们都到中国来讲过课，做过交流。所以当时就有人提出来，组建一个全世界的华人骨科学术组织。当时仅仅取名字大概就花了两三年，最后叫"Chinese Speaking Orthopedic Society（CSOS）"，就是世界华裔骨科学会，美籍华人郭耿南教授任第一届主席。第二届在上海开会，选出第二届学术委员会，主席由我担任。除了学术大会之外，学会还在我国大陆与港台地区多个城市组织访问交流。我们通过这些活动，把两岸三地以及世界多个国家的华人医生组织起来，学会起了很大的桥梁作用，这是一件事。第二件事情就是，我们从1991年

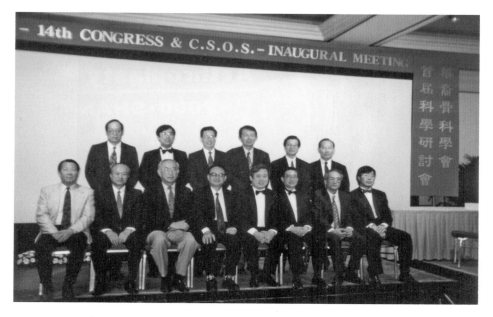

1994年，华裔骨科学会首届理事会在香港成立（第一排左四为戴尅戎）

起，接手承办了一个刊物——《医用生物力学》杂志，这本杂志的影响非常广泛，主管单位为教育部。杂志从最初的季刊，每期64页，发展到如今的双月刊，每期128页。刊登的文章中有75%得到国家自然科学基金或国家级科研项目的资助。

走向国际：扩大国际影响力

20世纪末，我国与澳大利亚、韩国、印度、马来西亚、日本、新加坡、菲律宾、巴基斯坦等国家的骨科医生组织了一个亚太人工关节学会（Asia-Pacific Arthroplasty Society, APAS）。第一届会长为学会的发起人Wui K. Chung，是一位澳大利亚著名骨科教授。我接任第二届会长。学会在上海建立常务秘书处，一直由我主持，我担任APAS永久秘书长。学会在亚太地区多个国家每年召开一次学术会议，从1997年一直到2010年，一直工作了13年。

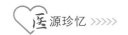

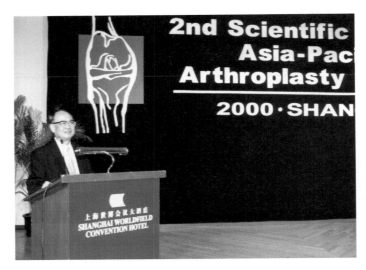

第二届亚太人工关节会议当选主席和永久秘书长

此外，我还在总部设在瑞士的国际知名的国际内固定学会（AO）担任了理事。就这样，我们一直不停地走向国际。最后，我是中国第一个当选为美国骨科协会会员的人，以后还成为美国一些学校的客座教授。在法国地中海大学拿到荣誉博士称号的专家中，我是亚洲的第一人。凡此种种，使得我们第九人民医院骨科的影响不断扩大，当然我本人也有了一定的影响力。但这是次要的，主要是我们交医、我们九院骨科逐渐步入国际大家庭。

转化医学：3D打印让定制成为现实

生物医学工程与骨科的结合走过了一个漫长的路程，近期出现的一个高峰就是3D打印的医学应用。3D打印是一项工程技术，最初称为快速原型技术，就是把一个复杂的结构，通过数字化技术将它打印成实物或实物模型。记得有一次，那时我是全国政协委员，上海要造新机场，征求全国政协委员的意见。幸亏当时将设计方案做成模型，否则我们根本就无法听懂。我们在医疗上其实也一样，要把平面的图像转换成立体的模型，然后跟工程师在模型面前讨论，我们要怎么治疗，怎么切除病变组织，置入假体和修复缺损，进行植入物在模型上的试安装，最后通过3D打印制作正式假体，并在切除或矫正病变组织后准确并顺利置入人体。

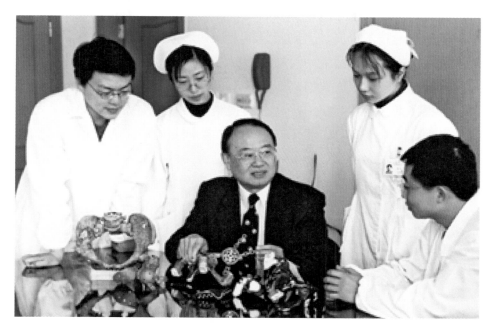

在国内最早研究发展计算机辅助定制型人工关节并用于临床（左三为戴尅戎）

在20世纪后期，我曾经跟上海交通大学机械工程系系主任王成焘教授长期合作，很不幸他在2021年去世了。我们都在上海交大，但相识在烟台。当时我在烟台组织一个全国性的人工关节会议，我是会议主席。他告诉会议工作人员，说他是上海交大的，想学习学习，就那么进来了。经初步交流，发现有许多共同的追求和兴趣。回到上海，我们立即组织各自的团队进行互访。在相互了解的基础上，九院骨科和口腔科的许多研究生和医师就选择了医工结合的研究方向，跑到交大王教授的研究中心去学习和找寻合作。王成焘教授非常大度，九院的研究生都能免费使用他们的实验空间和设备，实际上最后有很多成果和论文是在交大完成的。这样的医工结合一直延续到两校合并。2021年，王成焘教授因肿瘤

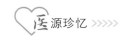

在九院逝世，大家都很伤心，因为长期以来他一直是我们的老师和科研伙伴。远在二医大与交大在机构上强强联合之前，我们早就已经亲密无间了。九院骨科能够研发大量的定制型、个性化人工假体，得益于王成焘教授和他的团队的指导与支持。

教育部那个时候也非常重视转化，即科研成果必须转化成为提高医疗服务质量的技术提高，否则就是纸上谈兵。你可以写论文，但论文应该有实用价值。我们做第一例3D打印人工半骨盆，是为一位转业军人治疗骨盆肿瘤，转业军人没有多少积蓄，最后是大家募捐。九院骨科医护人员募捐了两次，然后又有一些公司捐赠了一些，交大的老师和公司也为他免费做了一个假体，手术很成功。在新闻报道时，有两家公司坚决要求不出现公司名字，其中有一家公司是台湾的。最后媒体报道用的标题是《假的骨盆，真的情》。

就在此时，上海第二医科大学和上海交通大学宣布合并，我们一起申请并获批成立教育部数字医学临床转化工程研究中心。

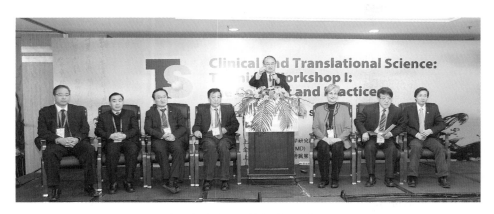

中美专家共同为转化学习班授课

真的不容易，到现在已经快20年了！最近，数字医学临床转化教育部工程研究中心被评为优秀工程研究中心。

我们把3D打印中心建立起来以后，举办了一系列的推广交流会，建立了大量的分中心，现在绝大多数省、市、自治区都有我们的分中心，超过了30个。我们在做这些工作的时候，正逢国际上出现了 Translational

Medicine（转化医学）的热潮，鼓励科研成果的临床转化。现在制作假体直接使用3D打印，在有一些需要肌肉、肌腱附着的地方，可以打出多孔结构，有利于肌肉、肌腱的锚固。3D打印机可以打印大的部件，比如盆骨、脊柱，较小的部件如月骨、距骨，也可以打印非常小的精致的结构件，比如角膜、假眼球。我们现在用于临床的人工关节只有七八种型号，但每年有上百万的患者需要置换人工关节，今后我们应该做到个性化、精准化，为每位病人定制专用的假体，即所谓大规模定制。那么再往后，就是个性化3D生物打印的舞台了，比如打印皮肤、肝脏、肾脏、心脏等，远景非常鼓舞人心。

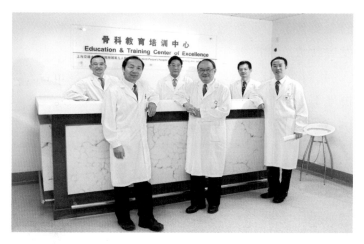

2012年，第九人民医院骨科领导团队（第一排左二为戴尅戎）

在"十三五"规划中，我们科室承担了好几个3D生物打印的课题，现在到"十四五"了，我们还将完成一些新的课题。我们选择医工结合之路，应该是选对了。只要齐心协力，前途一片光明。这个方向往小了讲是上海九院骨科的一个特色，但其实仅仅在九院就有很多骨科以外的科室也在3D打印中做出了显著成绩。所以往大了说，要把这些已经开发出来的技术迅速推广，大家一起往前走！即使将来首先用3D打印构建出生命组织的不是出在九院，不是出在交医，这又有什么关系？大家共同推进，互相支持，互相借鉴，互相学习，不管在哪里突破，成功了就是

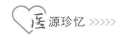

对人类做出的贡献。

业 精 于 勤

现代医学的发展，单单靠医生是不够的。不仅要依靠各科的医生，还要依靠医学以外的各类专业人员的紧密合作。"海纳百川"是上海引以为荣的鲜明特色，也就是说我们需要依靠各方面的力量来不断发展壮大。同时要牢记"业精于勤"，我们都需要勤奋，只有持之以恒地努力和付出，脚下的路才能不断延伸、越走越宽广。

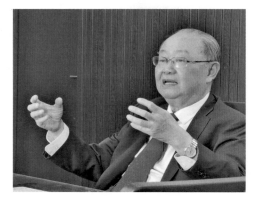

2021年11月，戴尅戎接受上海交大医学院档案馆口述史采访

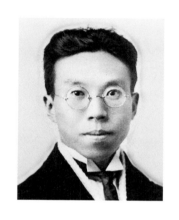

宋国宾

　　宋国宾，字恪三，1893 年出生于扬州。近代中国医学伦理学先驱。1921 年于震旦大学医学院博士毕业，同年前往法国巴斯德研究院深造，1923 年回国后担任震旦大学医学院细菌学、生理学教授，同时任安当医院临床教授，还曾出任上海医师公会主席、中华医学会业务保障委员会主席等各种社会公职。中华人民共和国成立后，任上海文史馆馆员、上海市政协特邀委员。主编医刊《新医与社会》《医与药》等，编著有《医业伦理学》《医学辞源》《医讼案件汇抄》等，著作等身。

医病救人，无悔一生

口　　述：宋家仁（宋国宾之孙）

时　　间：2019年12月12日

地　　点：上海交通大学医学院院史馆

访　　谈：江浩艳

记　　录：汤黎华

摄　　影：刘宇翔

整　　理：李果鸣

走上学医之路

祖父宋国宾，字恪三，1893年10月18日，出生于江苏扬州黄家园，1956年3月22日病逝于上海广慈医院，享年63岁。祖父出身于扬州最大盐号之一的"乙和祥"盐号总管家庭，高祖父随盐号老板汪竹铭从安徽迁至扬州，买下了扬州千总衙门黄家园。祖父和我的父辈都出生在黄家园。

祖父少年时代便立志学医，他在1937年撰写的《亡弟》一文中，记述了深受家人喜爱的聪明弟弟宋国鹏。宋国鹏在6岁时患白喉不治而亡，高祖父悲伤过度也不久离世，祖父当时还是14岁的少年，他深受打击，立志学医。

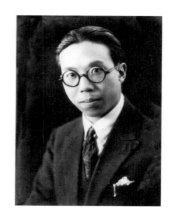

青年宋国宾

祖父从扬州的两淮中学毕业，决定前往上海学医。当时有很多外国教会在上海创办医学院，入教成为进入其医学院求学的必备条件，这是祖父反对的。而当时马相伯先生创办的震旦学院（即后来的震旦大学）明确表示"自由入会"，祖父敬佩马相伯先生的为人，于是选择了震旦大学，成为震旦大学招收的第二届医科学生。

震 旦 求 学

从1911年至1921年，祖父在震旦医学院度过了整整10年的青春时光。他每年考试都得优等，直到1921年博士毕业考取法国巴斯德研究院继续深造，1923年学成回母校工作。

祖父在震旦这10年间，无论是生活还是学习，都十分辛苦，每天的课程都安排得满满的。比如1917年下半年，课表安排从星期一到星期六都非常紧张，星期一上午两堂课后还要去医院实习，下午全部是解剖课；星期二上午是法文和哲学，下午去医院实习；星期三上午组织学，课后去医院实习，下午为手术和医术课；星期四上午两堂法文课后，便是一天的考试；星期五上午先去实习，后上法文课，下午是解剖学和生理学；星期六上午是生理学和哲学，下午是解剖学。基本上每个星期都有考试。

祖父还担任了学生会会长。1918年11月学校发起成立学生会，学生们向其他学校索取了章程，通过投票选举，祖父和曹德三、陈培基共同担任震旦大学学生会会长。1919年5月7日，五四运动消息传到上海，祖

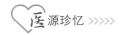
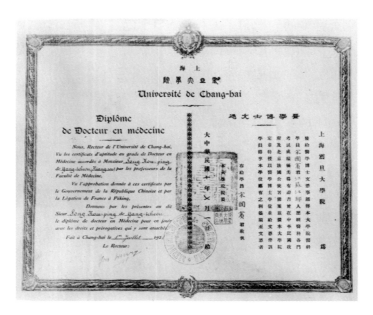

宋国宾震旦大学毕业证书

父代表全体同学与校长交涉，争取到半天时间参加学生游行。祖父带领同学们前往斜桥会场听取爱国演讲，之后跟着游行队伍到了德国领事馆前抗议，回校后学生会代表震旦大学学生向教育部发电报，声援青岛学生，表达对不平等条约的抗议。此后随着五四运动进入高潮，祖父代表同学们与校长商议罢课，遭到了校长的拒绝，并且校长还让神父通知学生，谁如果罢课，就将被开除并搬出学校宿舍。如此一来，严重打击了很多学生的积极性。但祖父认为此举同当时国内大多数学校学生的爱国情怀相违背，便与校长交涉，提出提前考试、提前放假的建议。校长最后同意了该建议。到5月底，考试便结束了，全校提前放假。

留 学 法 国

1921年，是祖父在震旦医学院求学的最后一年，他们全班五名同学，几次在一起商议毕业志向。其中一名同学已经工作，其余四人还没考试。

胡廷黻先生坚定地向往留学，已结婚生子的祖父起初有些犹豫。一方面是家庭的牵绊，另一方面是想要看看广阔世界的愿望。后来震旦举行了公派留法考试，中国和法国各派出一名医官作为监考，祖父与胡廷黻拿到了优等，得到了前往法国留学的机会。

1921年8月13日，祖父乘上法国盖波多士号轮船，前往法国巴黎巴斯德研究院深造。同去的还有四名中国学生，其中两名是文科学生。祖父在海上航行了40多天，当年364法郎的往返船票，由震旦医学院姚院长垫付。

祖父在巴斯德研究院学习两年，不光学习了细菌学等科学知识，还从法国科学家身上学到了爱国、奉献精神。他研究了法国的科学发展历程，以及科学家如何用科学拯救人类、拯救国家的事迹。回国后，祖父不断发表文章，号召青年学生、青年医生要用科学救国。1933年，祖父去国立上海医学院演讲科学家巴斯德的故事。1934年祖父撰写了《巴斯德传》，积极传播他爱科学、爱人类、爱祖国的奋发图强思想。

祖父还在法国深入考察法国的医学教育和医学伦理等人文状况，为他日后出版《医业伦理学》打下了基础。

祖父在巴黎交友甚广，与同在法国留学的徐悲鸿结识后，两人成为知交。徐悲鸿回国后常常来我家，还送给了祖父一幅《骏马图》。

任 教 震 旦

1923年，结束留学学业后的祖父回到国内。因为对母校的深厚感情，他选择留在震旦大学，担任医学细菌学、生理学教授，还出任校医，并在安当医院做临床教授。1926年，他担任震旦大学同学会会长；1926—1929年，担任震旦大学医学会会长。

祖父为人谦和，深受学生爱戴，是学生心目中的良师益友。他曾在《教授一得》中谈到自己教书心得时说："上课不能照本宣读，不能做留声机。讲课和著书不同，讲课要钩元索隐，变晦为明，用浅显之辞，释难深之学，使学者了然于真理之所在。"祖父上课不看稿子，也不看书，而是按照自己的行医经历和多年体悟精心备课。他认为，要用浅显的语言，让学生理解掌握深奥的知识，在重要问题上"举一反三"，让学生"终而不忘"。祖父讲："要用不烂之舌，听者才会聚精会神，良师要讲解翔实，不为讲而宣读。良师要当学生之益友。"因此学生们都喜欢听他授课。

祖父不光在震旦教授学生，还担任许多社会工作，如：1923年，祖父担任科学名词审查委员会江苏省教育会出席代表；1925年，进入西医审查委员会，主要负责行医资格的审核；1926年，进入西医考试委员会；1928—1934年，任上海医师公会常务委员和主席、全国医师委员会政委、全国医师保障委员会执行主席；1932—1935年，任上海体仁医院院长兼董事长，该医院是由一名来上海找祖父治疗结核病的广东富商出资建立的，专为穷人所设；1935—1945年，任教育部医学名词编审委员。

1932年"一·二八事变"之后，祖父担任上海红十字会第十一伤病院内科主任；"八一三事变"后，在震旦大学难民收治所做内科主任。此外，他还担任众多医学报刊主编。

1927年，祖父制定了《震旦大学医科生毕业宣誓》，提倡学生做一名良医。祖父的学生走上社会后，大多数都成为各大医院的骨干。

祖父为人正直，常常因为法国校长对待中国教员的不公，而出面交涉乃至无情揭露。校长才尔蒙不满在心，多次利诱、笼络祖父，企图让他为法国的利益服务。当时震旦大学中国教授的收入还不到外籍教授的一半，面对宋国宾等人的抗议，才尔蒙多次暗示可以提高祖父个人的待遇，遭到了祖父的严厉拒绝。

1933年，法国立兴洋行销往中国一批"法迈士"止咳糖浆，宣称可以治疗伤风咳嗽和结核病。才尔蒙校长想让祖父帮忙在报刊上做宣传。但祖父经过调查，发现这个糖浆并无实际效果，有些病人甚至因为服药后延误治疗而加重，因此拒绝了校长，并提醒糖浆疗效言过其实。

1933年6月15日，祖父在《新医药刊》上发表文章，引用许多病例，揭露了糖浆疗效不佳的事实。此举触怒了才尔蒙，他威胁、利诱祖父发文更正，祖父曾讲"主人爱洁，更重气节，砥砺廉隅，终身如一"。怀恨在心的才尔蒙设计了一个圈套，由于祖父上课声音并不大，他安排了一个大教室给祖父讲课，并让一些校外人员坐在后排不断高喊"听不见"来进行捣乱。祖父因此认识到，他在震旦大学继续待下去，必定会与他所坚持的气节相悖，因此于1935年辞职，被迫离开了震旦，离开了他的学生。当时祖父写了《别矣震旦》，文中流露出满腔愤慨和爱国爱校的感情，文中写道："宾虽不敏而爱国不敢后人，雅不欲与摧残我爱国观念之人相安于一室之内。"祖父离开震旦时，学生们依依不舍，专门送了他一块"学而不厌，诲人不倦"的匾额。祖父虽多次搬家，这块匾额却始终带在身边。

中国近代医业伦理学先驱

离开了震旦，祖父依旧没有放弃医学事业。他自己开办了诊所，撰写了很多医学著作，其中最著名的是《医业伦理学》，而祖父也因此成为近现代中国医学伦理学先驱。

出版这部著作，除了因为祖父在法国留学时就已考察了很多相关内容，还因为当时中国医学界的一些不良风气，他深感医学界同道之争、医派之争、医病纠纷等层出不穷，医生之间的竞争有时甚至会利用患者和社会，这对医学事业的发展非常不利。祖父曾言："为名医易，为良医难。"他在《良医写照》中讲："良医应

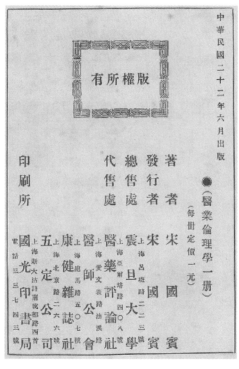

宋国宾著《医业伦理学》书影

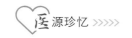

洞其所学，忠其所事，出其热忱，修其仪表，此乃仁义礼智之四德，良医必备。"

　　祖父致力于医学伦理道德的宣传，发表了欧洲的一些医师法规，拟定了《上海市医师公会医师信条》等医师行为道德准则。他到各处讲解医师信条，还分别在报纸、杂志上刊登宣讲内容。他为了让医师们熟记信条，还专门编写了《医师信条歌》。

　　在正式出版《医业伦理学》之前，他陆续在刊物上发表了《医业伦理学》部分章节的内容，以便广泛听取各方面的意见。1933年6月，中国近代第一本医学伦理学著作《医业伦理学》问世。祖父非常强调重视医学伦理的培养，在医政方面重视医患关系的改善，减少医患之间的纠纷，他还呼吁医界同道要相互团结。他的这些主张得到了众多赞同和支持，有14位在医界有影响的同道为其作序。该书至今仍然受到重视和研究，被称为"近代医学伦理学的先导"。

坚定的爱国主义者

　　祖父是一名坚定的爱国主义学者，正像震旦文学院顾裕禄先生在《解放报》上写的《问政》中所讲："宋国宾老教授是震旦师生反帝爱国的好榜样，他的反帝爱国的伟大精神和光荣事迹得以永远为震旦师生敬仰，永远成为震旦师生的学习榜样。"

　　祖父常通过报刊揭露外国来中国的江湖骗子，揭露校内中外教授待遇的不公。抗日战争时期，除了参加救援队，他还坚决抵制为日本人做事。有一名曾任职震旦大学医学院的教授担任汪伪政权的卫生署署长，几次三番来做说客，请祖父为日本人工作，都被祖父严词拒绝。

　　1932年"一·二八事变"期间，祖父带领20多名学生抢救受伤的士兵和百姓，救治了300多名伤员。1937年淞沪会战，震旦大学操场搭建难民收容所，收治伤员和难民2 000多名，大礼堂作为难民临时收容所，收治了1 400多名伤兵。祖父还撰写了很多揭露日本人罪行的文章，但受制于当时的新闻管制，没有报纸敢于刊登。

1945年，祖父还收到装有一枚子弹的威胁信，为了不牵连家人，祖父将全家送往扬州避难，独自留在上海，直至1948年祖母去世。1949年上海解放，祖父以非常喜悦的心情来迎接中华人民共和国的成立，他鼓励三个儿子报名参军，保家卫国。三个儿子也都在他的支持下报名参加了解放军。祖父还曾以一首诗歌来表达自己的爱国情怀："五男二女七人中，三子从军海陆空。抗美援朝成战士，保家卫国呈英雄。嗟于老病颓唐甚，幸尔青年壮志宏。以后应将好消息，时时报导于衰翁。"

1954年，祖父被上海市人民政府聘为上海文史研究馆馆员，并任上海市政协特邀委员。祖父非常高兴，认为这是党和政府给予他的最高荣誉和信任，他将自己珍藏多年的徐悲鸿《骏马图》捐献给了上海文史馆。

胡廷黻

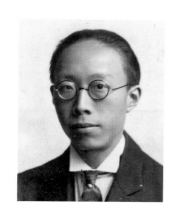

　　胡廷黻，1894年出生，浙江绍兴人。震旦大学医学院病理解剖学教授、广慈医院首位华人内科主任。1912年中学毕业于福建高等学校，同年考入上海震旦大学预科班，1921年毕业于震旦大学，获医学博士学位。1922年获震旦大学奖学金前往法国巴斯德研究院深造，成为巴斯德研究院会员，回国后创办广慈医院化验部。1926年因病去世。有《冠廷日记》《冠廷诗词》《冠廷明信片》存世。

博爱务实，求真创新

口　述：胡安东（胡廷黻之孙）

时　间：2019年12月27日

地　点：上海交通大学医学院院史馆

访　谈：刘军

记　录：江浩艳

摄　影：刘宇翔

整　理：李果鸣

震旦求学之路

　　祖父胡廷黻是在1912年毕业于福建高等学校，即现在的福州第一中学，同年考入震旦大学院预科班一年级。1914年，预科毕业，祖父怀着医学能够为全体中国人民服务的理想，选择了医科作为他在震旦大学的主修科目。祖父从1914年到1921年，一共花了7年的时间，荣获医学博士学位。

　　1915年，在医科一年级的结业典礼上，祖父胡廷黻用法语做了演讲，获得震旦大学院姚院长（Henry Yao）的高度赞扬。

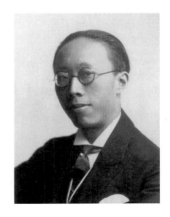

青年胡廷黻

1919年1月大考，此届医科共有五人，震旦大学医科为了提高考试质量，首次从校外请来两位医学博士：一位是民国总统府医官，瓦德博士；另一位是法国驻华大使馆医官，布西尔（Bessier）。他们专程从北京来到上海，为震旦大学医科班学生出考题和监考。最先考的一科是解剖，考试室内包括旁听席在内的十几个人中，有主考官瓦德和布西尔，旁听者中有驻沪法国领事、震旦大学法国院长郝院长、中方院长姚院长，外加医科一年级全体学生，气氛严肃紧张。考生每人抽签5道题，10分钟准备，25分钟答题，口试先用法语，再用中文答辩。考试从上午8点考到晚上6点多，晚餐后即在考试室内宣布成绩。那次考试祖父胡廷黻得"最优"，考试完毕后，两位监考官和五位学生合影留念，留下了震旦校史上极其珍

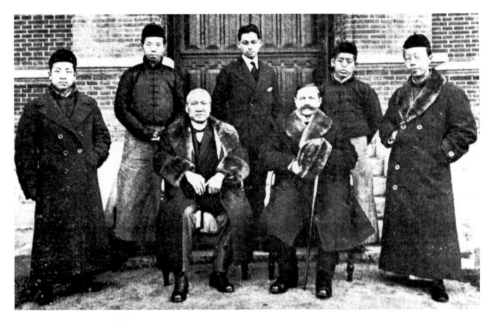

中法政府初次派遣代表监试医科毕业生并合影（第二排右一为胡廷黻）

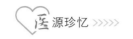

贵的一张照片。

祖父成天埋头在书籍中，越钻研越深，心力交瘁，终于在医科学习的最后一学期病倒了。他得的是慢性骨炎，只能静卧床上才能好。有时候他硬着头皮到教室里来听课，有时候无法上课，就向同学借笔记自己看书学习。就这样带病坚持最后一学期，顺利地完成了所有课程，在1921年7月1日拿到了震旦大学医学博士毕业文凭。

祖父常常与同届同学们在考试前一起埋头书案、交流笔记、温习功课、讨论问题、讲解难点，和同班同学结下了深厚的友谊。

祖父胡廷黻和朱林荪的友谊可谓源远流长。他们都是浙江绍兴人，来沪之前在福建高等学校已经同学2年，又在震旦同学9年，同住一个宿舍，即震旦大学校舍27号，亲如手足，每年寒暑假期从震旦返绍兴，两人约好同来同往。在祖父的《冠廷诗词集》中有诗《赠林荪》，共8首，每一首都有一段故事，详细描述了祖父与朱林荪的"漫云此去隔云津，知己天涯若比邻"的深厚友情。祖父和朱林荪于1917年9月，在震旦大学结拜为兄弟，以交换兰谱为证。兰谱是民国时期结拜兄弟时互换的帖子，帖中详细说明两人情投意合，愿结为亲兄弟的深情厚谊。后来朱林荪的女儿朱淑德嫁给了祖父弟弟胡廷玉的儿子胡特，实现了朱胡两家的联姻。

祖父胡廷黻与同班同学宋国宾也可谓志同道合、心心相印，他们两人震旦同窗9年，又赴法国巴斯德医学院留学2年，回国后一起在震旦大学任教授2年，而且住同一宿舍。俩人在一起前后共有14年之久，可谓知己知彼、知里知外、知根知底、知心知灵。《如梦令·赠恪三时年元旦》创作于1921年元旦，饱含深情地描述了两人兄弟般的情谊："多少悲欢离合，休说，休说，且共加餐努力！"

对于另一位同班同学陈慧根，祖父曾写道："吾友陈慧根，嘉兴人，同学五年矣，拙于外而敏于中。君子人也。课余无事，相与纵谈。乃悉举其抑郁告我，始知陈亦天下伤心人。"两人交往到交心之间的友谊，由此可见一斑。在诗词《如梦令·十一年元旦赠慧根》中写道："君是吾今好友，永久，永久！花好月圆人寿！"

　　祖父在学习医科之余，最喜欢涉猎的还是中国文学和历史，像《资治通鉴》和《红楼梦》都是他的最爱。每逢寒暑假，他都会带回家乡许多文艺刊物，如中文《小说月刊》、法文小说等。他的同班同学宋国宾回忆说，没有想到在胡廷黻生病时，竟然能读完《资治通鉴》，这在身体十分健康的常人看来都难以胜任。可见祖父的文学功底和好学上进。

　　祖父在写诗方面的才能是与时俱进的，他不是一味地沉浸于熟门熟路的五言、七言旧体诗中，而是积极地尝试着写现代文的诗词。这在100年前是难能可贵的。他的39首现代文诗歌就是明证，在他的《冠廷日记》中，还抄录了不少当年胡适发表的新诗。

　　祖母陈蓉芬，生于1892年7月26日，父亲是清朝官员。祖父和祖母结婚于1911年，结婚第一年在福建省福州市。当时祖父18岁，还在福建高等学校读书，祖母20岁。一年后即1912年，正好辛亥革命成功，清朝政府被推翻，祖父全家在曾祖父的带领下返回老家绍兴。祖母带着孩子在绍兴张溇乡下过日子，而祖父本人只身到上海震旦大学院预科学习，从此以后祖父祖母分隔两地。年复一年，只有严寒和酷暑才有夫妻团聚，别恨离愁挥之不去。尽管祖父母的婚姻是他们的父母包办的，但两人的感情一开始就很好。在小诗《张家垫》中，他对比了十里洋场的上海和绍兴乡下的张家店，说道："我虽然住在繁华闹热的上海，却心心念念不忘那荒凉寂寞的张家垫。"他用自问自答的形式写道："何以呢？因为我那个知心识意的人儿，住在那里。"

　　祖母对祖父学医、从医是全力以赴支持的，不仅精神上鼓励，让他树立远大理想，财务上也是身体力行。她把嫁到胡家时的积蓄1 000元大洋也拿出来支持祖父在震旦大学院的学习，以及后来赴巴黎留学时的学费和生活费。不仅如此，祖母还养育了三个儿子，大儿子胡庐因病早逝，二儿子胡端和三儿子胡欧都长大成人。当年祖父逝世时年仅33岁，祖母那时也只有35岁。祖母坚持独身，搬进了徐家汇圣母院，成为启明女子中学教刺绣的老师，用自己勤劳的双手和精湛的刺绣技艺，以微薄的收入含辛茹苦地把身边7岁的儿子胡端和2的儿子胡欧养大成材。

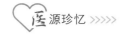
法国留学经历

祖父胡廷黻由于成绩优异，获得震旦大学的奖学金，在教授的推荐下，于1922年8月19日乘上了轮船安巴士号，赴法国巴黎的巴斯德研究院留学，去实现他的远大梦想。与他同行的是比他低一届的刘永纯博士，俩人在这45天的航行中结下了深厚的友谊。

虽然祖父胡廷黻在法国留学只有短短的两年，但这是他收获极其丰富的两年，取得了旁人三四年才能取得的成就。首先他选择了巴斯德研究院，巴斯德医学研究院是拥有十多名诺贝尔奖获得者的世界著名医学研究院，特别是在传染病疫苗、微生物学和病毒学领域内声名卓著。这所学校的课程非常难，要求也是非常高。但是经历了九年震旦洗礼的祖父已经准备好了，这是震旦精神所在。

当时祖父之所以选这所学校，并不全是为了这所学校的名气，更主要的原因是因为他来自浙江绍兴张溇，这个典型的四面环水的农村，他目睹了中国农民饱受各种细菌和病毒带来的疾病之苦。由于饮水不干净，腹泻等相关疾病横行，家中一人得病其他人都会一一感染，轮流腹泻，抵抗力差的往往会一病不起。祖父的一位兄弟就是因为多年腹泻，瘦得皮包骨头，早逝了。在震旦学医时，当他第一次在显微镜下看到那些游动的细菌，他不仅自己想研究为什么这些细菌对人类会造成这么大的伤害，也要想办法制服这些小小的细菌和病毒。

在巴黎求学期间，除了主业细菌学外，祖父还争分夺秒学习了各种各样当时在中国肆虐的疾病的治疗方法，例如花柳病、皮肤病、眼耳鼻喉五官病、尿道感染病、肺结核（俗称肺痨病）、妇科病、小儿科病等，并对各种生物学的化验，逐一悉心研究。

祖父的研究成果大多数在去世后发表在《新医与社会汇刊》《时事新报（上海）》等杂志上。从已经发表的论文题目中可以看到，他研究的课题广泛，并且很前沿，都是当时社会上和医学界所面临的重大课题。

值得一提的就是在祖父胡廷黻留学期间，他十分荣幸地成为法国巴斯德研究院的会员。在家里珍藏的一张"巴黎巴斯德学院1923年全体会员摄影"的照片中，可以清晰地看到祖父胡廷黻站在第二排的正中央。这是个很了不起的成就，在100年前，巴斯德研究院是世界顶尖的医学学会。

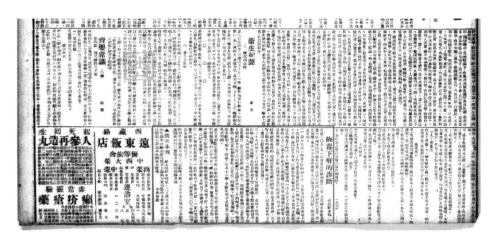

1926年11月10日，《时事新报（上海）》刊登胡廷黻遗作《梅毒下疳的诊断》

尽管祖父在巴黎只有两年，在繁重的学习任务之余，他不忘他是中法两国的文化使者。正如他最好的朋友宋国宾在父的追悼会上回忆："君居巴黎时，屡用法语演讲中华文化。"祖父在巴黎两年学习期间，将所有所见所闻心得体会都记录在他写的《去国集》中。

任教震旦，执医瑞金

回到祖国的胡廷黻，受到了震旦大学的热烈欢迎。1925年3月21日，《上海图画时报》教育版曾报道了震旦大学代表的欢迎场面。

法国留学回来后的祖父，虽然受到疾病和丧父的牵累，仍然全身心投入了工作，他出任震旦大学医学院病理解剖学教授。1926年祖父亲自教授的一届毕业生共有七位博士。毕业时，祖父和全体毕业生一起合影留念。这届毕业生中有杨士达博士，他留校当教授，并在后来出任医学

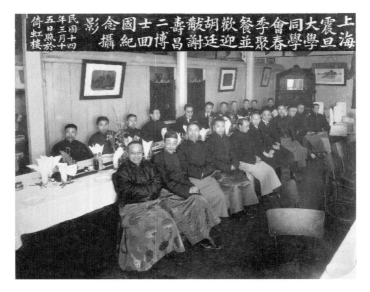

上海震旦大学同学会季聚并欢迎胡廷黻寿暨二十博士归国纪念摄影
民国十四年三月五日照于倚虹楼

1925年，震旦大学同学会欢迎胡廷黻（第一排左六为胡廷黻）

院副院长。由于祖父成绩优异，总是考第一名，又是法国留学回来，精通法语，与外国医生和护士交流没有隔阂，所以由法国人开办的广慈医院十分信任祖父，第一次让一位华人担当内科主任一职。

回国后，我祖父与先期回国的宋国宾博士同住一个宿舍，所以他对我祖父的起居及一言一行有着深入的了解。他写道："胡廷黻君自归国后，身体日弱，病势日深，而于服务，未尚稍懈。教授则讲解详明，学生悦服。治病则不辞劳瘁，悉心诊察。病家延请，虽隆冬，必勉往。虽远道，亦匆赴。"我祖母亦多次跟我们说起，祖父对病人是不分有钱人和穷人，看病是不分白天和夜晚的。有时候半夜里有急诊，祖父二话不说，坐上三轮黄包车就去看病人。

回国后，祖父一方面在广慈医院做医生，同时兼任广慈医院化验部事务，积极筹备广慈医院化验部。祖父深深地知道，化验部是医生的耳目，是医院的心脏，更是祖父的所爱。因为祖母给我们说过，祖父回国时带回家两箱医疗器械，送给广慈医院和震旦医学院。广慈医院1号楼是1925年落成的，命名为巴斯德楼；1926年1号楼化验部成立。

祖父在为人、为医、为师方面，一生"博爱务实，拼搏创新"。他在

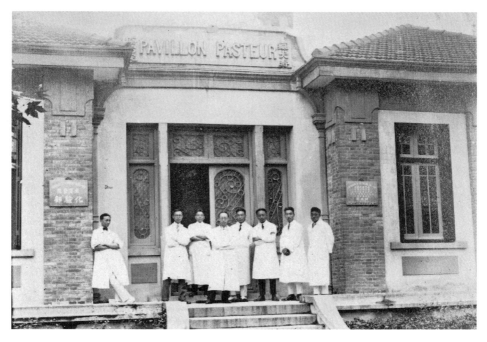

在广慈医院化验部前与同事的合影（左四为胡廷黻）

20岁时，写下了感人的诗词《感怀》来激励自己："廿载韶光梦里过，元龙豪气尽消磨……岂有文章惊海内，敢将热泪哭山河。"

他在诗《便怎么样了？》中喊出了自己的理想："我敬重的是辛苦学子，看不起的是高贵官僚。崇拜的是真理名言，鄙弃的是金钱珠宝。……读书已有十余年，心中还只是嫌少。人都说我是疯子，疯子便怎么样了？！"祖父对宋国宾说过："我之所以要去法国留学，志不在学位，而为的是扩展我的学识，回国后可以做个更称职的医生。"

祖父对贫苦人民表示了无限的同情心，他的诗歌《清和坊街口的一个叫花子》，描写了大雪纷飞的家乡清和坊街口的讨饭人："他身子冷的缩成一团，两只手捧着一只破碗。碗里盛着一支油条，大半碗冷稀饭。一面抖着一面吃。那还是他今天头一顿的早饭！"与此形成鲜明对比，祖父笔锋一转，写下："忽然一阵笑声、牌声、杯盘声，顺着北风吹进了他（叫花子）的耳朵。原来是街内妓院里，那些阔少们在那里吃酒碰和。他一面吃着一面想：'他们同我不是一样十个月娘生的么？'"这首诗不仅仅

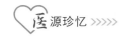

形象地描绘了"朱门酒肉臭，路有冻死骨"的社会不平等现象，同时喊出了穷苦大众争取自由平等的心声。

正是胸怀着这种爱国、同情贫苦老百姓的崇高理想，巴黎留学回国后的祖父忘我地为病人服务，虽然他从回国到病逝只有短短两年时间，但是他的震旦精神通过他的诗词、他的日记得以彰显，也必将永存。

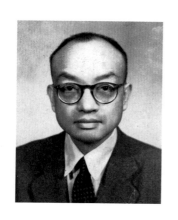

刘永纯

　　刘永纯，1897年12月生于江苏扬州。医学家、细菌学家，我国卡介苗防痨创始人之一。1922年震旦大学医学院博士毕业，同年前往法国深造，1923年进入斯特拉斯堡大学深造，1928年回国后前往越南西贡（今胡志明市）巴斯德研究院从事细菌学研究工作，1936年被派回上海，组建中国上海巴斯德研究院，将卡介苗引入中国接种。曾任越南西贡巴斯德研究院人类微生物部副主任、上海巴斯德研究院副院长、中国人民解放军医学科学院细菌系主任、上海市人大代表、上海市抗美援朝委员会委员、反细菌战华东区负责人等职务。1946年荣获法国宝星骑士勋章，1953年逝于上海。

于乱世中，坚守崇高医德

口　　述：刘言祝（刘永纯之子）

时　　间：2019年10月8日、10月10日

地　　点：上海交通大学医学院院史馆

访　　谈：刘军、江浩艳

记　　录：汤黎华

摄　　影：刘宇翔

整　　理：李果鸣

　　我父亲是一名医生，但他也是一位很有中国文化修养的学者，很喜欢中国的艺术。我们全家从江苏扬州迁到上海，母亲、父亲、大哥、大姐、二哥、我和妹妹。大姐出生于1929年，二哥出生于1931年，我1937年出生，妹妹1939年出生。如今，我们四个还常常在一起沟通，常常见面。从父亲1897年出生到他1953年去世，中国社会经过了一个翻天覆地的变化，父亲就在这个动荡的岁月里，成为一名很有贡献的医生。可以看到他的努力、他的勇气，他是我们刘家的一家之主。

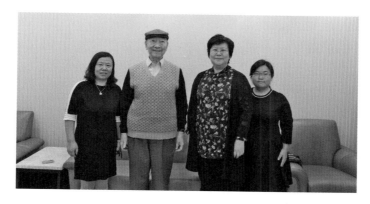

刘永纯之子刘言祝（左二）在院史馆接受档案馆采访

求 学 震 旦

我是1937年出生的，对于父亲工作的情况还不是很了解，因为他1953年过世的时候，我才16岁。父亲在的那个年代，中国的社会非常动荡，经历了军阀混战、抗日战争和解放战争。

辛亥革命成功不久，祖父觉得应该去上海，因为这是中国近代化

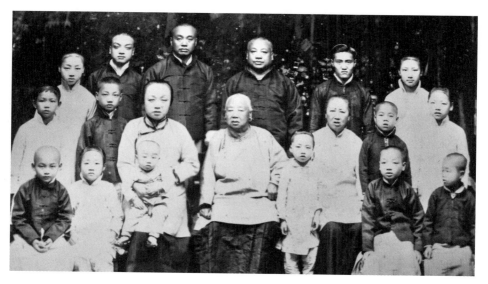

刘永纯（后排左一）与家人在扬州的合影

程度比较深的地方。于是在1912年，父亲从扬州跟他的表哥宋国宾还有堂兄刘永琪三人一起来到了上海，祖父把他们送到上海震旦大学读书。

选 择 医 学

我父亲、宋国宾先生、刘永琪先生于1912年来到上海，当时他们进的震旦念的不是大学或医科，是预科，因为他们先要学法文。不久，他的堂兄刘永琪因为身体不好，就回老家去了，宋国宾和我父亲留在上海。震旦的几位老师鼓励我父亲去学医，这几位老师对他有很大的影响，除了上课之外，还帮他补习。而那个时候震旦的医科刚刚成立，宋国宾是医科第一届毕业生，我父亲是第二届。1922年毕业之后，父亲也受到学校的鼓励，去法国留学。

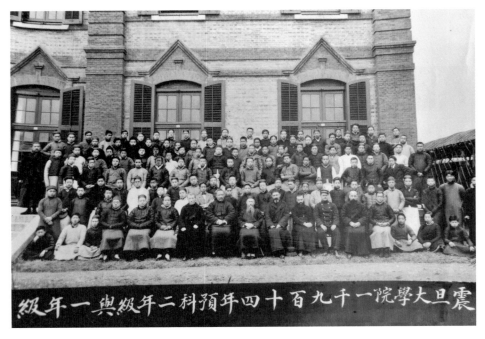

刘永纯（第五排居中戴帽者）在震旦大学院读书时的留影

留 学 法 国

宋国宾、我父亲、胡廷黻，震旦毕业之后全去了巴黎，曾在巴斯德研究院念书。但是巴斯德研究院同其他的大学是不一样的，是比较专业的研究机构。第二年，也就是1923年，我父亲去了法国东北部的一所大学，就是Strasbourg大学，在那儿学习了五年，从1923年到1928年。1928年他毕业，毕业论文在他的教授Barre指导下完成，是关于大脑后边一个神经对身体的影响。后来在医学领域，这个神经的影响被

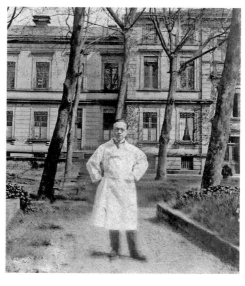

刘永纯在斯特拉斯堡大学医学院前的留影

称为Ba-Liu现象，直到今天还被医学专家们引用。后来他又帮Barre教授办了个眼耳喉协会，并多次担任这个协会的秘书。

父亲于1928年回到中国，不久，1930年就去了越南西贡（今胡志明市），正式展开了他细菌学的研究工作。因为当时巴斯德在西贡已经有了它的研究院。1930年至1936年，父亲在西贡，1936年又回到上海，加入巴斯德在中国上海刚刚设立的研究院。他从1936年起就一直在那儿，工作到1953年过世。1951年，上海巴斯德研究院被改造成解放军医学研究院，后来他过世不久，又调整为中国人民解放军医学科学院，搬到了北京。

推 广 卡 介 苗

父亲1936年来到上海工作的内容，就是研究、开发疫苗。卡介疫苗

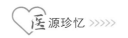

Préface.

Il y a plus de trois ans maintenant, quand M. Lieou était assistant dans mon service, nous eumes l'occasion d'étudier ensemble une malade qui souffrait de maux de tête et pour laquelle l'enquête étiologique poursuivie en des sens multiples, ne menait cependant à aucune hypothèse sérieusement basée. Elle me rappela certains autres cas où la symptomatologie spontanément exprimée par les malades était des plus réduites, tandis qu'on pouvait faire surgir toute une série de troubles, parfaitement authentiques et non suggérés, et qui demeuraient latents dans la mémoire des sujets. L'idée vint alors qu'ils pouvaient être liés à une même base, à un même état circulatoire, à la perturbation d'un même territoire sympathique; l'expérience montra bientôt que cette perturbation même qui pouvait reconnaître de nombreuses causes, était le plus souvent liée à un état pathologique spécial de la colonne cervicale. L'idée du syndrome sympathique cervical postérieur était née, et M. Lieou la reçut dès sa naissance.

Cette conception anatomo-clinique du syndrome l'intéressa, son importance pratique lui apparut d'emblée assez grande pour qu'il eût le désir d'en consacrer sa thèse inaugurale. Il nous apporte aujourd'hui le fruit du travail consciencieux qu'il a poursuivi pendant près de trois ans sur ce sujet. Il a beaucoup ajouté à ce que nous lui avons communiqué; il a fouillé avec beaucoup de fruit et en mettant en œuvre ses belles qualités personnelles qu'on apercevra facilement, les sillons que nous lui avons tracés.

Si ce Syndrome sympathique cervical postérieur, qui s'oppose au Syndrome sympathique cervical antérieur (si on peut ainsi appeler celui de Cl. Bernard-Horner) acquiert droit de cité dans la pathologie, il devra beaucoup à M. Lieou et s'il paraît utile à quelques-uns de lui donner un nom, je demande qu'on lui en donne deux.

J. A. Barré.

刘永纯在法国发表的论文（前言）

是由巴斯德研究院法国总部研发推广到全世界、贡献非常大的一个项目。卡介苗是针对肺结核、肺病、肺痨的，当时中国跟越南都很需要这种疫苗。这些疾病在当时是没有办法治疗的，所以父亲也写了很多文章想推广卡介苗，但在旧中国，困难重重。

1948年父亲参加在法国召开的卡介苗国际大会的时候，发表了当时他在中国推广卡介苗的案例。我小的时候，也曾经跟着他去过几个学校，他免费为学生接种卡介苗。他在发表的文章里面，解释了为什么叫卡介苗，因为有两个法国医生的名字，一个开头是卡，一个开头是介，于是就命名为卡介苗。

在最近十年，我们陆续找到了他发表的100多篇文章，很多和卡介苗有关。父亲发表的文章通常分三种：一种是发表的法文论文，我父亲翻译成中文；第二种是我父亲用自己名字发表的；第三种是他和同事一起发表的，介绍了当时他推广卡介苗的情况。这些文章在上海档案馆中都有记录和保存。

父亲和巴斯德的同事郭成周（郭成周——1916年生，1940年毕业于震旦大学医学院，毕业后曾在上海巴斯德研究院进修细菌学）一起从事研究工作。郭先生于1945年之前离开了巴斯德研究院，去做抗战的工作，1945年他回到上海之后，又在巴斯德工作。我印象最深的就是在1948年，他结婚的时候，在我们家里办了一个小型的宴会，他跟他的新婚太太在我们家里住了一段时间。抗美援朝的时候他去了朝鲜，1953年他回到上海时，我父亲已经不在了。他在我们家里，跟我妈妈谈我父亲在上海墓园里应该做一个石碑，石碑上写"刘永纯医师，细菌学专家"。他问我母亲是否同意这样写，我母亲说你决定就可以了。20世纪末，我们有些联系，他还发给我一些他和父亲在巴斯德的照片。

任职巴斯德研究院

父亲曾经有机会离开上海，跟法国人去其他研究所工作，但是他没有离开上海，没有离开巴斯德。有两次他回到家里，跟我母亲谈到他跟法国人不愉快的事情，但是具体情况我不清楚，这些事情不久也就过去了。在家里他也跟朋友聊，什么是共产党，什么是无产阶级，我们做儿女的在家里听到他在议论，表明当时他对政局的变化也是很敏感的。

在1950年代初抗美援朝的时候，他常常带回来很多照片、很多文章放在他的书桌上，我就看到过很多从前线寄回来的照片，这些照片就是美军细菌战的证据。后来他的同事、助手郭成周医生都去了前线，我估计他因为身体不好，就留在上海。他的工作非常紧张，我们现在可以回想，解放军医学研究院是研究细菌的专业研究院，美国细菌战的这个项目一定是他们最重要的一个研究项目。后来他的身体越来越不好，就不能去上班，只能待在家里。1953年他就去世了。

获得骑士勋章

1946年，我父亲获得法国政府颁发给他的宝星骑士勋章，我们全家都去参加了颁奖典礼，我当时才9岁。典礼在巴斯德研究院的图书馆举行，有很多客人，我母亲也给我讲过，令我印象深刻。她说这个奖颁发给法国人以外的外国人不是很多，甚至给法国人也不是很多，表明这是一个比较重大的奖项。我现在回忆我父母的事情，很重要的一点就是，当时的社会对这些奖不是很重视。由于社会环境很动荡，每天需要解决

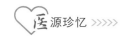

日常生活问题，而这种事情就完全淡化了。因为1946年解放战争开始，随着国民党军队的节节败退，很多住在上海的外国人纷纷离开。上海那个时候非常乱，因为国民党统治区的金融崩溃，货币贬值得很快，我记得我骑着自行车去我父亲那里，把薪水发的纸币一捆一捆地拿回家。

与宋国宾、胡廷黻的渊源

宋国宾是我父亲的表哥，一起到上海后认识了胡廷黻先生，他们做了十年同学，1922年一起去了法国巴黎，三人在巴黎埃菲尔铁塔上拍了照，寄回上海的家里。这张照片我们还有。

我父亲跟胡廷黻先生家里的关系很特别。胡廷黻1922年去了法国，1924年回到上海，临行前还去斯特拉斯堡见我父亲。回到上海不久，他就过世了，大概是1926年。那个时候我父亲还在法国。当1936年我父亲回到上海时，我母亲就去找胡廷黻太太，她有两个还未成年的儿子在上海。从此之后，我们全家都称呼胡廷黻太太为胡伯母。她一直是我母亲最好的朋友，我们两家直到现在第二代第三代还有来往。

一 家 之 主

因为我是1937年出生的，那时我父亲年纪已经比较大。在我成长的过程中，他对我没有什么特别要求。但是我知道他对我的大哥有非常严格的要求，我念小学时我大哥已经念大学了。我和我父亲的关系是比较自然的，他到外面去旅游，我常常跟着他。上海天冷的时候洗澡是没有热水的，要到外面去买热水回来，热水在冬天很金贵。我印象最深的就是家里买的水，我父亲先洗澡，他洗完了这个水就给我洗。天冷的时候，我跟他去旅游，无锡太湖、杭州西湖酒店里没有暖气，很冷，我就先上床，把被子捂暖了，我父亲再跟我一起睡。

小时候，我并不很在意学习。我的英语默写成绩特别差，但每次测验后学校都要求我把成绩单带回家让父母签名，表示父母了解我的成绩。由于成绩差，我不敢给父亲看，只能硬着头皮给母亲签名，她总是拿慈爱的眼神看我，然后轻声说："怎么，又是不合格？"这令我感到很难受，自觉又令母亲失望。事实上，父亲知道我的成绩不好，安排了大哥辅导。刚开始时，大哥鼓励地说："这个词你肯定知道，因为在黑板上看过。你怎么拼这个词？"但我半天也拼不出，令大哥好生失望，每次上课总是不欢而散。

依稀记得到了9岁或10岁时，一天，父母让我收拾衣物，然后把我带到一家钟表修理店，我这时才恍然明白他们的意图。他们对我说，既然学校成绩不好，不如去钟表修理店当学徒，将来也可掌握一门手艺。钟表修理店的老板热情地接待我们，可他万万没料到我父母会提出这样的要求："我们希望小比德能在你这里学习钟表修理，你能破例收他为徒吗？"那个老板立即拒绝父亲："您一定是在开玩笑。这孩子出身名门，在学校一定过得很好。我不能收他为徒，请把他带回家，他一定会长进的。"

有一次吃饭吃剩下来的鱼就扔在厨房后面。因为过了夜，第二天鱼就发亮了。我就拿出来问我父亲，为什么这个鱼的骨头黑的时候会发亮。他就说里面有种物质，大概叫磷吧，太阳照了之后有化学反应会亮的，你把它留下来，每天观察，一个星期两个星期之后告诉我结果。我不久就把这件事情忘了，后来才反应过来，他是在启发我做一点研究。所以，他给我的印象是很严格，但并没有用行动来对待我和妹妹，他有没有这样对待大哥我就不知道了。我听说有次吃晚饭时，大哥回家晚了，父亲就跟母亲说不要留给他吃。还有一次，下很大的雨，我跟我妹妹在外面玩，母亲不在，父亲回来的时候看见我们在弄堂里玩水，他就把我们叫回家里，我和妹妹站在他面前，从头到脚全是水。他拿了一根竹棍子，我们对着他看，他对着我们看，准备要惩罚我们的，但最后把我们赶走了，没有打。这件事我印象很深，现在我自己做家长了，我觉得这是一种很好玩的家长与孩子的关系。

在上海的时候，他喜欢鉴赏国画，常常收到请帖。徐悲鸿的画当时开始出名，还有齐白石的画，有展览他就去，也带我去，还会站在画的前面问我感觉如何。老实说，我当时一点兴趣都没有。所以这就是我对他的印象，他是一位很严格的家长，但是他有自己的爱好，而且是很深的爱好。我觉得他是一个很有幽默感的人，不单单是一个很用功的医生。这种影响，在我的成长过程中很重要。

还有一个我想讲的是，我二十几岁去了美国，我大哥比我先去了几年。我刚到美国不久，他就跟我说，我们聊聊家里的事情。印象非常深。大哥说，我们不要被父亲影响。

后来我才慢慢体会到为什么我大哥跟我讲这些。因为他作为长子受父亲的影响太深，我们全家都受我父亲的影响很深，他想表达的是，我们做人要自己开放一点，你想做什么人，不要束缚在父亲这种严厉的影响里面。开始我真的是很不高兴，渐渐地我了解并且很高兴我大哥跟我这样讲，让我不用觉得我一定要跟着父亲的脚步去走我的人生，我可以做我自己。

后来，我在美国拜访了鲍老先生，他就是原来我家隔壁的鲍先生，一个药厂老板。他曾经是我家很好的邻居，我去拜访他，在车站等车回家的时候，他给了我5美金。他说你刚来美国，很辛苦的，要好好做人。当时他讲到，上海弄堂里的邻居都很尊重我的父亲，因为我父亲是一个了不起的科学家。我很感慨，这是一个外人跟我讲这件事情，我印象很深。

在我小的时候，母亲常常跟家人说，我们家的条件比很多的上海乡下人要好，她很愿意帮他们，被帮的人也很开心。母亲说，她的这种帮助别人没有父亲伟大，因为父亲帮人家，从来不讲，他也不想让别人知道帮了人家。这句话对我来讲，感受也是很深的。所以父亲的影响是各方面的，在最近这十几年，能找到他留下来的东西，我觉得是非常有意义的。

最后，我想分享几句我的父亲常挂在嘴边的格言：

成功的关键在于努力，比只拥有聪明的想法更为重要。
作为一名科学家，你得要同时动手及动脑。
生活不能过度奢华及浪费，总得留一点给你的子孙吃。

田厚生

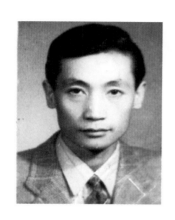

　　田厚生，1920年生于山东德州。1941年进入震旦大学，预科结束后顺利进入医学院学习。1949年2月经郑康林介绍加入中国共产党。1949年6月震旦大学医疗系毕业，后进入广慈医院眼科工作。1961年赴安徽，援建蚌埠医学院，为蚌埠医学院附属医院眼科讲师、副主任医师、副教授、主任医师、教授，擅长裂孔性网膜的手术治疗、虹膜面型人工晶体植入、青光眼白内障联合手术等，受到国内同行好评。

身处光的背面，还世界以光明

口　述：田厚生

时　间：2017 年 4 月 24 日，2021 年 6 月 22 日

地　点：上海田厚生寓所

访　谈：刘军、沈亮

记　录：张渔、刘楠

摄　影：杨学渊、刘宇翔

整　理：刘楠

新生活的转折：学医与入党

　　我高中的时候是在北京通州潞河中学上学，我姐姐学过护士，她说以后不要做别的，做医生最好。那个时候我们知道考燕京大学最好，然后进入协和医学院。但燕京大学入学要求很高。正赶上上海震旦大学到辅仁大学招生。辅仁大学是北京的一所私立教会学校，也是天主教会创办的，所以上海震旦大学招生的时候会跑到北京去招人。我一看报纸上震旦大学的照片，有几座大楼印象深刻。我说震旦大学一定

要去念，环境很好。所以我就报了名，考上后，来到了上海。

我接到震旦录取通知书的时候，父亲并不高兴，因为他那时没钱供我念大学。他还训斥我，说凭什么跑到上海去念大学，还念医学。我说不要紧，只要不收我学费，我在那儿每天能吃上饭就行，我可以给人家打工的，后来就是这样坚持下来的。

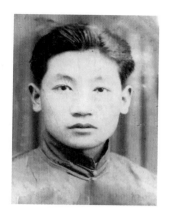

青年时期的田厚生

那个时候医学院需要学习的科目又多又全，印象最深的是解剖课。医学院的学生，好多人床底下都有个木箱子，里边装着人体骨头。当时法租界里人死了没人管，多由慈善机构出面处理，有的就运到震旦大学。这些尸体经过一定的处理程序，制作成人体标本，成为"大体"老师。学生上解剖学的时候，都要去做尸体解剖。

我在震旦大学读书时参加了地下党，郑康林是我的入党介绍人。我们那个时候在学生中成立震声歌咏团，领导学生运动，游行、喊口号，在大操场上唱解放

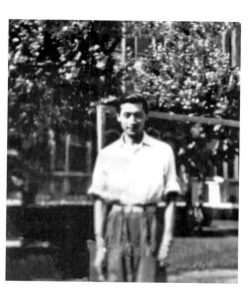

田厚生在震旦大学校园中

区的革命歌曲。歌咏团曾经请周小燕出席音乐会。周小燕曾在欧洲开过音乐会，被称为"中国的夜莺"。还有我一个同班同学，名叫楼乾贵，唱男高音唱得蛮好的。我们以音乐会的形式吸引、联络进步同学。

当时的震旦大学校园里，有地下党，有三青团，还有天主教徒，但是教徒与非教徒分开住，教徒住在一个楼，非教徒住在一个楼。

那个时候我们地下党组织是很危险的，我的名字也曾经出现在国民

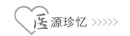

党发布的黑名单里。终于有一天，国民党派特务来抓我，但是没抓到。为什么没有抓到我呢？因为在上海解放前夕，地下党就得到消息，说国民党要动手抓人。我当时一个人在上海，有点发愁，既无朋友，也没亲戚，我能上哪里躲？这时候，震旦一个别的系的同学葛福国，念工科的，也是地下党员，他听说我的情况以后，就让我去他家，我跟着他到他家，住了不到一个月，上海解放了。

毕业后我到广慈医院工作。上海解放前，我参加地下党，当时医院里的人都不知道。上海解放以后我的党员身份被公开，卢湾区委组织部派人到广慈医院召集了一些人开会，当场宣布我是共产党员。但我当时没在场，是后来听别人说正式宣布的。

我刚到广慈医院工作的时候，医院里还有很多法国嬷嬷承担护士工作。嬷嬷们喜欢喝羊奶，广慈医院里专门有一块地方养羊，供给羊奶。当时龚静德就在里面养羊，我见他工作挺认真的，后来发展他入了党。在广慈医院工作期间，我还和同志们一起成立了工会。我那个时候与学校附近的法商电车电灯公司的工人认识，有时也参加他们的一些工会活动，我就请他们帮忙，请他们的工会干部帮助我们创立工会。

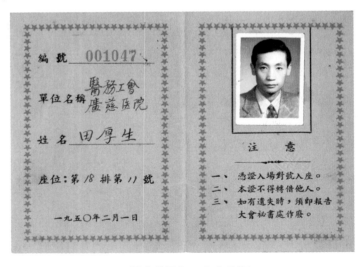

田厚生的医务工会会员证

不一样的经历：北上抗美援朝

抗美援朝期间，上海市组织成立抗美援朝医疗队。我是党员，担任医疗队里的联络员，做秘书之类的工作。我动员了好多医生参加医疗队，他们开始的时候认为抗美援朝很危险，以为要到战场前线，担心飞机、大炮轰炸。我就耐心做思想工作，并说明情况。史济湘、林言箴、陈家伦，我们一起去的，还有好多人。我们参加的是上海市第二批抗美援朝医疗队，1951年7月27日首途北上。

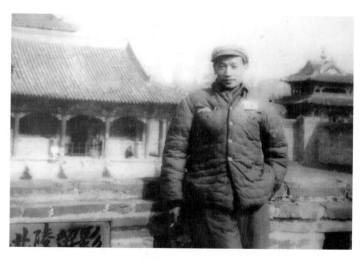

田厚生参加抗美援朝医疗队工作

我们医疗队实际上没过鸭绿江。在鸭绿江边，解放军成立了一个陆军医院，我们这些上海的医疗队队员就补充在里面。我那个时候不是队长，因为我年纪轻，当联络员，我们眼科的教授聂传贤是队长，由上海卫生局主管这支医疗队。我们坐专列一直被送到东北通化，先在那儿住下来，最后补充到解放军成立的医院里。

有一天，一个士兵找到我，说他的眼睛看不见了，睁不开。我一看，那个症状就是一种甲种维生素缺乏引起的干眼病。我给他开了甲种维生素，吃了之后眼睛就好了。他还特意来告诉我："田医生我眼睛治好了。"

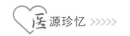

当时解放军医院的条件也不是很好，有次陈家伦医生要做穿刺手术，我还跑到通化县城去找好的刺针。

我们抗美援朝医疗队回来的时候，棉衣服还穿着。王振义跟我不是同批去的，我回来后把我冬天的高筒棉鞋送给他，让他备着去东北穿，因为东北冷得很。

三十年的专注：扎根蚌埠医学院

1961年我来到皖北。虽然当时教育有所发展，但医学仍很落后，尤其是农村。上海老的医学院要协助北方落后的地区，帮助他们成立新的医学院、办医学教育。上海第二医学院看到上级的指示，要求帮助落后地区成立医学院，提高医学教育水平。二医就在大操场上开大会，说学校应该完成这项任务。当时第二医学院的党委书记是孙仲德，是位老红军，打过游击的。他讲，南京到上海这条铁路沿线的地方都很发达了，但安徽还很落后，尤其是皖北，淮河北岸。后来就确定下来，到皖北援建医学院。二医那时候所有的工作人员都去报名，我也报名了。报名以

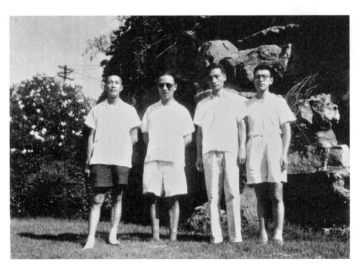

送别田厚生援建蚌埠医学院留影（左二为聂传贤，左三为田厚生）

后，就等通知，说安徽省有人组织联系这件事情。

淮北本来有一所医院，是治淮委员会留下的。那个时候要治理淮河，治淮委员会成立了一家医院，里面有同济大学毕业的医生、河南医学院来的人，有眼科，也有别的科。1958年，上海第二医学院分迁一半到蚌埠，以治淮委员会留下的医院为依托，成立蚌埠医学院。成立前期，基础教研室的老师先去，后来各个临床科室的人才去，我们也就去了。

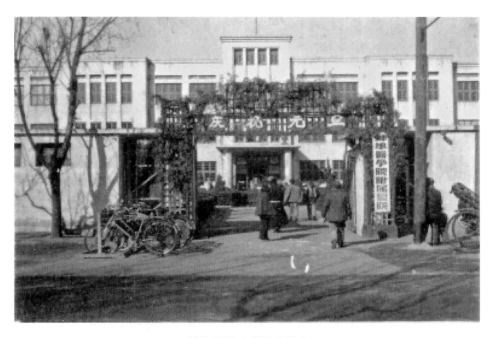

蚌埠医学院附属医学院

我在广慈医院眼科工作了好几年，去蚌埠医学院也是在眼科。当时蚌埠的医院做白内障手术，眼睛虹膜的伤口是不缝线的，因为不知道缝什么线。我在上海买了缝合的针和线，教那里的医生。手术方法也有改善，不是去膜而是采用囊内的办法。就这样改善和提高蚌埠医学院眼科原有的水平。人工晶体开始使用的时候，就是我们蚌医先搞起来的。1995年，我主持的"人工晶体植入技术推广应用研究"获安徽省科技进步二等奖。

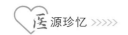
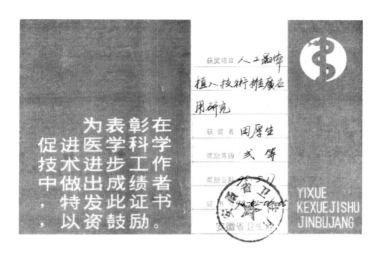

田厚生主持的人工晶体研究荣获安徽省科技进步二等奖

　　蚌埠医学院有一所教学医院，我坐诊的同时，也要带学生。现在上海交通大学医学院的一些研究生是蚌埠医学院毕业的。范先群就是我在蚌埠医学院教过的学生，当时他想考上海第九人民医院的研究生。我把九院招研究生的老师的研究材料给他看，后来他考上了。他现在是上海交通大学医学院院长。研究人工晶体的陈大本，也是蚌埠医学院出来的，

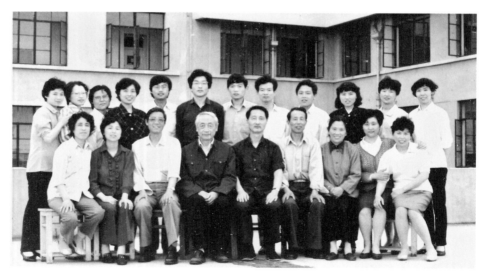

蚌埠医学院师生合影（第一排左四为田厚生，第二排左六为范先群）

他现在是广州中山医科大学眼科中心的领军人物了。还有像吴明星等，在眼科方面现在做得也很不错。

我是1961年去的蚌埠医学院，到退休的时候，已经在皖北工作了30多年。我20世纪90年代初期退休，回到上海。

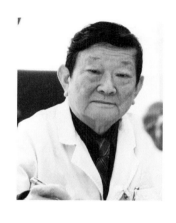

丁文祥

丁文祥，1929年出生，安徽宿县人。我国小儿心胸外科的开创者。1947年至1954年就读于震旦大学医疗系，毕业后在广慈医院外科工作，1963年调到新华医院小儿心胸外科。曾任上海第二医科大学儿科系主任、上海儿科医学研究所所长、附属新华医院院长，创建上海儿童医学中心并任首任院长。曾赴美国波士顿儿童医院、费城儿童医院、加拿大多伦多儿童医院等进修学习。最早在我国开展婴幼儿、新生儿先天性心脏病手术，建立了婴幼儿深低温有限体外循环停循环技术（DHCA），设计并研制国产小儿人工心肺机和膜式氧合器及小儿婴幼儿心脏手术器械，填补了我国小儿先天性心脏病外科治疗中所缺少的医疗设备。主编《小儿心脏外科学》《现代小儿心脏外科学》《小儿心脏外科重症监护手册》《小儿体外循环学》等书。曾荣获中宣部和国家卫健委联合授予的"最美医生"称号、中央文明办与国家卫健委联合授予的"中国好医生"称号、中国小儿心胸外科终身成就奖、中国医师协会心血管外科医师奖终身成就奖、中国体外循环事业杰出贡献奖、上海市首届"医德之光"荣誉称号，上海医学发展终身成就奖等。获得世界儿科和先天性心脏病外科终身成就奖，是获此殊荣的亚洲第一人。

做儿童生命的守护者

口　　述：丁文祥

时　　间：2019年5月6日

地　　点：上海交通大学医学院附属上海儿童医学中心会议室

访　　谈：刘军

记　　录：汤黎华

摄　　影：刘宇翔

整　　理：张宁娜

震 旦 求 学

1947年我进入震旦大学，先读了一年法文，我们医疗系是六年制，所以我一共念了七年。在震旦大学读了一大半，1952年合并成上海第二医学院。

回忆起震旦大学，我对震旦的印象一分为二，它有优点也有缺点。学校是法国人办的，教育比较务实，没有什么虚的。震旦培养出来的人都很正派，以做学术为主，不问政治，叫闭门读书，不问天下事。事物

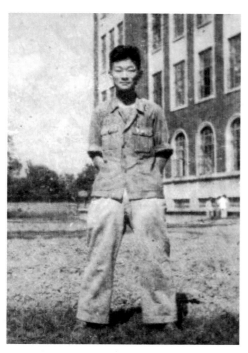

在老红楼前留影

总是一分为二的，震旦的缺点就是功课抓得比较紧，因此学生的社会活动能力比较差。因为震旦是法国人办学，有教会背景，它的办学带有宗教意识。假如学生都不到社会上活动的话，我们国家也就没人革命了，也就不会解放了。

我那时候读书挺苦的，我中学在南京读基督教学校，以英文为主。日本人侵占南京的时候让我们读日文，那时候我念初中，大家都有爱国心，我们就故意不认真学，经常受罚，所以日文也没学好。后来抗战胜利，美国人来了，我念了两年英文以后，又跑到上海读法文。我那时候年轻，也不大清楚要选什么学校。

到了震旦以后，第一年读法文班，每天从早到晚八个钟头学法文，主要学习医科一年级要用到的医学名词和解剖学名词。那一年蛮辛苦的，我们天天背诵词汇，担心之后上课听不懂。

那时候震旦有三个法文班，招的都是不懂法文的人，一个班级80个人，三个班有240人。一年以后，我们与中学就懂法文的同学合班读大学一年级，当时一年级一共80个人，所以我们这批法文班从200多人淘汰到60人。班上有的同学吃不消，陆陆续续离开了。

震旦大学的医学教育是先上三年基础课，读解剖、生理、生化、化学、物理等课程。基础课读完了以后要考试，很多同学没能通过基础考试，读了三年以后被刷掉了。我们班大学毕业时大概有50人左右，所以震旦的制度是非常严格的。还有不少同学到三四年级时得了肺结核，那时候营养条件不行，天天吃食堂，青菜加点小肉丁，可能免疫力就比较差。

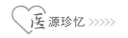

和肺结核"一刀两断"

由于读书和实习都很累，我不幸得了肺结核。实习期间，上完夜班后第二天还要参加手术，下午才能休息。第二天我参加完手术、吃好中饭后去睡觉，打算一觉睡到明天早上，晚饭也不吃。因为我得了肺结核，学校给我安排了一间单人宿舍，当时我太累了，完全不知道他们把我从原来的房间抬到了新的房间。

我喜欢外科，但是我有结核，做外科的话不太合适。虽然是一个不扩散的结核球，但是不能破，一破就扩散。我觉得外科医生蛮辛苦的，我有结核的话肯定不行，我就跟傅培彬老师说我想开刀把结核球拿掉，我要和肺结核"一刀两断"，这样我才能放手工作，否则拖着我也没劲。傅培彬老师也建议我开刀，我请傅老师帮我安排。

傅老师说医院刚刚建立胸外科，从外面医院请了一位胸科医生，就让这位胸科医生给我开，就确定动手术。我没和爸妈说，因为家里只有我一个人在上海，我爸爸妈妈都在南京。但是开刀是要家属签字的，最后是钱绍昌签的字，他是同学，又是团员，那时候党团比妈妈还亲，党高于一切。两个礼拜后，我写信告诉妈妈，我的肺结核开掉了，被我妈妈骂了一通，开这么大的刀也不和家里打个招呼，我说现在蛮好的。动完手术后，傅培彬老师每天上班把他爱人烧的一碗鸡汤带给我喝。

小儿外科大有作为

上海第二医学院毕业后，我被分配到广慈医院的普通外科，不是做小孩的，是成人外科。做了两年以后，教育部决定向苏联学习，在医科大学中建立儿科系。在此之前，中国的教育体系中没有儿科系，当时欧美和中国的儿科是亚专业，要等到医科大学毕业做了几年医生之后，再去做专业儿科、耳鼻喉科等。但是苏联不一样，它的大学里就有口腔、儿科两个专业。所以教育部决定在国内建立四个儿科系，其中一个就在我们上海第二医学院。

当时广慈医院有一栋传染病新楼刚建好，就作为儿科实习的地方，教育部决定仿照苏联建立小儿外科教研室。医院从大外科抽人过去筹建，我的老师佘教授，成人外科的副主任，被叫去筹建。广慈医院有四个病区，其中一个病区是小儿。成人外科都看不起小儿病区，觉得那里面没什么技术，就看看小孩摔跤、骨折、阑尾炎、小肠气等小毛病。小儿病区最不显眼，大家都不重视，没人愿意去做小儿科，因为觉得做不出名堂。所以佘主任去筹建了半年小儿外科，成人外科没有一个人愿意去。

那时候教育部催促教研室成立的进度，我就自告奋勇去小儿外科，我觉得祖国需要就应该有人去做。于是我和成人外科的傅主任说："没人愿意做，我去做，祖国需要我到哪儿，我就到哪儿去。"去了以后，佘主任说我年资太低了，只有住院医师和主任两个人是成立不了教研室的，中间还缺一个主治医生。于是我到成人外科动员杨永康医生，我们三个人成立了中国第一个小儿外科教研室。就这样，我放弃了成人外科，自愿加入小儿普通外科。

到小儿外科以后非常艰苦，因为我们都不清楚小儿外科到底是什么，只是凭着一种国家需要的热情去做尝试。后来苏联专家带来一本小儿外科方面的教科书，很薄的一本，很简单。我们佘主任的爱人是广东人，有个亲戚在香港，就从香港书店里买了一本美国波士顿儿科医院的小儿外科书，托人带给佘主任。经佘主任同意后，我晚上就到办公室看这本书。那时候我还没结婚，一天到晚睡在医院里面，医院就是我的家，我一个人住在那儿看着小病人，没事就到办公室里看这本书。我一看，眼界大开，原来小儿外科非常复杂，我们之前做的小儿外科的范围太狭小了。实际上，小孩虽小，但五脏俱全，神经系统、泌尿系统、消化系统、心血管系统、整形、烧伤，还有很多种畸形，都要给他们动手术成为正常人。于是我就跟杨永康医生说："小儿外科大有作为，我们要想办法把小儿外科变成各部门齐全的专业。"

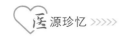

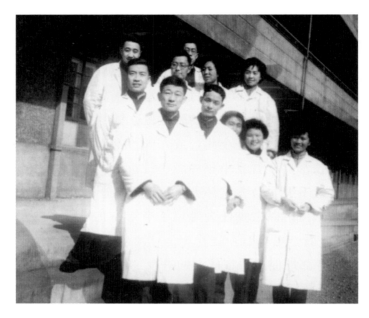

1962年，广慈医院儿外科合影（前排左一为丁文祥）

后来我就开始认真搞专科，到成人泌尿科、胸科等科室学习，观摩他们开刀，再对照看书学习。我学会了各个专业，再教给年轻的医生。后来小儿外科搬到新华医院时，差不多每个专业都有专门的医生在做，已经成长为各个亚专业都齐全的小儿外科了。

边做设备边开刀

1963年，我被调到新华医院，儿科主任刘薇廷教授对我说："小儿先天心脏病的患者很多，内科给患者吃药打针，但是这样救不了他们的性命，因为这是先天性的缺陷，不是吃药能够治好的，国外都是配合手术治疗。"主任让我想办法开展手术治疗，后来因为"文化大革命"，小儿心脏外科的建设被耽误了8年，直到阿尔巴尼亚有两个留学生要到中国学习小儿外科和小儿麻醉，他们只会讲俄文和法文，就找到了我，于是医院把原来的小儿科手术室、病房、门诊室全部粉刷一新，我们又恢复到了从前的小儿外科的局面。我带了阿尔巴尼亚留学生一年，把他们教好，完成了任务。

1973—1974年，原来的小儿科刘薇廷主任又来劝说我开展小儿心脏病手术，因为这个病的死亡率实在太高了。于是我们去革委会申请恢复小儿心脏科，革委会同意了，这是我真正从事小儿心脏外科的开端。

那时候美国的高端技术设备完全禁止出口到中国，我们的机器、手术器械根本不能适应小儿心脏病手术，于是我跟苏教授就开始自主研发小儿心脏病设备。手术器械厂按照我的设计要求，专门制造了整套的小儿心脏手术器械。过去打针都是硬针，打在小孩手上，小孩一动血管就戳破了。后来我看到国外有种软管针，打进去之后里面有根针抽出来，一个软的塑料管留在里面，小孩动也不会戳破，我就自己动手制作软管针。我还做过呼吸机、监护仪，配套开展小儿心脏手术。

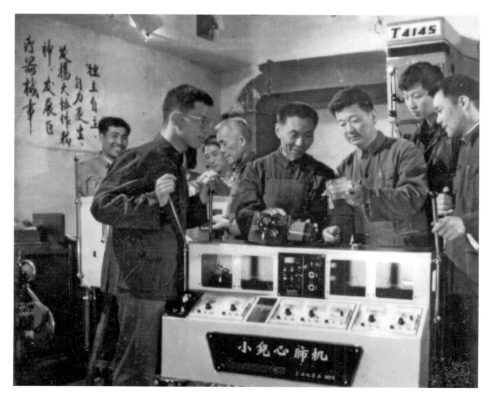

和上海电表厂工程师共同研制我国第一台小儿人工心肺机（右三为丁文祥）

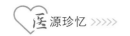

奋 斗 与 机 遇

在20世纪70年代的时候，光靠我们自己的力量，小儿心脏外科发展确实比较慢、比较困难。我们设备的质量也赶不上国外，一年大概能做五六十台手术，但比过去好了一点。

到了20世纪80年代，突然碰到一个偶然的机会，这个机会对我们国家小儿心脏外科的发展具有决定性作用。那时候邓小平同志提倡改革开放，所以国内开始引进国外的技术。正好，美国HOPE基金会的主席来到中国，他在上海停留了半天，到新华医院参观小儿外科。我和苏医生向他介绍了我们独立自主设计的设备，自力更生开展小儿心脏外科。他说从来没有见过一名外科医生边搞设备边开刀的，在这样困难的情况下，我们还能开展小儿心脏手术，他非常佩服，想助我一臂之力，帮助我们进一步发展小儿心脏外科。

请示上海市政府以后，我们跟他签订了战略合作计划，合作的对象是美国波士顿儿科医院心脏外科，那是全世界著名的医院。对方提供了四个床位的监护设备、保护呼吸机等，提供了一间手术室所有的设备，包括体外循环、麻醉等一整套。我和刘薇廷教授也到美国学习，参观了波士顿儿科医院的心脏内科、外科。

在这样紧密的交流后，我们小儿心脏外科的水平提高很快，之后我们马上在国内办学习班，扩大治疗范围。我们双方对三年的合作都很满意，于是又签了三年。之后我们的水平就跟美国差不多了，并且在北京、武汉、杭州、南京建起了多家儿童医院，帮助很多儿童医院成立了小儿心脏专业。

六年的合作计划结束后，美国HOPE基金会觉得这六年的合作成绩非常好。基金会副主席问我能不能进一步合作，我提议建一家儿童医院，他出设备，我们造房子，于是就有了现在的上海儿童医学中心。

人的一生中会有很多机遇，但是机遇来了之后，你怎么去想办法抓住。机遇跟你的努力奋斗分不开，只有奋斗了才有基础，机遇来了你才

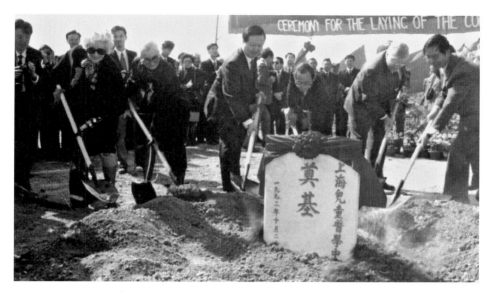

1992年，上海儿童医学中心奠基

能抓得住，否则机遇不会站在你这一边。在小儿外科初创阶段我们研读的那本美国医学书，其实就是美国波士顿儿科医院心脏外科的著作，后来合作的也是这家医院，那本书就是这家医院出的。每一个人都会有机遇，就看你奋斗不奋斗，把握不把握得住机遇。

92岁的门诊医生

我现在92岁了，也不再开刀。因为前两年我得了直肠癌，手术以后我的体力跟不上了，而我做的手术都是比较复杂的，起码四个小时。如果是一般的小手术，现在下面的医生都可以做。

虽然不做手术了，但我每周都会去一次门诊。这个专业是我一手建立起来的，这里面的感情难以割舍。另外，我觉得病人还需要我，所以我就一个礼拜看一次门诊。这些病人都是从全国各个地方来的，咨询的人比较多。例如有的病人在省里看了以后给出了不同的手术方案，有的说现在开刀，有的说晚点开刀，有的说需要开刀，有的说不要开刀。家

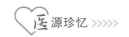

属很难抉择，那么他们往往会到我这里来，听听我的意见。我给他们分析整个情况以后，告诉他们怎么做比较好，病人就比较明了。还有一些手术，病情比较复杂，或者是在别的医院开过刀，但出现了很多问题。我觉得还能做点工作，帮病人解决这些问题，我也很欣慰。

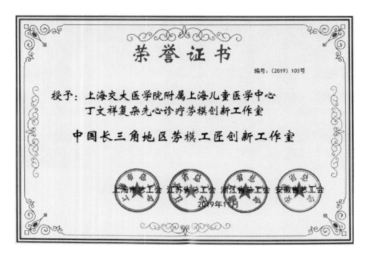

2019年，"丁文祥复杂先心诊疗劳模创新工作室"被授予"中国长三角地区劳模工匠创新工作室"

我还在医院里参加学术会议，讨论疑难病例，把问题集中起来讲一讲，聊一聊他们年轻的一代的工作情况。人生就是要工作的，每个人的工作都不一样，每个人都会有自己的成绩，几十年的时间，总归要做点事情。我觉得只要你用心去做一件事情，总归会成功的，没有做不成的事。当初我做梦也不会想到我会做小儿心脏病手术，但是事情定下来了，需要人去做，你就定定心心去做，总归能做出成绩的。

培养儿科医生的意义

1999年，教育部调整《普通高等学校本科专业目录》，取消了儿科学本科专业，向美国学习，改成通才培养模式。但取消儿科专业以后，问题就来了，现在我国缺少儿科医生。

儿科有儿科的特点，孩子和成人的疾病不一样，所以需要儿科医生。我们国家人口比较多，小孩的数量也比较多，需要一批儿科医生来维护这些儿童的健康。因为一个民族的重点要落实在下一代身上，下一代能够健康成长，那就是国家繁荣富强的基础。现在世界上的其他国家也都重视下一代的问题，有的国家生育率越来越低，接班人很少，这样对整个民族的发展会有不良影响。所以培养儿科医生是下一代健康成长的保障，我觉得还是很有意义的。

做儿科医生不容易，一个是要非常有耐心，因为大人和小孩交流比较困难；一个是要跟小孩搞好关系，因为小孩很怕医生，所以你要有一种小孩喜爱的性格，这样小孩不会见到你就害怕。成为一名儿科医生，既需要接受教育，也要有天分和修养。

寄 语 交 医

我想给学校的发展提两个建议：第一个是医科大学应当有手工操作训练。外科是一门手工操作，所以手一定要灵活，你得会用工具，手术才能做得好，这是很关键的。作为一名外科医生，最起码你要缝合得好，但是我们医科大学的教育缺乏具体操作。医科大学里应当有一个教学生缝合、敲打、拧螺丝等这类手工操作的课程。培养一名外科医生不能只念书，书要念好，手也要巧，像心脏冠心搭桥，那是多么细致的缝合，像绣花一样。学校却没有安排这样的课程，这些训练一直缺挡。

第二个建议是，在医科大学里安排生物医学工程课程，国外的大学里都有生物医学工程。现在我们内科、外科、诊断、手术用的仪器设备很多，医科大学的学生不一定会去创造生物医学工程方面的器材、仪器、设备，但应该了解这些东西的原理、构造和作用，这是以后从医的基础。如果能在医科大学里加上这门课程的话，对学生将来做医生会有很大帮助。

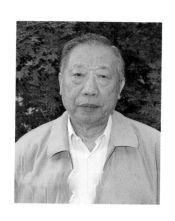

张圣道

张圣道，1926年10月出生，湖北武汉人。毕生致力于急性胰腺炎和胆石病的研究，建立了"以化学成分及剖面结构为基础的胆石分类法"和急性重症胰腺炎的全国诊治规范。1953年毕业于上海第二医学院，后在瑞金医院工作。历任外科教研组副主任、主任、外科主任、教授、博士生导师、瑞金医院终身教授，获国务院特殊津贴。他同时担任《中国实用外科杂志》《中华肝胆外科杂志》《外科理论与实践杂志》副主编、《胰腺外科杂志》主编等职。主持的"急性坏死性胰腺炎治疗方案的系列研究"获1997年度国家科技进步奖三等奖、1999年教育部科技进步奖二等奖。先后被评为上海市先进教育工作者、全国教育系统劳动模范、全国师德先进个人、上海市卫生局先进工作者，获上海市"我最喜欢的好老师"荣誉称号。1995年被国家教委、人事部评为全国劳动模范。

医者自有"圣道"

口　述：张圣道

时　间：2019年11月1日

地　点：上海张圣道寓所

访　谈：刘军

记　录：江浩艳

摄　影：刘宇翔

整　理：侯田志超

医 缘 震 旦

　　我读高小、初中、高中的时候，正是抗战时期，几乎天天都在逃难。我家里经济状况比较贫困，所以生活很艰难。就在这样的情形下，我母亲又得了头疼病，繁重的家务劳动后总是犯头痛。那个时候我们住在汉阳，在汉口对面，每当日本人的飞机轰炸的时候，我们就躲在汉阳的归元寺里。

　　我母亲头疼起来非常厉害，我们就找附近的一些中医给她看病，但

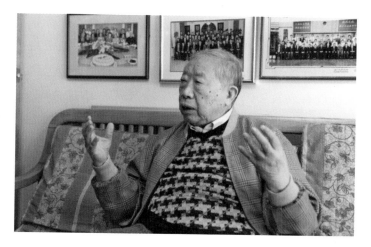

2019年11月，张圣道接受上海交大医学院档案馆口述史采访

是看不好。我们没办法，就托人请西医，有人给我们介绍了汉口的一个西医。可是他的挂号费很贵，挂一次号要两个银圆。我们想办法弄了点钱去挂号，果不其然，看了两次我母亲的头疼就好了。

那天是高中放学以后，我陪母亲到他家里去看病，就看到他墙上挂着一张戴博士帽子的毕业照，旁边还有一页大学毕业文凭，我很认真地看着：上海震旦大学。哦，他是上海震旦大学毕业的，而且还是法国医学博士，我心里真是崇拜得不得了。我当时还在读高中，我就想，要是能够像他一样到震旦大学读书，将来当一名医生，那该多好啊，我一定要给很多穷人看病！带着这样的梦想，抗战胜利时我高中毕业了，就考上了震旦大学，我们有12个同学一起考上了震旦大学。所以我为什么学医，为什么要进震旦大学，就是这样一个很简单的过程。

震旦大学在我大学毕业前两年，与圣约翰大学医学院和同德医学院一起，合并成为上海第二医学院。事实上，合并前两所学校的风格是完全不一样的。震旦大学很"封闭"，我们读书全部是法文，老师都是法国来的，同学也有很多是外籍的，通用的语言都是法文。因此我们这些中学读中文的学生很难适应，学校就给你一年的时间去读法语特别班。我们有五个班级读法语，每个班级50个人。要求很严格，必须一年之内学会讲法语，学会看法语书，听得懂法语授课，每个星期都要考试。大家叫它文凭学校、证书学校。什么意思呢？就是要你考一张张文凭、一张张证书，每个星期六下午校考，那是紧张得不得了。五个班级的学生等到一年下来变成了一个班级，因为四个班级都淘汰了。等到正式进入医学院，就完全没有人教法语了，因为默认你已经法语过关。

教医学课程的老师，包括解剖、生理、药学都是法国老师，都是用法语打印出来的教本，让你上课时做笔记，自己再把笔记打印出来。因为只有参考书，没有上课的课本，所以上课也很紧张。学校还特别避开每个星期六下午不上课，用来考试。这样的话，一年级读解剖、生理，你就得考解剖、生理的文凭。到学期完了就参加考试，而且需要通过两级考试。第一级考试是在教室的笔考，笔考打60分的人可以参加第二级口考，60分以下不能立即口考，但是可以补考，这样第三次考试及格了就发给你证书。所以我们每天就在准备考试，一点休息都没有。

上课的时候紧张地记笔记，记录不完全怎么办？下课赶紧找我们上一班的同学，拿他们的笔记和自己的核对一下，有哪些遗漏的，再找图书馆参考书补充。所以老师没有现成的书本给我们，都是我们自己去整理。但是这样的学习效果特别出色，我们读书、实习、一人一具尸体做解剖，效果都是很好的。

可是考试的时候还是会犯难。先笔考，笔考及格再口考。口考的三位老师大部分是法国人，有一位可能是中国人。口考完全用法语，他问你几个题，有些题目很不好回答，因为考官是医生，一天到晚在开刀，解剖熟悉，然而我们是读书，有很大的距离，但是他不管。每个礼拜考，考到最后你行了，学校就发给你一张解剖学文凭。第一学期是解剖、生理，一直到后来的内科、外科等都是这样。所以说这个教育制度好，好在什么地方？就是不用心的同学、成绩不好的同学，都淘汰了。

到了三年级以后，虽然大家都已经久经沙场，但是读内科、外科仍然比较紧张。到了后期，又一个新的问题出来了，那是因为学校很重视实习操作。我们有两所实习医院，一所是现在的瑞金医院，还有一所是现在的卢湾区中心医院。四年级的时候，我们每天上午都到医院，服侍病人做清理工作，给病人倒夜壶，看病时跟着医生，就完全是医院的人。

上午结束，医生就教你一门课，解剖学，看各种体征，就好像你自己做医生一样。五年级、六年级就到瑞金医院，内科两三个月，外科两个月，神经科两个月，去了就看你能不能得到文凭。

等到毕业的时候，你把这些文凭考全了，还有一场总的考试。总考试更厉害，完全没有限制了，就把你当医生问，你回答得出来就给你分数，回答不出来给你三次机会，三次不过就不行了。这个教育制度很死，逼着你发奋读书，但是太程式化，一点喘息的机会都没有，所以大家就感觉我们的思想没有一天是自由的。

我读书时，内科也好，外科也罢，脑中只有书本的内容，要我们再产生一些自由的想法，就没有任何时间和空间了。所以，能在这个学校毕业的人，基本都是不错的，但是都是脑筋固定的人。后来我们问学校的法国老师为什么要这样子。他们讲得很简单，他说我要教会你们实践，法文叫Pratique，就是说你会实际操作。我们说那我们脑子固定了，没有思想创造了。他回答说我不要发明家，我就要Pratique，要去做医生，做合格的医生。所以这类教育好的方面就是培养出来都是合格的医生，但是具有开创性思想的人很少。

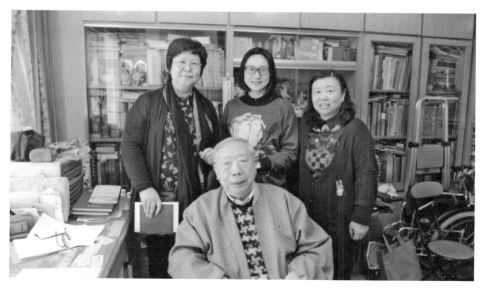

2019年11月，张圣道与访谈人员合影（前排为张圣道，后排左起：刘军、姚颖、江浩艳）

相反，等我们三校合并了以后，就有点两样了。读书有奖励，读书有课本，每个礼拜也无须考试，就是等到放假之前考一考，轻松得不得了。合并以后读书是一件很轻松的事情，这个有好处，我们的思想没有了那么多束缚，可以有更多的时间去思考。但是它也有缺点，它的教育得到的成效有高低层次的不同。我学得好能毕业，稍微差一点也能毕业。这是两种完全不一样的教育模式。至于哪个更好，我们说自然地培养肯定更加可取。我们有读书的自由空间，比死读书要好，但是一定要启发学生们的自觉性，不是被动吸收，自然、自觉的读书方法比震旦的方法要好一些。

高 山 仰 止

于我而言，我的老师对我的影响非常大。从毕业以后的经历来回顾，对我影响最深、真正教会我怎么样做医生的，是我的老师傅培彬。傅老师从小在法国和比利时学习，他在比利时大学毕业以后又做了十年医生，但是他牢记着他是中国人。那个时候正是第二次世界大战结束，他要回国，尽管他在国外做得很好，他的老师要培养他当接班人，但他还是坚持回来了。

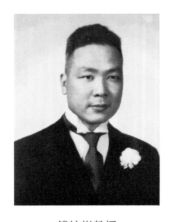

傅培彬教授

傅老师从小在国外长大，中国话讲不好，但他还是刻苦学习中文。我记得很清楚，他给我们上课，讲到髋关节的毛病，"髋"字多难写，骨字旁一个宽，他用法文上课按理不需要给我们写中文，但是他坚持要写"髋关节"三个字。这个髋字，他就写了大约半个黑板，我们当学生的都很感动。我心想，哪天我要能跟着这样的老师学习，那真是我的幸运啊。等到六年级的时候，我进了瑞金医院，瑞金医院实习分内科班、外科班。我们内外科都要学习，但是可以自己挑个重点，我就是因为傅医生而挑选了外科。我记得那个时候，内科教授是邝安堃，外科是傅培彬，两位都是顶尖的专家。邝医生中文好得不得了，他学识非常渊博，内科、皮肤科、血液科样样精通，所以当时选学内科的比较多。而傅医生比较老实本分，我因为自己的志向，以及我由衷地佩服傅医生的为人，选了外科。

这个时候我们当实习医生也有工资，记得第一个月是38元，当时已经算蛮多的了。因为我家里经济条件差，我拿了工资之后就给家里买点书、做点衣服。傅医生喊我去，他第一句话就问我的工资是怎么花的，我说我给家里寄钱买点衣服什么的。他说："我告诉你，是我的学生，那要听我的，你工资的一半，必须吃掉。"我一听，心想我吃东西你还要管啊？他说：外科医生要有好的身体，一定要注重营养。那我说，还有另外一半呢？他回答，另外一半买书、读书，因为外科医生开刀开得好不好、知识广泛不广泛要靠读书。我心想大学读了八年，难道还要再读吗？你知道他怎么讲的？"你不要以为读完大学就有学问了，大学读完了，你只是懂得了怎样读书、要读哪些书，也就是说，大学毕业以后就晓得怎样进图书馆查书。但是只有这点知识不行，要好好地重新学习，你要不会读书，就做不好医生，更做不好外科医生。"而且他还要给我介绍一位老师。我想，他总归是给我介绍一位外科医生，结果一看，是陈家伦。陈家伦只比我高两班，也是汉口人。傅医生说之所以要介绍陈家伦当我的小老师，是因为陈家伦是邝安堃教授最得意的门生，他会读书，我要去向他学习怎么读书。第二天，我就老老实实地找陈家伦，跟他讲，傅医生让我来找你教我怎么读书。我那天的任务是一个甲状腺手术，我手上抱的书是讲外科如何手术开甲状腺。他一看是《手术学》，就说我这样子做只能算读了一半的书，因为要开甲状腺，就要晓得甲状腺的生理、病理，甲状腺有哪些毛病，哪些毛病属于外科、哪些属于内科。我说我大学不都读过了吗？他说那个不算，那个是基础知识，还要看内科的专业书。我一下子就懵了，原来读书做医生需要如此这般，不是外科就只看外科手术学。这么一来，我就意识到，傅医生不愧是我读书、行医、做人的真正启蒙老师。

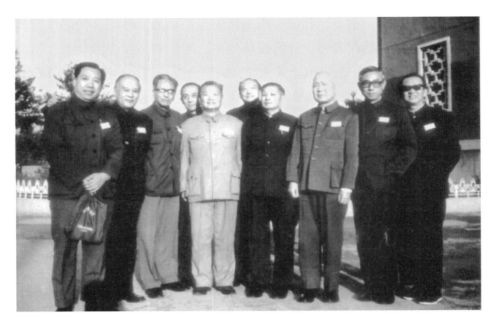

傅培彬教授与学生们（右三为傅培彬，左一为张圣道）

傅医生是主任，他会随时随地出现在你手术台旁边。有天晚上值班，我那时还是小医生，我到病房收治松江来的一位老太太，等我来到病人床边的时候，发现有个穿白大褂的人在给老太太洗脚。我一看目瞪口呆，怎么是傅医生？我说："傅医生，你怎么给病人洗脚呢？"他说："护士在那边备药，看她忙我就给病人先洗脚。"我心里想，你这么大个医生，你叫我们或者叫其他护士来洗不好吗？

手术时病人血压不好，那时我们血库刚成立，拿不到同样的血型，他一看病人的血型同他的血型是一样的，就要求抽他自己的血。我们都反对，说不能抽傅医生的血。他反问为什么，他说："这是我的病人，我是健康人啊，我抽400 CC血无所谓，但对于病人来说就是救命。"这样输血后，病人的血压稳定了，他再开刀。我们大家才知道做医生是这个样子的。出院的时候，我亲眼看见病人的家属跪在傅医生的身旁表示感谢。看到这一切，我就更加坚定了做一名好医生的信念。

我进大学学医时，尚未形成究竟要做个什么样的医生这种概念，也没有考虑过要找什么样的老师。是我进了医院，耳濡目染傅培彬医生的一言一行，我才明白将来要做一个什么样的医生，所以我从心里崇拜他，下定决心要跟着他好好学。

　　还有一次，傅医生突然提出亲自带学生开刀，开一个十二指肠溃疡，他让我先去看书。第二天上手术台，我心里很笃定。傅医生问我书读了没有，我说读了十二指肠溃疡怎么开，他问假如溃疡不长在十二指肠，长在贲门怎么办？我没有看啊，我只看了十二指肠溃疡。他说假使你一刀下去发现病灶不在十二指肠而在贲门，你再回去看书吗？我羞愧得无地自容。他说今天我帮你开这个刀，你做助手，回去再读书，读完了我再让你主刀。我心里倍感惭愧，读完了向他汇报。他说好，又加一句，对每一个开刀病人，不仅要读外科手术，还要研究这个病人的病理，这个病人的症状，开刀会遇到哪些意料不到的情况，等等。

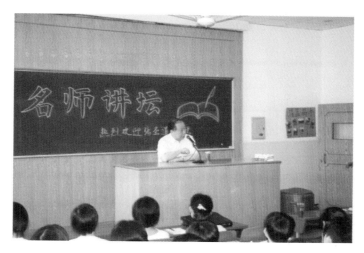

张圣道教授为学生授课

　　我到这个时候，才真正懂得了怎样做一名合格的外科医生。我牢记他对我的教导，我也把他的教导同样地讲给我的学生听。傅医生生前，每年他的生日我们都要到他家去看望他。我今年94岁，傅医生离开我们也已经30多年了。每年10月25日是我的生日，学生们也都会来看我，他们在24日就订蛋糕。所以你刚才问我在几十年的行医生涯当中，哪件事情记忆最深刻，那么这件事，就是我一生最难忘也是最幸运的一件事情。

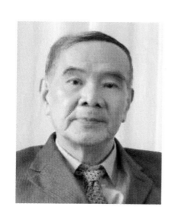

何威逊

　　何威逊，1934年出生于广东。上海市儿童医院终身教授，研究生导师，享受国务院特殊津贴。1956年毕业于上海第二医学院，历任第九至十一届中华儿科学会委员、上海中华儿科学会副主任、肾脏专业组长、顾问，《中华儿科杂志》编委、《临床儿科杂志》副主编、《实用儿科临床杂志》副主编等职，曾多次被评为上海第二医科大学优秀教师、上海市卫生局先进个人，并获全国妇幼卫生先进工作者奖、卫生部科技进步奖、上海市高尚医德奖、上海交通大学医学院首届院长奖等。

感怀师恩，传承师命

口　　述：何威逊

时　　间：2020 年 10 月 28 日

地　　点：上海市儿童医院会议室

访　　谈：江浩艳

记　　录：刘楠

摄　　影：刘宇翔

整　　理：刘楠

成为中国儿科系第一批学生

我高中毕业以后并没有打算考医学院，我是考复旦的，因为那时高考不像现在这个体制，什么学科都可以考的。本来我是考复旦的文学系，因为我中学的时候，就喜欢文学，所以从 1949 年到 1950 年，我是上海人民广播电台的通讯员。怎么考入了医学院呢？复旦录取我后，由于我母亲是医生，我外公也是医生，我母亲是美国哥伦比亚大学毕业的，母亲不同意我读复旦，我又考了同德医学院。

当初为什么考医学院非常容易呢？因为医生很缺乏。我们进学校的时候，一年级是要付学费的，而且很贵，以后都是免费的，非但免费，我们做实习医生，还有工资，但1957年以后就没有了。

我们入学的时候没有儿科系，进的是医疗系，所以我是医疗系本科。怎么入的儿科系呢？这里有一个背景，苏联有莫斯科第二医科大学，当时莫斯科的第二医科大学跟我们第二医学院有协作关系，他们有儿科系，而二医没有儿科系。因为1949年以前中国没有专门的儿科医生，所以我记得非常清楚。那时候我们入学后一年级、二年级是医疗系本科，三年级的时候，学校根据政府的决定成立了儿科系，叫我们报名。当时中国没有小儿科，所以对社会或是对国家来说，儿科是很需要的，我就报了名。我记得是三年级的时候报名儿科，后来被批准。

那时苏联派了儿科专家到我们学校来，我亲眼看见。当时接待苏联专家的是高镜朗教授，一级教授。到1955年，二医就正式成立了儿科系。最早的儿科系学生就是我们1954届、1955届、1956届，包括丁文祥教授等一些人。

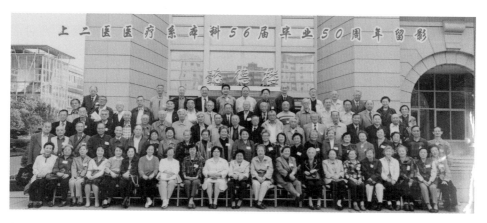

上海第二医学院医疗系本科1956届毕业生50周年合影

校园生活　感怀师恩

1952年的时候院系调整，震旦大学医学院、圣约翰大学医学院、同

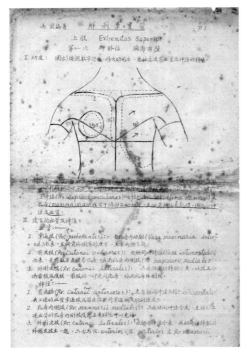

冯固教授刻印的解剖学教材书影

德医学院合并，成立上海第二医学院。合并后教师多了，师资非常丰富。我的细菌学老师是余潜教授，解剖学是张家瑜教授，病理科邓裕兰教授，都是国内知名的教授，学生是受益的。

院系合并调整以后，使用的教科书也有所改变。过去教科书都是英文的，都是当时老师们用蜡纸刻出来，发给我们学生。比如冯固教授刻印的解剖学教材，可以看出当时老师们的敬业精神与奉献精神，这种精神很令我们学生感动。但这些教材很少保留下来。

记得一年级时教我们解剖课的是张家瑜教授。那时候我们十七八岁，为什么到现在还记得？就是因为他的教学方法一直在影响我以后的工作，对我以后给本科生上课、带研究生都是一种启发。那时候我们学生排序进行考试，我是9号。我依然清晰地记得张老师给我的考题，是在标本中找出人体的第七颈椎，以此来教会我们理论结合实际。标本是大体标本不是实体上的标本，找出来后不但要向教师回答，也要给同学讲，这就在训练你以后怎么做教师。这种训练一年级就开始了。

一年级的课程还有有机化学。我一开始想不通，为什么要学化学。后来知道了，药理学习需要化学知识，实验室检验需要化学知识。可以看出，教学从课程设置到教材内容，再到师资力量都是浑然一体的。

到了儿科系，高镜朗教授提出了一个要求，凡是有小儿科的地方，学生都要去实习。学习过程中，一些老师的教学方法令我印象深刻。朱大成教授是儿科系教师，也是儿童医院放射科创始人。他拿五张X光片子给我们学生考试，第一张拿正常的片子，给你辨别。当时我一怔，不太敢讲，居然考一个没有问题的片子。后来想明白了，受益匪浅。如果一个医学生不懂得片子正常与否，那是不合格的。这些方法也贯穿了我以后的教学工作，有潜移默化的影响，几十年后依然如此。再有黄铭新教授，那么知名的教授给我们上物理诊断，现在的课程设置中没有了。当时在404教室上课。你不想听课也要听，他的教学有很大的吸引力。他教授我们听诊，那时候听筒没有录音记录，他打拍子，就是用手在讲台上打拍子教，辨别心脏的杂音等，用艺术的语言形象化教学，学生当然学得进去。

从教学质量来看，整个学校的淘汰制还是让人很有压力。一门考不及格，可以申请补考；如果有两科不及格，就不允许补考。学校会出一个布告，下学期某某同学注册，如果没有你名字，你就没有资格继续读书了，就要离开学校，留级的机会都没有。这个就给我一个体会，教学是规范、严格、爱生。

参加血吸虫病防治工作

1959年，我带学生下乡一个月，防治血吸虫病。那是卫生局要求学校组织的。参与血防工作的有苏祖斐教授，还有黄铭新教授。黄铭新教授首先应用锑剂治疗血吸虫病，他后来曾任仁济医院院长。当时小孩生血吸虫病就送到我们医院，那时候新华医院还没有儿科。治疗采用"锑剂"三针疗法，很危险。苏祖斐院长曾在《中华医学杂志》上发表治疗小儿血吸虫病的文章，她在儿童血吸虫病防治中是有贡献的，后来还曾获奖。"文化大革命"以后，她成立了第一个儿童营养研究室，出了中国第一本《儿童营养学》，一版再版。"文化大革命"以后，儿童医院老一辈的小儿科专家就剩苏老一人，非常不容易。我能指导研究生，也是因为进了苏老的导师组。

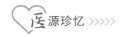

顿挫中的儿科系与儿童医院

"文化大革命"以后，二医儿科系号称弟子三千，实际不止三千弟子，它是中国第一个儿科系，这段历史很关键。二医儿科系是上海招生，全国分配。那么我是怎么到儿童医院，又是怎么做小儿内科的呢？

我毕业的时候小儿外科杨永康教授找我谈话，叫我做小儿外科，我不想做。"不做小儿外科？你要到什么地方去？"我说我要到儿童医院，因为上海当时就只有一个儿童医院，我最后就来了儿童医院。

20世纪90年代，儿科系曾经一度取消，非常可惜，后来又恢复。天津医学院院长、儿科系教授范权和郭迪教授、高镜朗教授属于同一代人。范权教授亲自到上海来，到我们儿科系来招揽人才，因为天津没有儿科系。所以儿科系是我们交通大学医学院的一个标志。

20世纪60年代儿科系将学制改为6年，1965届是第一批六年制学生毕业，我们儿童医院的陆权、新华医院的顾龙君就是第一届六年制毕业生。我那时当教学干事，那时候也没有硕士生、博士生培养制，很可惜。一毕业以后就遇上"文化大革命"。"文化大革命"以后，1987届又恢复六年制，那时的培养体系相当于硕士生培养的雏形。"文化大革命"当中有个高师班，也是硕士生培养模式的雏形。

小儿肾脏科的建立与发展

"文化大革命"以前医院没有小儿肾脏科。上海解放初期，猩红热流行，感染猩红热的病人都是一家一家来的。猩红热容易引起肾脏病，例如急性肾炎，那时候都不知道怎么诊治。那时我做住院医师，有一次在医院里值班，一开门，看到一个小女孩在我面前没有了生命体征，全身浮肿。这是1958年的事情，对我触动很大。第二天我向苏祖斐副院长汇报了这个情况，我们医院就制定了一套抢救的流程，以后没有再出现过类似的死亡病例，并于1959年在上海医学会做了报告。

那个时候我们医院小儿科没有分专业，后来就分为心、肾、血液等专业。我们医院小儿科肾脏室是1961年苏祖斐副院长建立的，那时候我还是主治医生。可惜后来经历"文化大革命"，陷入顿挫。我培养的第一个医生，不幸去世了。刚开始的时候，我也不敢做肾穿刺。当时做肾穿刺的医疗器具都没有。后来就先在动物身上做肾穿刺练习，成功后就正式开始这项手术了。以后发展了婴儿肾穿刺手术，肾脏室的建立离不开苏院长的指导，后来又建立了肾脏病基地，有专门收治病人的病房及门诊，有肾脏病实验室、肾穿刺室、透析室等。

1972年的某一天，一位急性肾功能衰竭的病人来就诊，我三天三夜没有回家，当时没人知道腹膜透析怎么做，我请外科医生、药剂科一起帮助我完成。特殊时期，我们也是承载了特殊的压力。现在我们医院小儿肾脏科是重点学科，做得好，不是我的功劳，都是前辈几十年累积的经验。我在中华医学会做肾脏组组长，一直做到70岁以后。上海市医学会授予我上海肾科特殊贡献奖。后来学校儿科系招收八年制博士生，还请我任督导。

上海儿童医院2003年才建立儿科学硕士点、博士点，所以2003年学校聘任我为儿科学肾脏专业教授，指导研究生。按理来讲，我那时候已

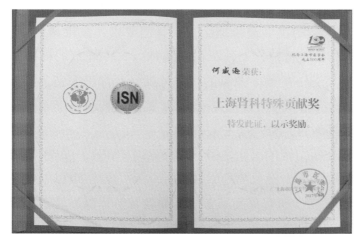

2017年9月，何威逊荣获上海市医学会颁发的"上海肾科特殊贡献奖"

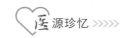

经七十几岁了，不能继续指导研究生了。所以培养高级研究生导师仍是很重要的。"文化大革命"以后，肾脏科恢复，董德长教授主编中国第一版《实用肾脏病学》，小儿科部分叫我写。毕业以后，我出国学习，是苏祖斐院长和董老师一起来辅导我。我们那时出国都要有人督导，现在好像没人督导了。董德长老师构想建立小儿内分泌病房，当时小儿科没有内分泌病房，我们儿童医院是第一个建立内分泌病房的。董老师跟我讲，你把肾脏跟内分泌放在一起，相互有联系的。没有董老师的点拨，我哪能会想到，都是董老师的想法，所以我常讲，跟对老师蛮要紧的。

"文化大革命"后恢复儿科系，师资没有人，怎么办？新华医院陈树宝是儿科主任，让我去新华医院。所以20世纪80年代我是在新华医院儿科，身兼两职，第一担任新华医院儿科肾脏科顾问，第二给儿科本科生上课，任儿科教研组主任。

胸怀愿景看今朝

学校成立儿科学院，召开筹备会时我是参加的。当时我就提了几点建议，既然成立儿科学院，第一，因为中国建立儿科系第一个是我们学校，不是北京也不是天津，是上海，儿科应作为交大医学院的一个品牌。第二，现在医学的发展进步那么快，我们要培养高层次的学科带头人。第三，一种奉献的精神，一种严格的精神，一种规范的精神，都应该传承。学校要培养一批德才兼备的优秀教师，就像王振义老师，以及我之前提到的教过我的老师一样。一个医学院的发展就是靠教师，不论前期教育还是后期教育，教师都是关键。

对于现在年纪轻的医生，第一个我觉得要树立一个终身教育的志向，因为医学学习是一个漫长的积累过程。作为一家附属医院，教师是关键，这是医学教育在学校教育基础上的继续教育、终身教育。第二，青年医生要有正确的、正能量的价值观，要救死扶伤，精益求精。第三，要学会做人做事做学问。

现在有一个问题，怎么做临床医生？临床医生一天到晚忙，忙着写论文，病房不去，几乎很少接触病人，这是普遍现象。这个怎么来改变？临床医生不接触病人，怎么能做好临床工作。原来规定临床医生24小时待命，很严格的。现在好像不复存在了。但儿童医院规定晚上夜查房，一定要有老师带队。第一，要点名，确保实习医生出席。第二，病例要选好。要让临床技术过关，就要不停地学习。学位到顶，可学习不会到顶。要用技术为人民服务，你技术不过关，你怎么为人民服务？

那还有一个问题，我觉得青年医生还要重视病史体格检查，还有就是实验室、影像学。医生主要依赖机器的检查做诊断，病人需要做的检查太多了。所以医学院主要培养医生，至于以后是当专家还是从事管理岗，是另外的事情。应当重视怎么样培养一个高级的临床医生。

另外，还有一个尊师重教的问题。我讲附属医院与三甲医院为什么不同？附属医院医生有两个身份：医生、教师，三甲医院的医生不一定是教师，仅是医生。我觉得教师比医生还要难，德行上要能够以身作则，上行下效，要奉献，要学会吃苦。选择医学，就是选择奉献。

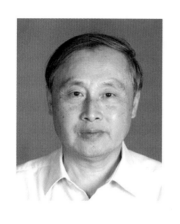

陈树宝

陈树宝，1937年10月生，江苏淮安人。中国共产党党员。儿科学教授、主任医师、博士生导师，享受国务院政府特殊津贴。在小儿先天性心脏病诊治，特别在应用超声心动图技术诊断先心病方面具有丰富经验，对超声心动图评估先天性心脏病的病理形态、心脏功能及血流动力学等方面有深入研究。1962年，毕业于上海第二医学院儿科系。历任新华医院小儿内科主任、新华医院党委书记、上海儿童医学中心院长、上海第二医科大学儿科医学院院长，担任中华医学会儿科学分会常委、上海医学会儿科专科分会副主任委员等。主编《儿科学新理论与新技术》、《儿科手册》（第四、五版）、《先天性心脏病影像诊断学》、《小儿心脏病学》（第四版）、《小儿心脏病学前沿：新理论与新技术》等，担任《中华儿科杂志》《中国当代儿科杂志》《国外医学儿科学分册》等杂志编委，发表论文百余篇。曾5次荣获国家科技进步奖三等奖，5次荣获上海市科技进步奖三等奖、1次二等奖，1次获得上海市教学成果奖；2002年获上海市卫生系统第三届高尚医德奖提名奖，2004年获上海市育才奖，2017年获第五届中国儿科医师终身成就奖。

坚定信念，兢兢业业做好儿科专业

口　述：陈树宝

时　间：2021年6月2日

地　点：上海交通大学附属新华医院陈树宝办公室

访　谈：马进军

记　录：袁亚敏

摄　影：杨学渊

整　理：马进军、张俊

志愿选择神圣医学

我是1957年入学的，学医的经历还要提早五年。我于1952年初中毕业以后考上上海市卫生学校第一届医士班。那个时候初中毕业，没念高中，念了上海市卫生学校，这与我家里有一定的关系。因为我父亲身体不太好，有肺结核、骨关节病，曾经两次住院，一次在中山医院，一次在虹桥疗养院。我是家里长子，经常去医院看望父亲，所以，初中的时候就感受了医院的氛围，看到医务人员一身白大褂就觉得很神圣。

上海市卫生学校是上海解放后成立的，是在解放军华东卫生人员训练所基础上扩建而来，医士班是第一届。我记得还不容易考，差不多录取率是1/10。在我的同班同学有不少来自上海中学、市三女中、南洋模范这些好学校。经过两年半的学习，我毕业分配到上海市第一劳工医院，就是现在的静安区中心医院。分配去了以后，第一天到医务科，领导跟我谈话才知道当时我们有三个同学分配到这家医院，一个分配到内科，我和另外一个女同学到儿科。当时服从分配，我就直接过去了。女同学的身体不好，所以经常请病假；我身体还可以，经过一段时间上级医生带教以后，从不懂到熟悉，以后看门诊、值班、看急诊，也就慢慢地习惯了。

两年半的时间在卫生学校学到一点基础的东西，但是临床还是不够用。除了自己平时积累之外，我有一种要继续再提升的想法，所以在工作之余，晚上休息的时候，就准备继续念书，准备高考的科目。1957年得到医院同意，可以继续深造。既然做了儿科，就喜欢上儿科了。我当时了解到上海第二医学院有儿科系，所以第一志愿就填了二医儿科系。1957年在华东师范大学参加全国高考，考了一天，很幸运，发挥得不错。过了一段时间，录取通知寄来，自己很高兴。

9月入学报到，我成为上海第二医学院儿科系一名学生。那一年很不容易考，我记得医疗系有两个大班，儿科系一个大班，口腔系一个大班。

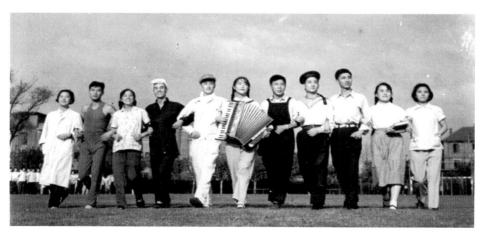

班级同学在二医操场上演出（左五为陈树宝）

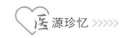

在二医的学习还是很紧张的，但是对我来讲，因为以前学过一点医学知识，所以比较容易适应。二医的学习一共是五年，前两年在重庆南路校园，后三年到新华医院，临床课全部在医院上，一直到1962年毕业。毕业以后我留在新华医院，觉得比较连贯，对自己帮助很大，我内心也很喜欢儿科专业。

踏实做事，发展儿科专业特色

1982年我通过教育部出国学习人员选拔考试，获得2年出国学习的机会。我1984—1986年在英国进修学习，回来以后医院科室很重视，过了一年不到的时间，就让我担任儿内科主任。1990年医院让我参加院部工作，担任副院长和党委副书记，一年以后主持党委工作，任党委书记。

对于我来讲，没有系统学习过管理，但是我的想法也比较简单，既然上级领导让我承担这样一个责任，就一定要把这些工作做好。首先，就是自己做，然后，团结和带动大家一起做好。所以这段时间给了我很多历练，既是锻炼，也是学习。我心里明白，医院主要是为病人服务，所以一定要把服务工作做好，各方面都要以最高的标准来要求。

从1990年一直到1998年底，我主要做了三件事。第一件，卫生部统一等级医院评审，评三级甲等医院。这是一个很重要的任务。通过大家共同努力和几次考核评审，结果我们新华医院是第一批三级甲等医院。第二件事，就是新华医院在20世纪70年代以后整体发展很好，是市级文明单位。但是，在我接手医院党政管理工作的时候，由于一些特殊的情况，市级文明单位没有了。所以，党委讨论一定要把市级文明单位再拿回来。在大家的努力下，我们重新拿回了市级文明单位称号。第三件事，就是二医大把一个重大的中外合作项目交给新华医院，那就是美国HOPE基金会与新华医院小儿心血管合作项目，还要建造一个现代化的一流儿童医学中心，这也是上海市政府的一个重大项目。

在获得市政府批准以后，上海第二医科大学和美国HOPE基金会合作的这个项目，交给新华医院主办。这件事情从1992年接手筹建，到工作全面推开，一直到1998年建成。上海儿童医学中心按期按标准于1998年6月1日挂牌开业。这项工作不仅仅在建设水平上质量很好，而且在纪律等各方面都是比较好的。所以，从总体看起来，这项工作对我是一个锻炼，一个提高的过程。

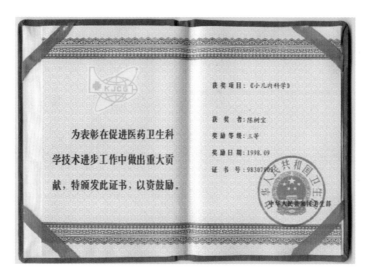

1998年，《小儿内科学》获卫生部科学技术进步三等奖

从无到有，逐步形成专业优势

新华医院儿科的历史渊源很长。当时我考了二医以后，对儿科了解得比原来更多。因为从全国来讲，二医是很早成立儿科系的。我记得全国就三家，北京有一家，重庆有一家，上海一家就是我们，这是中国最早的几个儿科系建设单位，这是其一。其二，我们在二医念书的时候，对二医很关心，常想二医这个家究竟怎么样，我的家里面怎么样，那个时候学生接触外面很少，对学术界也不太了解，最能体现水平的就是我们的教科书主编有没有自己学校的老师。因为教科书很神圣，我们觉得能当上教科书的主编是很了不起的事情。所以，在二医基础部的时候，

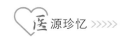

余㵑是《微生物学》主编，外语教研组谢大任是《拉丁语》的主编，大家觉得很自豪。儿科系的学生也会关心儿科系的教材。当时儿科系专业教材有四本：《基础儿科学》《系统儿科学》《小儿传染病学》和《小儿外

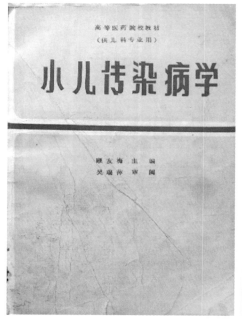

顾友梅教授主编的教材

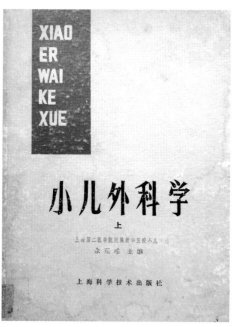

佘亚雄教授主编的教材

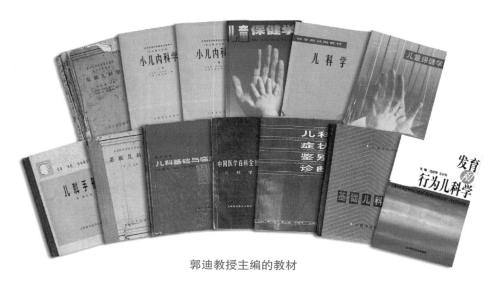

郭迪教授主编的教材

科学》。之前我们学的基础课和医疗系是一样的，而儿科专业教材就这四本书，四本书都是我们二医儿科老师编写的，郭迪教授是《基础儿科学》主编之一，他又是《系统儿科学》的主编；《小儿外科学》是佘亚雄教授主编的；《小儿传染病学》是顾友梅教授主编的。

那个时候我们觉得在二医念儿科很自豪，觉得我们老师很了不起。我们儿科系在全国是第一批，所以历史悠久。

儿科原来都在广慈医院、仁济医院、九院实习，1958年新华医院成立后，成为二医儿科系基地。由于政府和学校的重视，经过几代人的发奋努力，儿科成为上海二医的一个特色。教材的编写就体现了我们二医儿科扎实的基础，而且二医在儿科其他方面也做出了不少贡献。比如在人才培养方面，全国很多医院里的儿科主任是二医毕业的，或者是在新华医院进修过。

关于新华医院儿科心血管专业的发展，因为种种原因一度中断，直到20世纪70年代才重新恢复。新华医院儿科亚专业建立比较早，儿内科分成呼吸、心血管、血液、肾脏、新生儿等。那时候我被分在心血管专业，所以在心血管方面继续得到培养。小儿心血管专业有内科和外科之分，外科属于小儿外科的一部分，专攻心胸外科方面，两方面要结合在一起，重点就钻研先心病。

当时还没有改革开放，所以对外联系不多，更谈不上进口高精尖的仪器。比如外科方面所需要的人工心肺机，因为做开胸手术，要体外循环，内科的诊断光是照一张片子不行，要通过心导管，通过心血管造影，解决一些诊断问题。我们医院在杨浦区，杨浦区是工业区，有很多工厂，我们医院边上就有一家电表厂，能做很多仪器，外科就跟他们合作，一起研发小儿心肺机。我们与一家做放射科机器的厂合作做造影机和快速注射器等。在医院的支持下，通过跟工厂师傅一起合作，从无到有，经过动物实验，各方面得到提高，然后做到临床，解决了我们必须要解决的一些问题。

20世纪70年代，我们开展先心病的手术是蛮辛苦的，但是有成就感啊。一方面，我们不光自己做，还传授这些经验技术，让更多的同行能

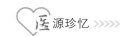

掌握，让更多的先心病病人都能得到治疗。我们为全国培训医务人员，比如说对北京儿童医院进行成组地培养，不是培养一个人，从诊断到治疗，从医生到护士，都到我们这里来进修一年。改革开放后，中国与国外逐步有了交流。美国HOPE基金会在20世纪80年代初来到中国考察，他们参观了浙江医科大学、上海新华医院，通过了解，他们看重我们小儿心血管队伍从无到有、白手起家的创业过程，有这样的开拓精神和态度，他们很赞同。还有，我们将积累的经验普及推广到其他地方，这也是他们非常看重的一点。

1986年，二医大决定新华医院小儿心血管专业与美国HOPE基金会合作，每年至少一次，他们是成组地派专家到医院进行培训，帮助我们开展工作，不光有内科、外科、麻醉科、重症监护，还有技术员、医生、护士，合作很顺利，各方面都很满意，成绩显著。有了这个基础，双方觉得有机会再提升，就想到要建造一个现代化的儿科医院。有了改革开放，才有中国小儿心血管专业进一步的发展，才有了我们的加速发展。实际上，心血管专业的发展享受了改革开放的红利，这让我深刻体会到，国家的改革开放政策是十分正确的。经过8年的努力，1998年上海儿童医学中心建成。

上海儿童医学中心无论是医疗的质量水平，还是管理、服务等其他方面，都获得了好评。我参与了从开始筹建一直到项目的完成整个过程，新华医院是全方位地投入，力争把这件事情做好。新华医院不是派几个人去筹建，而是输送了骨干力量，不仅有资深医生，还包括护理、行政管理人员等大批精英。我是新华医院党委书记兼上海儿童医学中心的院长，所以要兼顾新华医院和上海儿童医学中心，确实有很多的矛盾。比如说我在班子里讨论的时候想，这样不就是把我们本来的两只手去掉了一只手？但这是一个国际合作的重大项目，我们一定要把它做好。另外一方面，从国家层面来看，儿科有这个机会去发展，我们不能失掉，一定要抓住并做好。所以需要有点牺牲精神，人才方面不保留，就按照年资排队，同一级抽调一人，从新华医院派遣到上海儿童医学中心开展工作，保证这家医院的水平和质量。当然这个过程现在听起来是很顺利，其实是很曲折的。

从理论到实践，再到理论发展

我毕业以后就留在新华医院儿内科，原先听过名字但没见过人的老师，都有机会看到。在我们心中很了不起的主编——郭迪老师，是我们国家儿童保健学的奠基者。我非常荣幸，20世纪60年代后期，二医接到任务要办一个工农兵学员班，在新华医院开设一个班。学员都是来自郊县、工厂的"赤脚"医生，学习一年半的时间。新华医院班的师资由两部分组成，一部分是二医基础部的老师，包括组胚、病理、生理、寄生虫学等；临床老师是内科两位、外科两位、妇产科一位、儿科两位。儿科一位是郭迪老师，一位是我。我们一年半的时间跟学生在一起，一部分时间在医院上课，一部分时间出门办学，到安亭医院实习。郭老师跟我一起去，讲课、带教、住宿都在一起，我第一次跟郭老师近距离接触，感受郭老师的人格、作风、学习、学术等方方面面。

有一次，上海科技出版社找到新华医院儿科，希望能编一本《儿科手册》。科室接受任务，由郭迪教授来主编，配备两位主任和我共同协助，当时我是主治医生，觉得给了我一个学习的机会。记得我们在重

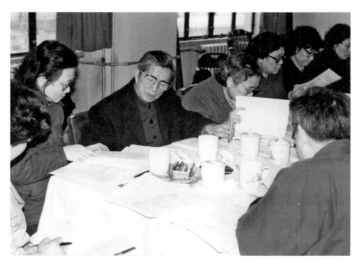

郭迪教授（左二）组织儿科专家审稿

117

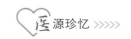

庆南路二医四舍借的房间，基本上每天在那里看稿子、改稿，差不多有半年多的时间，在这个过程中，师傅带徒弟，我学到很多。交稿前，我们分两个组，一组由出版社的编辑带两位老师去北方，到天津、北京去听意见；另一组由我陪郭老师向南，第一站到南昌，然后到广州，回来又到杭州，找各地的医学院老师、儿童医院的老师征求意见，修改提炼《儿科手册》，这就是一个学习历练的过程。

这本《儿科手册》是1974年出版的，是一本很经典的书，后来连续出了五版。编书不是单纯抄书，或者是编一些人家的东西，更重要的是要与读者的需求契合，认真细致地对待每一份稿件。如果一名儿科医生，能够找到一本自己很想要的参考书，对自己的工作有很多的帮助，那么他一定会很高兴。自此以后，我先后跟许多人一起合作，到现在已经出版了大约十几本书。

2015年出版的《小儿心脏病学前沿》教材，得到同道的好评和欢迎。2021年初的时候人民卫生出版社联系我，希望出版第五版，现在正在进行中，最迟年底完成。我对一些新的、前沿性的内容常常是抱着学习的态度去看、去审稿，不清楚的要去查，一次性弄清楚，对读者负责。当然有些东西需要验证、考证，所以比较费时，也比较辛苦，这些都是从郭老师身上学来的。

医者仁心，服务至上

从大学到现在60余年，印象深刻的事情还是比较多的。比如在学习过程中间，确实是从我们老一辈儿科医生身上学到很好的工作作风、工作态度。我记得在实习及做住院医生时，值班是很经常的。那个年代，传染病中毒性菌痢、流行性脑膜炎等经常碰到，有的病人病情很危重。印象很深的是从顾友梅教授身上学到怎么认真地、仔细地观察病人，来挽救病人的生命。那年大热天，一个中毒性菌痢患儿，来了以后就是休克，病情很重，但当年没有现在这些监护设备，所以我看到顾老师就是

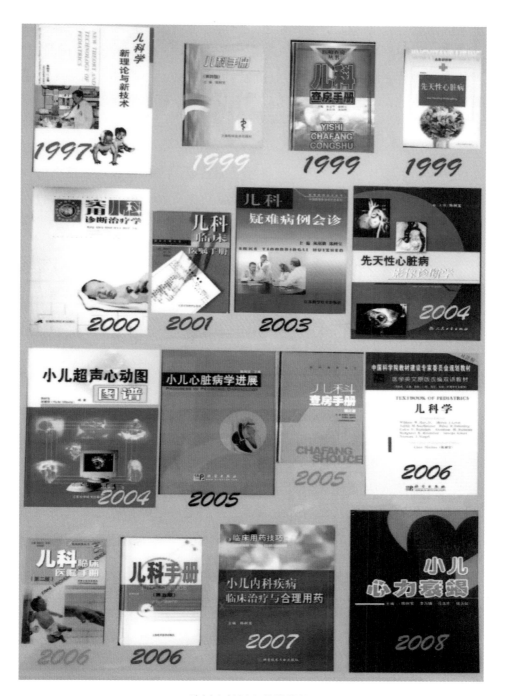

陈树宝教授主编的教材

坐在病床边上，通过听诊器，通过血压计，通过手摸病人的脉搏，来判断病情的程度，然后控制用药的速度，或者是决定用什么药。有的时候，她从白天一直坚持到晚上，中间在病房值班室休息一会儿。这等于给了我们一个示范，一名医生应该怎么去对待病人，应该抱有怎样的一种认真细致的态度，令我印象深刻。

我那时在三病区，遇到病毒性肺炎，有的时候小孩呼吸道比较干燥，痰咳不出来，要用蒸汽雾化，保持呼吸的通畅。当时没有现在这么好的条件，我记得用铁皮做成一个锅，在煤气炉上烧水，有蒸汽出来，再把这个锅移到病床边上，用一块布把它围起来，让它局部空间里有一个湿润的空气。

还有三病区主任，一个比较高年资的医生，为了照看病人就坐在病床旁边，做很具体的工作，每当看到病人病情有好转，他流露出来的那种欣慰的表情让我印象深刻。因此，以后凡是我值班的时候，我总是小心谨慎，生怕自己在值班的过程中把有些问题遗漏掉。儿科的病例更重要的是观察，有些孩子他不会自诉，所以你就需要很仔细地观察，从细微的变化中看到病情的转变，这是医生确确实实要有的一种态度。

我通过自身实践，经过住院医生学习阶段后，就有了一个信念，就是一定要做个好医生。做一名好医生，不光要有治好病人的愿望，更重要的也是非常必要的，就是还要具备能治好病人的本事，这两方面结合起来，才能把病人挽救回来。所以，这么多年来，自己也渐渐养成了一些习惯。比如说，每天看门诊时都有一个回忆的习惯，就是今天看了哪些病人，虽然不能记住每一个病人叫什么名字，但是过程还是知道的，想一想有没有自己疏漏的地方，或者是有哪些不够完善的地方需要改进。直到现在，我仍然保持着这个习惯，有回忆的过程。

现在看病，很多家长有不同的需求，有很多疑问，希望来了解一下。所以，我诊室里会有一个心脏模型，因为看先天性心脏病的病人很多，我要把检查出来的情况跟家长讲清楚，缺损在哪里，问题在什么地方。我会通过这个模型，直观、明了地指给病人家长看，了解以后，心里明白了，有疑虑的地方就消除了。

所以，作为医生来讲，确实是要解决病人的问题，同时也要解决家长心里想知道的问题。所以，尽管我工作已经有60年，如果能有机会出门诊为病人解决一些问题，或者是为病人家属解答一些问题，我觉得也是一件很欣慰的事情，至今我还是保持着这样的一个习惯来出诊。

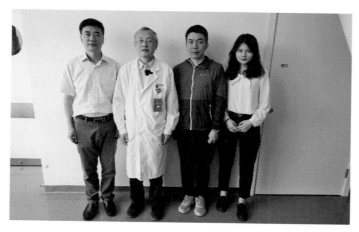

2021年6月，陈树宝接受上海交大医学院档案馆口述史采访（左起：马进军、陈树宝、张俊、袁亚敏）

寄　　语

在母校建校70周年到来之际，衷心地希望母校越来越漂亮，越来越强大，希望在校的年轻校友好好学习，立志为民、报效祖国。

我是1977年4月入党的，争取入党的过程还是挺漫长的。我始终记着这样一句话：听党话、跟党走。这是我最基本的信念，也是我不断努力提高自己、积极争取入党的一个最初动机。我入党多年，还有从事党委工作的经历，现在依然觉得为党工作、使我们的党更加光荣伟大，是我们每个党员应尽的责任。

我是二医大毕业的，所以希望我们母校进一步加强儿科医学事业的发展，使得儿科发展得更加强大，我也愿意在这方面继续去努力，做出我应有的贡献。

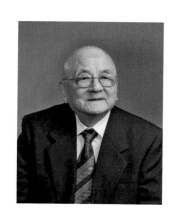

欧阳仁荣

欧阳仁荣，1933年3月出生，上海人。1951年进入圣约翰大学医学院，1956年毕业于上海第二医学院医疗系，先后在宏仁医院和仁济医院工作。曾担任仁济医院院长，民盟中央常委、民盟上海市委副主任委员，市政协常委，副秘书长等职。长期致力于血液学的研究，主要是白血病方面。20世纪60年代初参与在国内率先开展有关造血细胞的超低温保存研究，并同时开展大剂量化疗后自身骨髓细胞的回输治疗；70年代初参与全国"三尖杉属植物中抗癌有效成分的药理药化和临床研究"，获全国科学大会奖；80年代参与国产血液成分分离机的临床应用，获卫生部科技成果奖；90年代"人早幼粒白血病细胞分化过程中多胺作用机制的研究"获上海市卫生局科技成果奖三等奖。在氟达拉宾、阿糖胞苷及柔红霉素等化疗药物的药代动力学研究，以及白血病耐药方面的研究，获得研究成果。主编专著6部，发表论文200余篇，承担或主持国家自然科学基金课题和卫生部课题等10余项。获得上海市"先进教育工作者"、上海市"师德标兵"、上海市"医德之光"、医学院"我最爱戴的好教授"等称号。

医生是一生一世的职业

口　　述：欧阳仁荣

时　　间：2018年12月4日

地　　点：上海欧阳仁荣寓所

访　　谈：刘军、江浩艳

记　　录：张宜岚

摄　　影：刘宇翔

整　　理：张宁娜

圣约翰的最后一届学生

　　1951年，我进入圣约翰大学医学院读书，是圣约翰最后一届学生，可以说是圣约翰大学的末代了。我从小就有一个学医的愿望，以后当一名医生，因为医生职业高尚、受人尊敬、收入也不错。当时上海有四所医学院，圣约翰大学医学院、震旦大学医学院、同德医学院和同济医学院。我在中学时读的是英文，而几所医学院，震旦是读法文的，同德和同济都是读德文的，所以我选择了圣约翰。那时圣约翰大学在上海的名气非常响亮，被誉为"中国的哈佛"。圣约翰大学医学院与美国的宾夕法尼亚大学医学院关系密切，从圣约翰大学医学院毕业的学生，同时拥有圣约翰大学和宾夕法尼亚大学两张毕业文凭。

由于1952年院系调整，圣约翰大学医学院、震旦大学医学院和同德医学院合并成上海第二医学院。其实在1951年稍早的时候，圣约翰大学原有的校风、教学模式等就已经开始慢慢改变了。合并前，给我们上课的老师都是讲英文的，后来很多上课用的课本都改用中文了，老师也用中文讲课了。

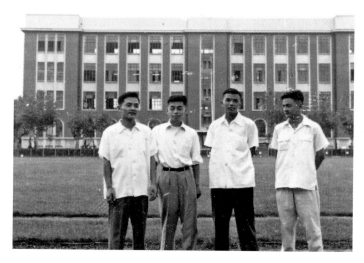

与同学在老红楼前合影（右一为欧阳仁荣）

圣约翰大学是一所综合性大学，有很多不同的院系，有些系是非常活跃的，最活跃的是新闻系和外文系。一眼就能看出我们医学院的学生和其他系的学生的差别，医学院里的学生都是"书读头"，是学校最不活跃的院系。我们一年级时要学解剖学，当时解剖学的教科书有两寸半厚，医学院的同学每天把这本书带去教室，捧进捧出。对比新闻系、外文系的同学，他们时常在校园里闲逛、说笑、晒太阳，看见我们总是笑话说："他们是医学院的'书读头'，这本书读完人也读傻了。"

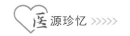
独 当 一 面

我当时在宏仁医院实习，回想起来，我觉得那时学校和医院对医学生的培养和现在有一点不同。在宏仁医院做实习医生的时候，医院对实习医生的培养是放手培养，后面有人看着你怎么做，为你把关。

如果有急诊，医院先让我们实习医生去看诊处理，我们看好后再叫上级医生。我们向上级医生说明病人的情况、化验结果、初步诊断和治疗方案，上级医生听后觉得对的，就让我们照此处理，如果有哪里不对，上级医生会告诉我们要再做些什么处理。经过几次独立的急诊处理后，如果上级医生觉得我们能力尚可，我们初步诊断后直接打电话向上级医生汇报就行，他不用到现场，放手让我们做。再比如我们遇到急诊，有病人需要做X光透视，也都是我们实习医生独立处理。放射科的技术员会把机器打开，教我们如何调整屏幕，我们自己看片。这种培养方式就是鼓励一名临床医生到第一线去锻炼，学会独立思考和判断，我觉得这种方法非常好。

1956年9月我从二医毕业，被分配到宏仁医院，开始了我第一年的住院医生生涯。1957年1月，医院面临拆分调整，宏仁医院变成胸科医院，宏仁医院的内科外科并到仁济医院；仁济医院原来的内科一部分并到新华医院，一部分并到瑞金医院。

宏仁医院并到仁济医院的过程分成两个阶段，前期先选派宏仁医院的两名医生到仁济医院的病房熟悉情况。这两名医生，一

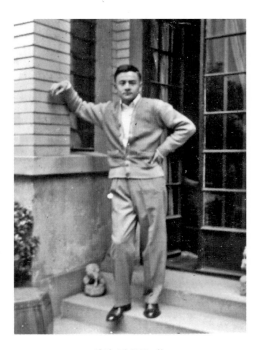

青年欧阳仁荣

位是萧树东医生，还有一位就是我。萧树东医生比我高一级，是第二年的住院医生。临去之前，宏仁医院的黄铭新老师对我们两人说："派你们二人去接班，只许接好，不许接坏。"这句话对我们两个"小医生"来说分量非常重，我们两人是代表宏仁医院去接仁济医院的班，不容有误。幸而我们去了之后，老仁济的医生们都非常好，帮带我们两个"小弟弟"，与我们一同工作。经过接班过渡了一个多月后，宏仁医院的大部队才来到仁济医院。

师 恩 难 忘

在我做医生的过程中，有几位老师给我留下了非常深刻的印象，他们的敬业精神让我一生受益匪浅。

第一位是徐家裕老师。我在宏仁医院做内科实习医生的时候，他是我的顶头上司，所以我在内科的锻炼都是在徐家裕老师的指导下完成的。

徐老师有个特点，他在病房查房时非常认真严谨，日查房时更是一丝不苟。我们跟着他一起查房，他会不停地追问我们问题，所以在他手下做实习医生，每天都提心吊胆，日子不好过。徐老师总会提出各种问题，问到我们回答不出为止，然后再讲给我们听，甚至有几个实习医生最后被问到哭出来。他在科室总值班做夜查房的时候，每个病房都要查。与日查房不同，夜查房的时候徐老师不提问题了，但跟随他夜查房的医生比日查房的还要多，因为徐家裕老师会分析每位病人的病情变化，把化验报告详细解释给大家听，既解决了病人的问题，又做了很好的教学工作。所以其他病房的医生听闻后，都跟着他去夜查房，受益匪浅。徐老师夜查房本可以简简单单兜一圈，可他一次夜查房就要花两个小时，投入了大量的时间和精力。这种敬业精神如今更是要学习。

第二位是血液学的潘瑞彭老师。我在仁济医院的血液科工作时，他是我的上级医生，我跟随了他很多年，受益良多。

潘老师的特点就是做任何事都一笔一画，一步一个脚印，非常谨

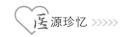

慎，没有把握的话不说。所以他的诊断不可能有错，得到了科室里非常多年轻医生的好评。潘老师还有一个厉害之处就是读书。你若请教他一个问题，他会准确地告诉你，去看哪本书，大概哪几页，甚至连图在什么位置，他都记得清楚。我们都惊呼："潘老师大概是把这本教科书都背出来了！"

仁济医院的培养理念

我最初在仁济医院工作的时候得到了很多锻炼，仁济医院的上级医生对下级医生的培养方式值得称赞，以两位老师为例。

一位是大内科副主任、消化科的江绍基老师。有一次，消化科萧树东医生的一位病人脾脏大，他与江绍基老师讨论后让我去会诊。我不禁疑惑，要会诊的话也应该让潘瑞彭医生去，因为他与江绍基老师年资差不多，而我才刚开始做主治医生，为何叫我去会诊？转而一想，大概江老师是想掂掂我的分量，看看我的能力如何。

于是会诊前一天，我仔细看了病人的病史。既然叫我会诊，我琢磨着这个病人的病症应该不太像消化系统的疾病，可能与血液病学有关。我就结合病人情况，往血液系统的疾病方向想。第二天，我向江老师提出了我的意见，认为病人可能是患了低度淋巴瘤，若要明确病理，就开刀对脾脏进行病理检查。后来，病人经过外科开刀检查后，确实是有淋巴瘤，肿瘤类型也是比较良性的。我心里的石头总算落了地，在江绍基老师考试中，我没交白卷。

另外一位是黄铭新老师。那时我还是一个低年资的主治医生，黄铭新老师让我到二医上大课，他派了一节"诊断学"的课给我，让我讲"诊断学"开头的部分。当时一节课50分钟，黄老师仔细地告诉我讲课内容应该分几段，每段讲什么内容，讲多长时间，上课了开始讲，打铃了要刚好结束，要掌控时间。"诊断学"一共两节课，第一节课是黄铭新老师自己讲授诊断学的重要意义，第二节课由我讲。于是，我按照黄老师的指点开始备课。

让我感到疑惑的是，在我备课的这段时间里，黄老师并没让我试讲一下给他听。到了讲课当天，10点10分上课，9点半的时候，黄老师把我叫到他医院的办公室，让我抽一段10分钟的讲课内容讲给他听，于是我选取了一段内容开始试讲。我讲的时候，黄老师对着手表看。我讲完后，他说："差不多可以。好了，我们一起去二医上课。"于是我们就一起乘车去学校。讲课之前，我并不知道会有多少人来听课，到了教室一看，原来仁济医院内科所有教研组的老师都在下面听。我第一次上大课，下面又有那么多老师在听，我顿时非常紧张，真怕出洋相，幸好最后顺利地完成了讲课。

如今回过头看，仁济医院这种既重视医学临床又重视教育培养的理念和方式，是非常值得推崇的。

寄 语 后 辈

我想给我们医学后辈们谈一些希望。现在医学学科发展越来越快，新生事物和新的知识越来越多，加之医学学科的各个分支又非常复杂，

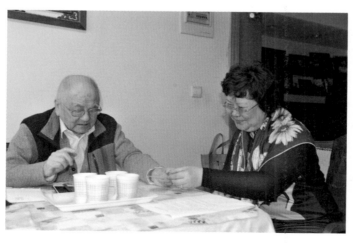

2018年12月，欧阳仁荣接受上海交大医学院档案馆口述史采访（左起：欧阳仁荣、刘军）

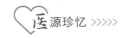

若是要求现在的医生样样都懂，的确很难做到。但是我认为医学学科的基础一定要扎实，如果把基础忘了，那么病人来看病，只依靠一套CT、超声、磁共振、细胞标记等化验结果，看着报告对号入座，这样的诊断未免太简单了，就算是机器人也可以做。

所以我们的年轻医生们一定不能忘记基础知识，基础筑牢了，再把掌握的新知识叠加上去，一层、两层……十层，医学知识的大厦就建造好了。如果没有好的基础，高楼大厦很容易坍塌。基础搭建好，再钻研自己的分支学科，越深越好，我相信这样做年轻医生们在医学道路上一定能越走越宽广。

苏肇伉

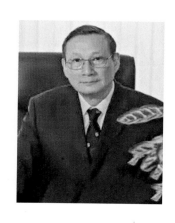

苏肇伉，1938年出生，上海人。1961年毕业于上海第二医学院，先后在新华医院、上海儿童医学中心工作。博士生导师，终身教授。享受国务院政府特殊津贴。曾任上海市小儿先天性心脏病研究所副所长。参与筹建我国第一个小儿先心病外科。建立和完善了婴幼儿深低温体外循环停循环技术，该项研究成果获1995年度国家科技进步二等奖。在国内率先提出危重婴幼儿先天性心脏病的急诊外科手术理念，并率先进行临床实践和技术探索，该项成果获2005年度国家科技进步二等奖。主编和参编了10余部专业著作，发表论文30余篇。曾任《上海第二医科大学学报》和《中国胸心外科临床杂志》副总编辑。获全国五一劳动奖和"全国卫生文明建设先进工作者"、"全国卫生系统先进工作者"、上海市"劳动模范"等荣誉称号。

至精至微之医术，至诚至热之医心

口　　述：苏肇伉

时　　间：2020年11月5日

地　　点：上海交通大学医学院院史馆

访　　谈：刘军、江浩艳

记　　录：董娴

摄　　影：刘宇翔

整　　理：董娴

　　我是1938年在上海出生的，中学就学于教会学校上海市私立圣方济中学（现上海市时代中学）。1956年考入上海第二医学院，学制五年。医学院的学习比较紧张，要背的东西比较多，医学物理、生理解剖等课程难度也很大。当时学校比较重视实习，理论学习后马上就安排我们上临床，这种医教结合的方式有利于我们吸收相关的医学知识。因为当时医学院重在对外输送临床医生，而不是培养基础研究人员。而现在的医学生培养模式，基础知识教学所占比重较大，我认为这种方式有利于培养更高级别的医生。国内外大学医学院的主任或教授都是既懂临床又能做科研，现在的医学教育更适合培养这种人才。

　　毕业后我在附属新华医院工作。那时医院缺少眼科医生，我先在眼科门诊工作了半年，然后再转到小儿外科。1963年，丁文祥医生从广慈医院调到新华医院工作，之后我便一直跟随丁医生。一开始，小儿外科只有丁医生和我两个人，这个科室包含心外科和胸外科。1964年、1965年，在仁济医院王一山等医生的帮助下，我们开始尝试做人工心肺机的体外循环动物实验，然后再做5～7岁儿童的手术。"文化大革命"后小儿外科并入成人外科，手术室被

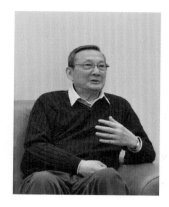

2020年11月，苏肇伉接受上海交大医学院档案馆口述史采访

关闭，相关医务人员或下乡或下厂。1973年，医院要求重组小儿心胸外科，当时的小儿内科、小儿外科和小儿麻醉科合作建立了小儿心血管组。1974年，我们自行设计和生产了小儿心肺机，开始了第一例婴幼儿心脏外科手术，当时手术的施行对象是一个三四岁的幼儿，病症是简单的先天性心脏病。

　　我和丁医生分工合作，完成小儿心胸外科的工作。丁医生负责外科手术台上的工作，我负责人工心肺机的运作。当时的环境是比较艰苦的，

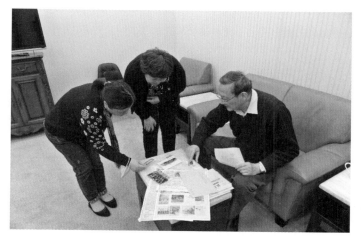

采访过程中苏肇伉向访谈人员展示在二医就读时的老照片

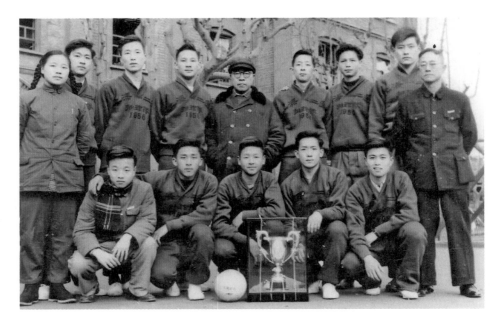

1957年，二医排球队在上海市排球联赛中获得冠军（第二排左四为苏肇伉）

我们一没有经验；二没有外汇，边看书边摸索，自行研发制作的小儿人工心肺机还有很多不完美的地方。每次手术都如履薄冰，也曾遇到心肺机部分组件漏血的问题，要根据当时的具体情况决定是否继续手术。当时只有一名护士做我的助手，遇到困难或突发状况只能独立思考，及时解决问题。就这样我做了四年的体外循环灌注师，直到四年后工农兵学员作为后备力量来到医院，我开始转做小儿心脏外科医生。

治小不治大，挑战婴幼儿危重复杂先心病

自此到2008年底退休为止，我一直从事的是小儿心脏外科的工作。儿科在老百姓口中被称为"哑科"，因为小孩子是不会描述自己的感受的。但是我并不认为儿科医生所面临的挑战比其他科室的医生要大，因为科室与科室之间只是专业不同、性质不同，每个科室都有自己的规律，掌握了其中的规律，很多问题就能迎刃而解。比如小儿先天性心脏病，

我认为手术介入一定要抢在病童的小婴儿阶段。我国每年的新生儿先天性心脏病数量都在15万以上，其中三分之一到二分之一婴儿在一年内死亡，或转化为难以治疗的先天性心脏病。为年龄稍大一点的患儿做手术，预后往往较差。而小婴儿器官较新，手术后恢复较快，如果在患儿4到6个月内对其进行手术，可以大大降低患儿死亡率。据我自己的统计，1974—1990年，新华医院对6月龄以下患儿的手术量仅为68例，其他均为2岁至5岁的患儿。所以，我提出了新生儿、婴幼儿危重复杂先心病急诊手术的概念，并进行了相关的临床实践和技术探索，之后手术成功率从研究前的71.4%提高到95.6%。截至2000年底，我们为小儿先心病成功施行手术10 000例。

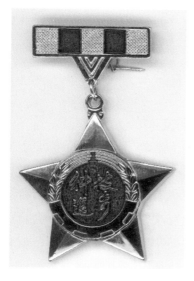

1995年，"深低温体外循环停循环技术应用于婴幼儿心内直视手术的系列研究"荣获国家科学技术进步奖二等奖奖章

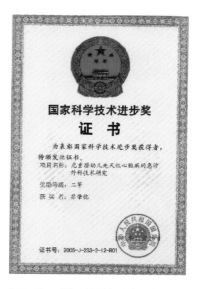

2005年，"危重婴幼儿先天性心脏病的急诊外科技术研究"荣获国家科学技术进步奖二等奖

努力终有回报，机会倾向于有准备的医院和医生

我还想讲讲美国HOPE基金会（世界健康基金会）对于我们医院的

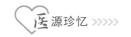

帮助。1974年前后，美国HOPE基金会主席到中国参观，上海是他继北京和杭州之后的第三站。基金会在参观新华医院之后，对于我们能够在艰苦条件下自力更生，在一年内将小儿心胸外科的手术量从100例增加到150例的成绩表示极大的赞赏。作为一家非营利性的健康教育机构，他们认为，鉴于我们前期的工作成果，如果对我们投入少量的资金和培训，一定可以获得更大的成绩。自此，医院开始接受基金会的帮助。基金会派出多位老师向我们传授心脏健康方面的知识，他们均为国际上相关领域享有盛名的医生和护士。每年，我们也派出科室的医护人员到美国等地参加专业培训。此外，基金会还为我们配备了手术设备、可容纳四位病员的监护室设备和一套小儿心内科导管室设备。通过上述帮助，我们的手术技术突飞猛进，年手术量从150例增加到500例，并且逐年增加。到目前，医院与基金会还保持往来，常年组织医务人员赴世界各地考察、培训和进修。

我的老师丁文祥

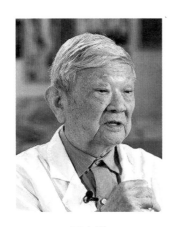

丁文祥

我的老师丁文祥医生是我国小儿心胸外科创始人，在我看来，他是"医工结合"的典范。生活中他喜欢改装各类器械，会自己修理钟表。他家住新华路，离医院较远，就自己给自行车安装电动马达。

丁医生在医学与工程结合方面做了大量工作，研制了国产小儿人工心肺机、婴幼儿手术专用器械、国产肺膜、先心病修复材料等。他借鉴国外先进技术发明的空气灌肠器，在肠套叠患儿的治疗方式上实现了突破，使大多数罹患该病的婴幼儿避免了开腹手术。这一发明极大地减轻了患儿的痛苦，降低了手术费用和死亡率，在临床上一直用到今天。

摸着石头过河，研制小儿人工心肺机

这里，我想谈一谈丁文祥医生研制的小儿人工心肺机。1957—1958年，国外已经开始在心脏病手术中使用人工心肺机，用机器的心肺暂时代替人的心肺，在一个小时左右的心脏停搏时间内修补心脏缺损，手术后再恢复生理上的心跳。1965年我们没有进口设备，只有仁济医院和上海医疗器械厂合作生产的人工心肺机，这种心肺机只能服务于成人和大龄儿童。1973年，医院要求重组小儿心胸外科，我们便开始尝试自己做适合小儿的人工心肺机。丁医生找到上海电表厂，与厂里的工程师一起边研究边实践，在一年内自主研制了我国第一台小儿人工心肺机。

在完成设计与制作后，我们开始做动物实验，再从动物转向临床。这中间发生了一些小插曲，比如在人体实验中，我们在人工肺的技术上遇到困难。后来丁医生组团小儿科的代表队去日本参观，在参观中发现日本在深低温停循环技术中用的人工肺是膜式的，膜式氧合器模仿人的肺泡来降低对人体损害。于是我们借鉴日本的经验，对人工肺进行了革新，转用膜式人工肺。一代人工肺是碟片式的；二代人工肺是鼓泡式的；三代人工肺，也是现在仍在应用的膜式人工肺，是利用聚丙烯膜，实现类似纯水过滤的仿生效果。这次改革克服了深低温停循环的技术难题，为新生儿、婴幼儿复杂先心病的外科治疗提供了基本的条件。1974年，我们用自行设计的小儿心肺机施行了我国第一例婴幼儿心脏手术。

大医惜才不问出处

丁文祥教授非常重视培养科室里的年轻医生，在我之后科室有四位工农兵学员，是刘锦纷医生、徐志伟医生、朱德明医生和史珍英医生，他们都是工农兵学生中的骨干。某年医院动员工农兵学员去做行政性工作，这对于热爱医学专业并且已经在这个领域做出了一定成绩的工农兵

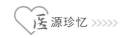

学生来说是非常痛苦的。丁教授不认为他们读书少就应该去做行政类的工作，而是鼓励他们利用这段时间参加复读，进修基础知识，完成相关内容的学习。后来他们中有两位成为博士生导师，一位成为硕士生导师，一位成为监护室的负责人。这对我们科室的建设和后续接班人的培养，起到了不可估量的作用。

我和丁文祥教授共事多年，他既是我的老师，也是我的朋友。在工作中遇到观点有分歧的情况，我们往往放下师生间的包袱直言不讳。他对医学的热情、对学生的关爱、对下属的包容，一直鼓舞和支撑着我，使我克服一个又一个医路上的难题与困惑。

我的母亲苏祖斐

我的母亲苏祖斐其实是我的姑母，在叔辈中排行老大。她是儿科专家、儿童营养学家。她救助过很多病人，又乐于帮助别人，即使在家休息，电话一响她就披衣起身，出门应诊。她的言传身教使我走上了儿科医生这条道路。

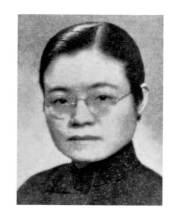

苏祖斐

坎坷求学终成医

母亲选择医学为终身事业，也有一定的偶然性。她于1898年在上海出生，中学先后在民立女子中学和清心女子中学就读，大学考入金陵女子文理学院，因为战争关系交通阻断，又转入上海沪江大学。当时她的母亲患有内痔，经常失血，中医西医屡治不效，曾遇到一个庸医，被误诊为心脏病，处方洋地黄溶液，服用后几乎昏厥，后经德籍医师抢救，总算醒了过来。这些经历促使她决心学医，并选择了北京协和医学院。协和医学院是八年制的，其中有三年的预科下放到全国八所教会学校，上海沪江大学也是其中之一。母亲在沪江大学拿到了所需要的学时和学分，便准备报考协和医学院了。当时协和医学院招收新生，以24岁为限，可是母亲当时已经27岁。好在那时没有户口本，也没有身份证，母亲自降3岁报名，通过考试后被协和医学院录取了。

在实践中摸索儿童营养与疾病的关系

1934年，母亲从协和医学院毕业后，应聘到湖南长沙湘雅医学院任小儿科主任。在工作中，她开始关注饮食与疾病的关系，在以后的临床、教学和科研工作中，一直把儿童营养学作为重点。当时人民生活水平很低，营养不足，抵抗力差，患儿的病死率很高，但是湖南患儿死亡率却很低。她在图书馆看到一篇关于滴定维生素含量的论文，觉得这可能与当地丰富的维生素供应有关。后来经过多次动物实验，证明她的猜想是正确的。1937年她回到上海，为难民儿童服务。难民收容所有很多脚气病和干眼病病例，这两种病是与维生素B_1和维生素A缺乏相关的。我母亲觉得当时收容所的难童天天吃萝卜干与洋籼米，维生素极度缺乏。后来她每天磨制豆浆送给难民饮用，病情就被逐渐控制住了。

母亲写的第一本营养学著作《儿童营养》出版于1933年。当时没有类似的营养普及类中文书籍，母亲花了很多时间在图书馆查阅资料，向营养师请教儿童的膳食搭配问题，三易其稿，最终成书。这本书再版两次，共发行了1万余册，但还是一册难求。母亲是儿童营养学专家，自己的日常饮食也常年遵循科学营养之道。她长期服用维生素片剂，膳食上并没有特别的讲究，但是保证品种的多样性。

母亲晚年身体健康，思路清晰，82岁时还去国外参加学术活动，98岁写就《苏祖斐百岁回忆录》。她的长寿得益于良好的饮食习惯，但是最重要的还在于广泛的兴趣爱好和乐观开朗的性格。她早年学过钢琴、热

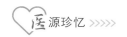

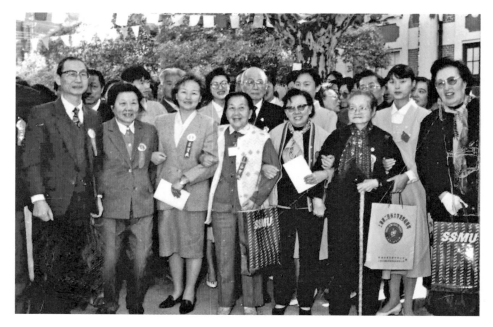

1992年，上海第二医科大学建校四十周年校友合影（第一排右三为苏祖斐）

爱背诵诗文、欣赏京剧和昆剧，晚年还请老师到家里教授太极拳。如果遇到不开心的事情，母亲不会放在心上，更不会和我们说，因为她不想因此影响到我们的情绪。

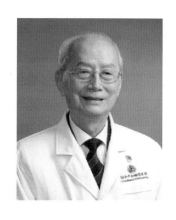

李国维

李国维，1920年9月出生，广东台山人。妇产科专家，一生致力于妇产科疾病的中西医结合治疗和妇产科人才的培养。少时曾跟随父母移居香港。1937年考入圣约翰大学医学院，1944年大学毕业后，先后在中国红十字会总院（华山医院的前身）、仁济医院、新华医院工作。1956年，响应国家关于西医学习中医的号召，参加上海中医学院第一届西医学习中医研究班，师从中医名家陈大年。1963年进入中国福利会国际和平妇幼保健院工作。1998年，被邀请至上海市名老中医诊疗所出诊。曾任中国中西医结合学会妇科专业委员会副主任委员、中国福利会国际和平妇幼保健院副院长、上海市中医药学会理事、上海市中医妇科医疗协作中心顾问等。2022年当选为"医德之光"选树人物。参与编写出版《妇女保健学》《临床妇科学》《外妇科再次手术学》等。

一生行医，一世仁德

口　述：李国维

时　间：2019年5月8日

地　点：上海李国维寓所

访　谈：江浩艳

记　录：汤黎华

摄　影：刘宇翔

整　理：张盼

与医结缘，踏上学医路

　　1920年，我出生于广东知识分子家庭。少年时代，我曾跟随父母移居到香港。当时的香港，华人受人歧视。那段经历让我明白只有国强，才能民安。1937年，因为家父的期望，我考入圣约翰大学医学院。当时的我懵懵懂懂，根本就不知道上海有什么医学院，但家父比较清楚，我后来才了解到圣约翰大学是上海的著名大学，由美国圣公会主办。

　　我还清晰地记得自己踏上上海那天的见闻。1937年8月11日，我乘轮船出发到上海求学，13日晨到达吴淞口，刚巧淞沪会战爆发，上海被日本入侵。轮船虽然已经到达吴淞口却不进港泊岸。我到轮船甲板观斗，只见大海中日本军舰"Z"字形开来开去，我国飞机在空中呼啸而来，对海上日舰投弹轰炸，幸好没炸到我们的轮船。还好，翌日轮船终于靠岸，我安全上岸。

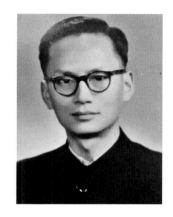

少时李国维

来到上海这个大都市，本来就人口众多，加上许多难民，显得十分杂乱。而且租界外的战斗不停，炮声隆隆，黑烟四起。当时慈善组织"普善山庄"组织运输尸体的卡车不时从身边疾驰而过，使得人人自危，惶惶不安。我见证了这一段历史，更期待一个祖国自强、世界和平年代的到来。

圣约翰大学入学考试并不困难，据说是入易出难。校址在郊区，但为安全起见，学校在南京路上当时名为"大陆商场"的大楼三楼上课。圣约翰大学医学院的学制是要先读两年医学预科，学习基础课程，之后再进入医学院学习五年，考试合格发MD毕业证书。学校采用国外选课制度，每学期取得一定学分即可升级。考试评分分为四级：A、B、C、D，D等为不合格，必修课一定要合格，否则留级。

我当时对上课老师毫不了解，无从选择，上英文课遇到一位英国或美国籍教授，上课当然全部用英文，倒是没有碰到什么困难。中文课读古文，我不知就里随意选了一位老师的课，不料老师是宁波人，说一口宁波上海话，对我这个初到上海的广东老乡来说，真是远比希腊语要难懂。好在经过我的反映后，院领导同意我调换另外一个老师。后来听说他竟然是中文教研组组长，他讲课时用普通话。到期末考试，我得分竟是一个"A"。他问我中学在哪里读的，我告诉他是在香港，他有点惊讶地说："哦？！"我没告诉他我们每年暑假都请老师补习中文，因为香港大多学校不太重视中文教学。

太平洋战争后，日本侵略军进入租界。我们读完预科2年，即将转到中山公园附近的中央研究院原院址上课。对我们来说，这样倒也十分

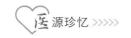

方便。日军进入租界后，外国人多数已回国，有些进了集中营，我们的外国老师不知去向。难民第二医院和我们所在学院门口有日伪军站岗，我们出入要出示学生证，倒没有什么阻挠。

圣约翰大学原校址我们很少进去，只有上骨科、病理科（包括解剖学和生理学）才到学校。因为生理实验、解剖尸体的仪器设备都在那里，不能搬出来。特别是解剖尸体，尸体全部在库房福尔马林槽里浸着。我们学生三人一组，进行解剖学习。解剖课比较简单，对照教科书来做，由年轻老师指导，进行得很顺利。

我的实习医院和住院学习医院是华山医院。当时圣约翰医学院没有自己的实习医院，但它是美国教会办的，教会办了许多医院，如仁济医院、宏仁医院、同仁医院等，和圣约翰医学院有着说不清道不明的关系。当时的宏仁医院院长是我们学校的妇科教授，是圣约翰大学校长的儿子，该院医生中有许多圣约翰医学院的毕业生，所以我开始是投考该院的。在宏仁医院录取通知出来之前，黄铭新教授告诉我华山医院有实习名额。黄老师早年毕业于圣约翰医学院，之后又到美国宾夕法尼亚深造，获得博士学位，是内科名医，是圣约翰医学院的内科教授，我们内科、药物科等课都是他教授的，并且他还负责医学院很多行政事务。

黄铭新老师和上海医学院的乐文照教授都是内科专家，乐文照是美国哈佛大学医学院毕业的，回国后到上海医学院担任内科教授，兼任中国红十字会第一医院（即今日的华山医院）院长、内科主任。抗战时上海医学院迁往重庆，只有部分师生员工留在上海。因此，华山医院、中山医院等当时都缺乏青年医生和实习医生。乐文照老师便同黄铭新老师商量，考虑到圣约翰医学院有不少毕业生需要实习而没有正式的教学医院，于是黄教授便向乐文照教授介绍了几位即将毕业需要实习的同学去华山医院实习。结果因缘际会，我通过了面试、体检，在华山医院学习工作了五年，先后担任实习医生、妇科住院医师、妇科住院总医师等。

抗战胜利以后，在重庆歌乐山的上海医学院的教授、师生们全部返回上海，接管医学院及各附属医院。乐文照教授离开华山医院，去了市第一人民医院。原来的大外科主任黄家驷教授因战事从北京协和医院来到华山医院工作，他被称为"中国胸外科第一人"，但工作了一段时间便回北京了。

辗转腾挪，跨界两结合

在华山医院工作多年，为什么我要转到仁济医院呢？ 1948年，原在仁济医院妇产科的同班同学准备出国，仁济医院妇产科医生将有空缺。平时我和她很少联系，但相互情况还是了解的。我当时在中国红十字会第一医院妇产科任住院总医师，同年秋季将升为主治医师。医院同事和上级医生对我都很好，虽然我不太想走，但在她的劝说下，又考虑到当时的各种情况，我还是转到仁济医院当一名妇科主治医师。

到了第二年，1949年我在仁济医院外的福州路上目睹了解放军许多战士进入上海市，握着步枪，在极度疲乏的情况下，为了不扰民，排排地睡在街边人行道上，这种情景让我深刻感佩中国人民解放军铁的纪律，和中国共产党全心全意为人民服务的执政理念。自那时起，我就在心底埋下了一颗加入中国共产党的种子，不断以党员的标准要求自己、激励自己。

来到仁济医院数年后，1956年国家发出号召，西医须学习中医，上海中医学院也在那个时候成立了，给出的招生条件很好，脱产学习时薪水照发，学完后原职原薪原单位。为了响应国家关于西医学习中医的号召，我参加了上海中医学院（现名上海中医药大学）第一届西医学习中医研究班，脱产学习中医。其实我当时有所顾虑，以前我一点都不了解中医，但在院长、党支部书记、科室主任的鼓励下，我毅然前往。我觉得这是组织对我的信任和培养，多学点知识总是好的，我觉得很荣幸，就此开启了中医生涯。

尽管我学习了中医，但我在西医方面基础更多一些。中西医区别还是很大的，比如西医讲肺炎、咳嗽，中医讲伤寒、痰火。当时听课听不太明白，只能自己看书，接触病人，以此慢慢理解参悟。1956年，上海

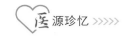
中医学院刚刚成立，校址暂设在苏州河畔的河滨大楼，任课教师很多都是上海有名的老中医，每人讲一课。教材在上课前由老师分发给学生，并没有正规的课本，是临时刻印的。后来才慢慢地由固定老师上课。中医内科是基础，所占课程比重较大。其中，妇科也由一位老中医系统讲授，其他如外科、针灸等只是简略讲授。

三年学习结束，要写毕业论文。毕业后我被安排到上海公费第五门诊部实习，位于青海路44号，即现在的岳阳医院门诊部。那里有许多颇负盛名的老中医。我在妇科门诊，说是实习，却没有正式带教医生。为了增补自己的中医知识，我拜了中医妇科名家陈大年为师，继续学习。陈大年的父亲是沪上妇科名家陈筱宝。陈老师很忙，每周只有两个半天的门诊和带教，我们跟着陈老师看病、抄药方，听他讲解理、法、方、药，以此提高自身的水平。

在第五门诊部实习一年后，我想要回上海第二医学院。我找到仁济医院原妇科主任，他说我出去学习三年、实习一年，四年间科室人员流动变化不比以往，目前科室名额有规定，没有空余名额，但二医的瑞金医院正好要举办"西学中"扫盲班，所有的科室人员都要学中医。原本他们想请老中医来讲课，又担心大家不能理解老中医讲解湿热痰之类，考虑到这只是个扫盲班，便建议我们这些既学过西医又学过中医的人去讲，希望大家能够更好地接受。于是两个礼拜一班，上海第二医学院的所有人员，包括主任、教授都要来听课。我在瑞金医院上了一年课后，组织上让我到新华医院成立中医教研组，与新华医院的中医科合并在一起，给二医儿科系的学生上课。新华医院是西医医院，因此中医科办公室很小，只有一个房间，两个主任和我们几个人在一起备课、休息。当然中医科还有不少医师，但他们另处一室。这样大概过了两年左右，中医教研组被解散，1963年，我便前往国际和平妇幼保健院工作，一直做到退休。

说来惭愧，毕业后一直做中西医结合临床治疗，学术研究不多。国际和平妇幼保健院以西医为主，有妇科、产科、计划生育、小儿科。党中央重视中医，妇幼保健院成立了中医科，起初从江苏启东请了一位名老中医主持，当时就他一个人，后来又陆续请了几位中医带徒班毕业的青年医

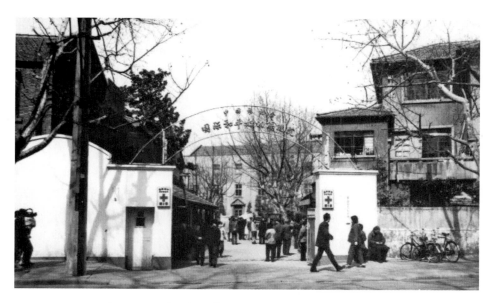
中国福利会国际和平妇幼保健院

生，再后来请了几位上海中医学院毕业生，我却是以西医为主，中医为辅。不过，中西医的双重背景为我的临床工作实现"跨界结合"提供了良好条件和基础。自此，我一边组织开展妇科手术，一边开展中医治疗。

中西医是两种完全不同的医疗体系。中医药有数千年的治病经验，西医检查方法多，也有良好的疗效；如能取长补短，定能提高各自的水平。1970年，我试用中药天花粉针剂杀死子宫外孕异位绒毛组织，提高中西医结合非手术方法治疗急性子宫外孕，疗效显著。近80年从医生涯中，我还对妇科常见病、疑难病及不孕症有着丰富的中西医结合诊疗经验，取得良好效果。

妙手仁术，善医无煌名

现如今病人实在太多了。很多老医生在努力研究，总结经验。我希望年轻的医生也能这么做，好好学习，好好为病人服务，有时间多看看书，有条件多做些科研。

虽然我在1937年就来到圣约翰大学，但是很可惜，由于当时国难当头，社会混乱，条件限制，同学间很少交流，我没有在圣约翰大学上课时的老照片，读书时的教材也几乎没有了。我们当时的教材都是英文原版的，解剖学、内外科的教材是国内外医学界统一的几大本，后来在仁济医院工作的时候，有位教授的女儿也要学医，买不到原版教材，问我借，我便送给她了。我毕业的时候，学校发给我两张毕业文凭，一张英文，一张中文，英文的是宾夕法尼亚大学的毕业证书，中文的是上海圣约翰大学的毕业证书。上面没有成绩的，成绩单是另外的，除非当时要去国外读书，需要成绩单，一般就只发毕业证。我毕业时，外国人都跑光了，所以我当时发的文凭已经不是外国校长签名的，而是倪葆春院长签名的，他那时是上海圣约翰大学医学院院长，后来做过第二医科大学图书馆馆长。2005年，第二医科大学和上海交通大学合并，成为上海交大医学院。倪葆春院长去世前孩子也不在身边，他离开以后，用过的书、书架等物品都留给了图书馆。也很可惜，我的毕业文凭都没有了，当时证书上的照片里我还戴着博士帽。

我们这些校友们，年纪都越来越大了，有些可能已经不在人世了，历史都在我们的肚子里，有很多东西我们现在还能记得，你们能抓紧时

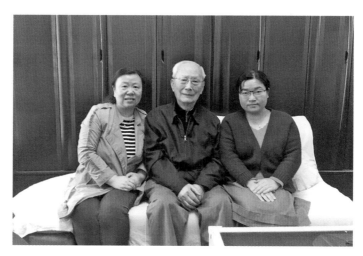

2019年5月，李国维接受上海交大医学院档案馆口述史采访（左起：江浩艳、李国维、汤黎华）

间，把前面的历史补起来，是非常可贵的。现在操场还是那片操场，是原震旦大学的，可惜的是由于南北高架建设，大礼堂被拆掉了。可能过几年医学院要从重庆南路那里搬出去，那里很多建筑都有上百年的历史，都是震旦留下来的。不管是圣约翰大学，还是震旦大学，在上海都是非常有名的，是很辉煌的。因为现在我们很多医学生不知道这些历史，通过我们这些校友了解以前的那段历史，补全这段历史，让后面的医学生知道我们还有一段如此光辉的历史。

致　读　者

大医精诚济苍生，仁心仁术铸医魂。中共二大会址纪念馆旁，上海市名老中医诊疗所静静伫立。每周一上午，李国维都会来到这里坐诊，尽管已逾期颐之寿，他依旧鹤骨松风、神采奕奕，为慕名而来的各地患者把脉问诊。李老说："只要病人需要，我就愿意为他们奉献一份光和热！"

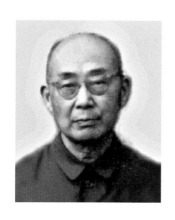

朱仁宝

朱仁宝，1913年出生，浙江绍兴人。1931年考入上海沪江大学，主修化学，兼修物理和工商管理。1937年起，在上海医学院、上海私立同德医学院任化学助教、副教授。1952年起，在上海第二医学院教授生物化学，任基础医学部专职副主任，晋升为教授。1954年加入中国民主同盟，1958年加入中国共产党。1958年支援蚌埠医学院建设，参与筹建、开课工作，历任教务长、医教组组长、教务处处长、副院长、党委委员。从事电解法制造葡萄糖酸钙、对氨基苯甲酸乙酯等研究。1985年退休后参与沪江大学校友会的工作，编辑《上海沪江大学校史》，还参与其他文集的缮写、编校工作。1999年11月19日于上海病逝。

无私援建蚌埠医学院

口　述：朱继懋（朱仁宝之子）

时　间：2017年5月4日

地　点：上海交通大学徐汇校区朱继懋办公室

访　谈：沈亮

记　录：汤黎华

摄　影：杨学渊

整　理：张宁娜

听从国家号召

我父亲大学时学的是生物化学，最初受聘在一所美国人办的外国学校。那所学校很敬重我父亲，每天都派车来接他。在抗美援朝时期，学校撤销，我父亲转到同德医学院，教授生物化学。我去过同德医学院，在瑞金路旁，靠近王家沙食品店。

父亲报名去蚌埠的时候没有和我们商量，当时祖母和祖父都还在，可以说是上有老、下有小。但我父亲二话没说，组织上要他去，他就去。

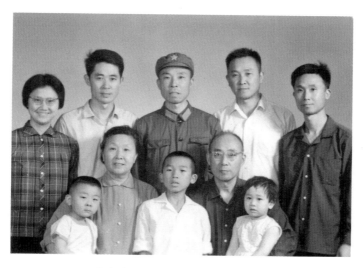

全家合影（第二排右一为朱仁宝）

他是家里第一个入党的，思想觉悟非常高。父亲和母亲两人都去了蚌埠，而我们这些子女都在外地念书，送行的时候我们非常伤心。

艰 苦 创 建

蚌埠的条件比较艰苦，他们几乎是从零开始创建。当时的蚌埠医学院面积不大，校园很简陋，只有一个主楼，没有教学大楼，也没有硕士、博士学位授予权。附属医院规模也不大，比较落后，坐落在淮河边上。

父亲负责蚌埠医学院的教务工作，他一直把精力放在教学上，实事求是。父亲虽然不在附属医院工作，但是经常去视察。我们的邻居是蚌埠医学院的夏院长，是从安徽医学院调过去的，我父亲是从上海第二医学院过去的，因为蚌埠医学院是两院共建的。后来我父亲当了医学院副院长，同他配合得很好。

父亲在蚌埠医学院工作很专心，他是个规规矩矩的人，开会总是第一个到，对工作非常严谨、讲原则。他每天都很晚下班，我妈妈一直说他是劳动模范。除了出差，他几乎不回上海。后来不上课了，他

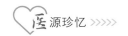

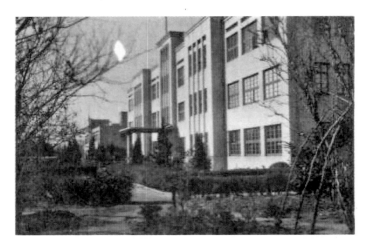

蚌埠医学院

喜欢藏书。

我母亲在蚌埠医学院当过总务长，后来党号召家属脱离学院的管理，父亲雷厉风行，第一个叫我妈妈回家，我妈妈也很理解。当时我妈妈还不到60岁，精力很好，但是她马上就退下来了，父亲在这点上一直是模范。

父亲在蚌埠住的地方叫小红楼，就在医学院隔壁，离学校很近。宿舍区有十栋小楼，每栋楼住两户人家，而和父亲同去的同事住在另一个宿舍区。最艰苦的时候是"文化大革命"期间，父亲和蚌埠医学院的同志相互帮助，渡过难关。

与蚌医的深厚情谊

蚌埠地方小，比较落后。我父亲一辈子很艰苦，但就生活上而言，蚌埠当地把我父亲照顾得很好。

父亲退休之后回到上海居住，蚌埠医学院很重视，还派人来安置。我帮父亲解决了住房问题，腾出房子给父母住。我的房子就是父母去蚌埠之前住的房子。我老家在茂名路，靠近交大医学院，后来拆迁了，

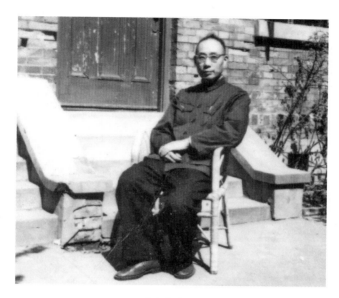

晚年朱仁宝

换了套房子，父亲在那里过世的。

当时条件也不错，我很早就自己开车，还给父母请了个保姆。我妈妈先去世。我们茂名路的老房子有台阶，我父亲有一次开门摔了一跤，就没有站起来，一直坐轮椅。蚌埠医学院很好，一直派人来上海探望父亲。

全 家 的 榜 样

父亲去蚌埠时，我们兄弟姐妹还在念书。当时家里经济很困难，虽然父亲是教授，但我们的学费还需要减免。后来我的女儿和二哥的儿子被送到蚌埠交由母亲带，我女儿直到读书才回上海，所以她和爷爷奶奶的感情非常好。

父亲把我们这一代教育得非常好，他的榜样作用非常重要。我们兄弟姐妹五个，大哥参军，曾任海军科技部部长，随父亲学医的有一个妹妹和一个弟弟。大哥的孩子也很优秀，现在是保利集团的副总。我学的专业与父亲相差很大，家里书橱里的书都是他留给我的。我是交大毕业的，后又

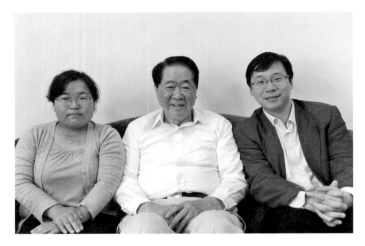

2017年5月，朱仁宝之子朱继懋接受上海交大医学院档案馆口述
史采访（左起：汤黎华、朱继懋、沈亮）

留在交大。一开始我学造船，后来学校搞火箭专业，派我去北京向钱学森学
习，之后转入航天专业，配合何友声书记搞导弹，我都无条件服从。刚毕
业的时候工作忙，我就不回家，住在交大宿舍里，拼命干。我现在搞深潜，
研发的潜水器已经能下潜到海下 10 000 米。这些都是深受父亲的影响，对待
事业勤勤恳恳。

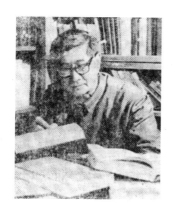

刘荃

　　刘荃，1925年3月12日出生，黑龙江拜泉人。中国共产党员。1947年入学震旦大学医学院，1953年毕业于上海第二医学院。历任图里河林业局医院外科主任、牙克石林业中心医院院长，先后六次被林管局和内蒙古自治区评为区级劳动模范、先进工作者，获"大兴安岭人"金质奖章、内蒙古自治区"民族团结先进个人"称号等。2004年9月26日病逝。

扎根边疆，如照耀林区的暖阳

口　　述：周玉恒（刘荃遗孀）

时　　间：2020年10月21日

地　　点：上海交通大学医学院院史馆

访　　谈：刘军、江浩艳

记　　录：刘楠

摄　　影：杨学渊、刘宇翔

整　　理：刘楠

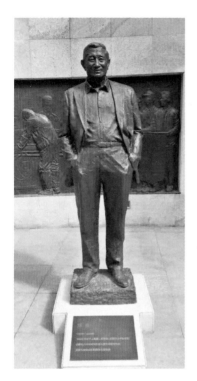

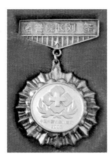

钟鼓传世，

弟子遍地。

五十载楷模，

林区内外颂英名。

音容宛在，

功绩长存。

毕生奉献，

老幼妇孺念恩德。

内蒙古林业总医院终身
名誉院长刘荃的墓志铭

刘荃铜像、"大兴安岭人"金质奖章

启蒙中西：养成坚毅性格

1925年3月12日，刘荃出生在黑龙江省拜泉县一个大家庭。刘家祖籍湖北，曾祖父一代迁到天津南郊定居，到刘荃祖父一代，拿到了开发东三省的土地执照，一家人北迁至黑龙江拜泉县。

20世纪30年代，刘荃祖父病逝后父辈分家，刘荃一家分得东北的房产。此时的东北正处于水深火热之中。刘荃回忆，"有一天天蒙蒙亮时，嗡嗡的飞机声突然由远而近，紧接着几声巨响"，那是日本人的飞机轰炸东北的中国军营。刘荃在战火纷飞的环境中慢慢长大。

1940年，为逃避伪满洲国兵役，15岁的刘荃与哥哥一起回到天津。有道是"五千年文明看西安，一千年文化寻北京，近代中国看天津"，刘

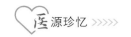

荃对天津并不陌生，5岁时就曾到天津开阔眼界，尔后更是在拜泉和天津两地交错中度过幼年时代。后因家道中落，刘荃不得已就读于法国教会在天津创办的私立法汉中学。频繁往返跨越相距1 400公里的拜泉与天津，启蒙于中西交融的求学生涯，让未及弱冠的刘荃筑就了骨子里的坚毅。

夙愿学医：砥砺医者之志

刘荃对医学的执着源于亲人离开时的切肤之痛。孩提时代，刘荃的三个弟弟先后因病夭折，让他萌生了"将来做医生"的念头。后来他又看到不少儿童因瘟疫而失去幼小、鲜活的生命，这段隐隐作痛的经历让刘荃立志成为一名医生。

1946年刘荃中学毕业，他本来的志愿是去震旦大学医学院学医，却因经济困难而入天津工商大学管理系学习，后因参加中国共产党领导的爱国学生运动而被校方开除。因祸得福，经天津工商大学教务长介绍，刘荃始得到震旦大学医学院学习。

兴奋褪去后，经济拮据的窘迫迎面而来。刘荃带着家里筹措的100元法币，只身一人远赴上海，1947年秋正式入学震旦大学医学院，可医学院学生宿舍的床、桌、椅等都需自备。据《大众晚报》刊载，1947年100元法币能购买一个煤球或油条的三分之一，刘荃哪里有钱置办？好在上海工作的表哥和高年级已毕业的同学慷慨支援，让他度过了一段艰难的时光。

展露才华：艰难困苦玉汝于成

震旦大学有着严格的管理制度，医科学制六年，每年有一门学科的大考，学生考试合格发给一张证书，六年间要考得六张证书，才能参与最后的毕业考试。在校的六年内，每周六上午必有一门学科的考试。这些数不清的考试，迫使学生们长期处在紧张的备考状态。而且，震旦大学是一所以法语为教学用语的大学，教材也是使用法国巴黎大学的；上课时，教师讲的都是些专科名词和专门术语。为此，震旦学生的淘汰率较高。

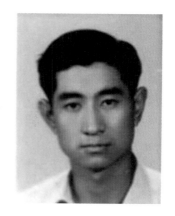

青年刘荃

进入医学院后，扎实的法语功底为刘荃的学医之路打下了坚实的基础。在紧张的学业压力下，刘荃仍学有余力，能利用闲暇时间去教法国人汉语，去工人夜校做教员，来赚取自己的学费与生活费。

语言的天赋加上严格的专业学习让他的法语更精进了。在校期间，刘荃曾被外交部看中，他可留在北京从事法语工作或去罗马尼亚大使馆当翻译，可立志为医的理想让他不假思索地婉拒了可能改变他生命轨迹的机会。

震旦大学医学院不仅注重学生的理论学习，更注重临床实践，在学生四年级开始侧重医学专业课程学习时就加入实践课程。1952年，刘荃到广慈医院（现瑞金医院）参加临床实习，他选择了大外科。傅培彬教授时任广慈医院大外科主任。傅医生是一位德高望重、技术精湛、治学严谨的长者，无论是对待患者还是对待青年医生都很亲切，同时工作作风严谨，对实习医生要求非常严格。一年多的外科实习，刘荃参加了不少手术，更是得到傅培彬等带教老师的言传身教，得到了临床实践的锻炼、良好品格的养成，使他受益一生。

1953年，临近毕业分配之际，广慈医院想让刘荃留在泌尿科工作，可他志在普外，愿去祖国的边疆一展抱负。刘荃和同学冯广益、张圣道等纷纷报名，到最艰苦的地方去，到祖国最需要的地方去。

1953年9月下旬，刘荃被分配到了内蒙古大兴安岭林区牙克石。之后，刘荃与同学姚德成从上海辗转到了博克图林业局第九十七作业所的卫生所。昏暗的油灯下排列着四张床和四个木墩，没有任何大型医疗设备，只有两个血压计、两个听诊器、一台显微镜和几把镊子、止血钳、手术刀剪。

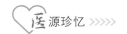

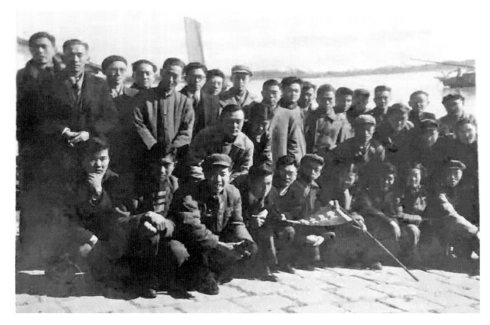

1951年10月，震旦大学医五全体同学赴闵行普慈疗养院参观（第一排左一至左三为冯广益、刘荃、张圣道）

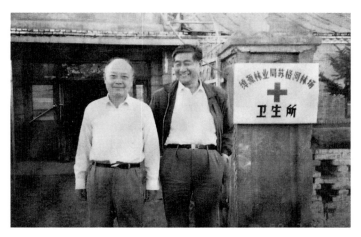

1983年，刘荃和姚德成在30年前原博克图作业所的卫生所门前合影（右一为刘荃）

刘荃因陋就简，积极治病救人。有一位老工人患嵌顿性腹股沟斜疝，如果转院会因耽误时间而引起肠坏死，将危及生命。刘荃来不及多想，在门诊室支起帐篷，点着汽灯，把止血钳、手术刀和手套煮沸消毒后给病人做了手术。

一年后，刘荃调任图里河医院。医院床位50张，外科只有一位老医生和两位医士，所能做的手术不过是阑尾炎切除、切粉瘤之类。有一位采伐工脾破裂大出血，入院时已经休克，必须马上手术！手术需要输血，这在当地还是第一次。医院没有血库，当地人又都视血为命根子，在这时间就是生命的危急时刻，刘荃果断为患者献血。400 CC鲜血流进了伤者体内，手术开始，刘荃作为助手，顺利完成了这台脾切除术。术后，刘荃又为患者输了300 CC血。刘荃为病人献血后立即投入手术的事迹广为传颂，同时这一义举成为一个意想不到的启蒙，这里的群众不再惧怕献血，一支献血队很快组织起来，血源问题得到有效解决。

之后，刘荃又办起"医士、护士提高班"，采买X光机等大型设备，送毕业生赴各大医院进修，经过一系列改革，到1956年刘荃调任牙克石筹建第二中心医院时，图里河医院已初具规模，改名为"林区第一中心医院"，刘荃功不可没。

择业为医：一生坚守

动荡年代，刘荃曾一度被迫离开医院与病人。有一次，一位采伐工人患胃溃疡，指名要刘荃做手术，病人上了手术台，没见到刘荃，嚷着说"我要找上海来的刘医生做手术"，跳下手术台，竟然不做手术了。像这样的事例还有很多。不管是普外科、胸外科、脑外科、妇产科，只要是外科手术，林区人只认刘荃，也正因为此，刘荃白天从事繁重的体力劳动，几乎每晚还要做两台手术。

一天一位上身被绞入机器的伤员来院抢救，途中已经休克，正在接受批判的刘荃立即被叫上手术台。刘荃并非胸科专业，只得硬着头皮救人。由于病人的胸壁、肋骨连同胸膜都被绞入机器，缺损太大而无法修复。一筹莫展之际，刘荃将病人的肺"粘合"到胸壁上，勉强关闭胸腔，病人被奇迹般地救活了！

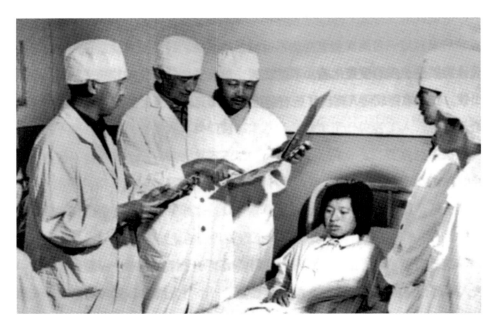

20世纪70年代，带领着青年医生查房（左二为刘荃）

20世纪60年代，刘荃就开始"远程会诊"。一次，莫尔道嘎林业局的一位工人伐木时被回头棒砸伤头部，引起右脑出血，生命危在旦夕。因距离太远，林业中心医院根本来不及派人去抢救。危急时刻，医院决定由刘荃与另一位年长并且经验丰富的高级医生到林管局调度室用电话指导手术。一场别开生面的"电话会诊"开始了。脑部手术本身难度大，更别提是电话遥控。手术首先要解决开颅减压的问题，但没有手术器械，刘荃凭多年临床经验，大胆提出以木匠用的手钻代替手术钻具，让主刀医生先用煮沸消毒后的手钻钻孔，再用咬骨钳扩大钻骨孔放血。就这样，主刀医生带着话务员的耳机倾听刘荃的精确指导，在什么位置、角度下钻，钻多深……病人脑压立即下降，危急情况得以缓解，为后续抢救病人赢得了宝贵时间。纵然是今天仍很难想象指导这台手术的难度，却可洞见刘荃素养之高、经验之丰、临危不惧的医者风范。

十一届三中全会后，刘荃迎来了事业的第二高峰，他光荣地加入了中国共产党，先后担任内蒙古大兴安岭林业中心医院（1958年，牙克石林业第一中心医院和第二中心医院合并而成。现名为内蒙古林业总医院。）副院长、院长，牙克石市人大代表、政协常委。2002年，内蒙古林业总医院成为内蒙古民族大学第二附属医院；2004年，医院晋升三级甲等医院。2003年，刘荃才从工作岗位上正式退休。

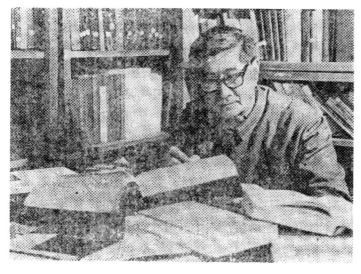

刘荃工作照

本报讯 我校三位老校友：53届校友、中国科学院学部委员、上海医科大学附属中山医院骨科主任陈中伟教授，53届校友、大兴安岭中心医院前院长、现为顾问的刘荃主任医师，61届校友、被誉为上海抗癌明星的崇明县庙镇人民医院医师梁光文，于10月23日下午在一号楼408室向92级学生作报告，畅谈艰苦创业、为国争光的体会。 （云 水）

陈中伟、刘荃、梁光文 三校友作报告

刘荃回母校作报告的新闻报道

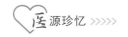

　　刘荃在林区工作50个春秋，以其毕生的精力，默默播撒着医学院学子的才华，释放着从母校汲取的能量。经他治疗的病人达几万之多，抢救了难以计数的危重病人。1992年上海第二医科大学成立40周年之际，刘荃受邀回母校做报告，有学生提问是什么吸引着他扎根林区，他回答："不是别的，就是那些工人和老百姓。他们那种纯朴的热情吸引着我，使我无法离开他们。"朴实的话语背后是一颗滚烫的济世救人之心。

　　2004年9月26日，刘荃病逝。生命弥留之际，忆起纷纭的往事，刘荃不无感慨地说："我今天所掌握的技术是全林区人民给予我锻炼的机会，用他们的身躯换来的。如不很好地为他们服务，真是愧对林区父老。"

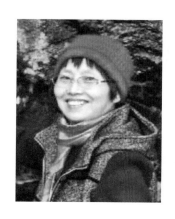

李国瑛

李国瑛，女，1950年出生，上海人。中国共产党员，高级政工师。上海第二医学院（现名上海交通大学医学院）1976届儿科系毕业生。毕业分配时主动报名去西藏，在西藏最边远、最艰苦的地区行医16年。在极其艰苦的环境下，克服语言、工作和生活上难以想象的困难，为藏族同胞送医送药，践行自己为改变西藏缺医少药面貌的誓言。先后获得西藏自治区卫生系统先进个人，优秀共产党员、三八红旗手等荣誉；《健康报》曾以《高原上的马莲花》和《雪山不会忘记》为题分别做专题事迹报道。1993年回校，回校后任职上海第二医科大学机关党委专职副书记、人事处副处长；退休后义务担任上海交通大学医学院特邀党建组织员等工作。

无悔的青春记忆，传奇的人生经历

口　　述：李国瑛

时　　间：2020年5月27日、2021年3月17日

地　　点：上海交通大学医学院院史馆

访　　谈：刘军

记　　录：江浩艳

摄　　影：刘宇翔

整　　理：马进军

老团长的话指导我人生

我是共和国的建设者、参与者、见证者，也是受益者。我们把青春奉献给了北大荒和西藏高原，我们的青春与共和国同行。20世纪60年代末，18岁的我响应毛主席号召，报名去黑龙江生产建设兵团二师十二团。我们在兵团站过岗、修过路、盖过房，种过地、刨过冰、当过炊事员、做过团部的招待员。5年的兵团锻炼，我磨炼了意志，学会了独立和坚强。在党组织和老一辈的教育培养下，在自己的努力下，我被评为师

先进个人并参加了师劳动模范代表大会。1973年6月我加入中国共产党，那年我23岁。我清楚地记得，在我入党审批会上，老团长说："我们在战争年代，入党意味着要掉脑袋，牺牲生命，最危险最艰巨的任务都是共产党员冲在最前头，目的就是解放全中国，给下一代好的生活。今天是和平年代，希望你们年轻人不要忘记今天的幸福生活来之不易，要艰

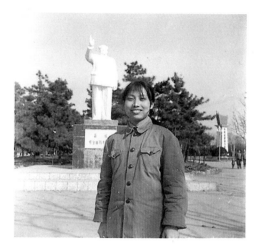

李国瑛在黑龙江生产建设兵团留影

苦奋斗，要谦虚，工作中要敢于挑重担，吃苦在前，享受在后，全心全意为人民服务，忠诚于党，永不叛党。"这段话深深地印在我的心里，使我认识到党员的责任和使命，作为党员要敢于付出，乐于奉献。这种理念指导了我的一生。

人生的重大选择

1973年9月我来到上海第二医学院（现上海交通大学医学院）儿科系学习。4年的大学生活，我学到了医学知识，也懂得了"健康所系，性命相托，医者仁心"是医务人员的责任和使命。我毕业后本可以留在上海工作，但是，当我听了二医援藏医疗队的报告，看了学长谢白羚在西藏工作的录像，知道西藏缺医少药，非常需要医生，我心动了。我是一名党员，是医学生，为了改变西藏缺医少药面貌，主动向学校提出申请，自愿到祖国最需要、条件最艰苦的地方去。因体检不合格，进藏名单里没有我，于是我找到学校的领导——左英书记，经过积极努力，最后领导同意了我的请求——去西藏。

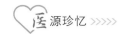

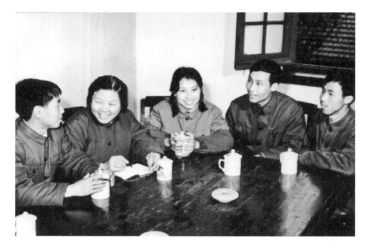

1977年，上海第二医学院党委书记左英与四位援藏同学一起亲切座谈（左二为左英、左三为李国瑛）

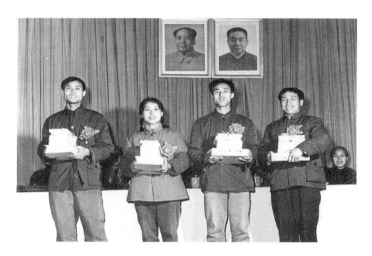

1977年，上海第二医学院援藏同学（左起：程诚杰、李国瑛、郑尧坤、奚德生）

选择西藏就是选择了奉献，人生的价值就在于奉献

我们是1977年4月离开上海，5月到了拉萨。进藏路上，我高原反应特别厉害，所以组织上建议把我留在拉萨。当时，我谢绝了领导的照顾，

希望自己到最艰苦、条件最差的地方去工作。最后，在我坚决要求下，我被分配到海拔4 000多米的蒙达区卫生院工作。

蒙达区是一个边境县，条件十分艰苦。蒙达区卫生院除了几间土坯房子，还有一些零碎药品；没有X光机，没有心电图机，也没有化验条件，所以我们靠着听诊器、血压计和体温表在那里坚持工作。我们是儿科医生，但在西藏基层什么病都要看，既要做医生，也要做护士，还要做管理。通过自己的锻炼学习，不断探索，我掌握了更多的医学知识，治疗了不少疾病。蒙达区海拔比较高（平均海拔4 000多米），我们经历了语言关、生活关、环境关和骑马关。经过这"四关"，我们才能更好地融入老百姓当中去，为老百姓治病。同时，我还经历了各种难以预测的生死考验，比如心脏骤停、心律失常；下乡授课，突发阑尾穿孔，并发腹膜炎中毒性休克；下乡检查基层保健网点时，途中翻车，两只车轮飞入雅鲁藏布江，差点命丧黄泉；高原流产、死胎引产，第三次怀孕因为前置胎盘大出血，由救护车送医院才得以保住性命。在生死考验面前，作为党员、医生，我们首先想到的是病人，是为改变西藏缺医少药的面貌，很少考虑个人。在海拔4 000多米的蒙达区，我们跋山涉水，走村串

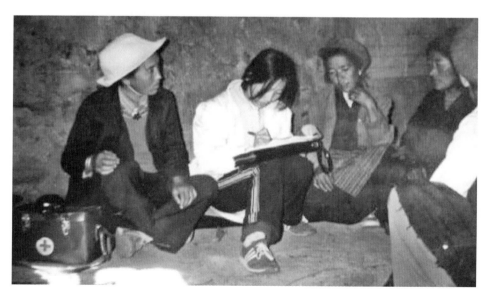

在山南地区加查县开展妇幼健康情况调查（左二为李国瑛）

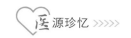

户，治疗了上千例的危重病人，和西藏的老百姓结下了深厚的感情，老百姓把我们当作"神人"、好"阿姆基"、最亲的亲人。

1985年我调到联合国儿童基金会资助新建的西藏山南地区妇幼保健院任保健部主任。当时，为了了解山南地区妇女儿童的健康情况，我们走遍了山南地区三分之二的乡村。有一次疾病调查时没有马匹作为交通工具，我们翻山越岭，在海拔4 000多米的艰苦环境下，步行了8小时才到目的地。我们共调查了上万个藏民，为基层建立了妇幼保健网点，还培训了妇幼保健人员，开展了8项基础调查，写了几万字的调查报告，在此基础上，我和朱院长主编了《山南地区妇幼保健》杂志。其中，三项调查项目被评为山南地区科技项目二等奖，三篇调查报告被山南地区评为优秀论文三等奖。

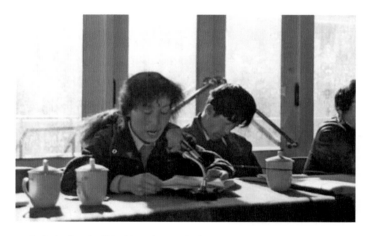

在山南地区妇幼保健工作总结大会发言交流（左一为李国瑛）

通过我们的积极工作，山南地区的孕产妇、新生儿死亡率明显下降。1990年联合国儿童基金会官员、国家卫生部妇幼司、自治区卫生厅领导检查山南地区妇幼保健工作时说："你是搞妇幼保健的，在你们的努力下，山南地区的妇幼保健工作发展比较快，各项指标都达到85%。"世界卫生组织官员柏克先生在视察过程中高度赞扬了我们的工作，他说："在这么艰苦的情况下，你们能达到现在这种水平，真不容易，你们的工作给我留下了深刻印象。"

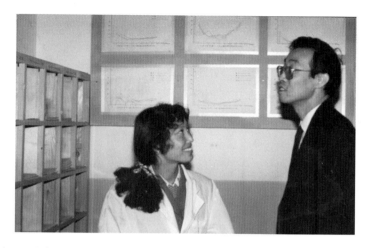

陪同卫生部妇幼司司长来山南地区妇幼保健院检查工作（左一为李国瑛）

通过我和同志们的努力，我们的工作得到了联合国儿童基金会、国家卫生部和西藏自治区领导的认可，我的团队被评为西藏自治区卫生系统先进集体，我个人被评为西藏自治区卫生系统先进个人。《健康报》以《高原上的马莲花》和《雪山不会忘记》为题专门刊登了我们的事迹。16年的行医之路虽然非常艰苦，但是我是一名党员，在老西藏精神（特别能吃苦、特别能战斗、特别能忍耐、特别能团结、特别能奉献）的鼓舞下，向梦想出发，即使再累再苦，绝不后悔。选择了西藏就是选择了奉献，人生的价值就在于奉献。

勇气来自家人的支持与鼓励

我的父亲是一位离休干部，曾经是一个军人。为了响应国家的号召支援三线建设，20世纪60年代他带着家人从上海迁到陕西临潼。我的舅舅是一名名厨，曾经为老一辈中央首长做过饭，1955年政府派遣他随班禅到西藏日喀则工作。他们对党和国家的忠诚、严谨的工作态度和无私奉献的精神，潜移默化地影响着我。在去西藏工作问题上，他们给了我支持和鼓励，也给了我力量和勇气。

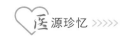

报名去西藏的时候，开始没有我的名字，我就和郑尧坤说："你当我的男朋友行不行？"他看看我，没反应过来。我说："我要到西藏去，因为身体不是特别好，你当我的男朋友我心里就有底了。"他没回答我，但大家都认为我们两个是未婚夫妻的关系，进藏的时候，我高原反应非常大。我们坐汽车到沱沱河，海拔 6 000 多米。我们两个人是保健医生，每个人带着个药箱，是给当地藏民做保健，我去上厕所，一下子倒下，鼻子都出血了，我输氧输盐水，迷迷糊糊跟着车子就进藏了。到了拉萨，休息了一个礼拜以后逐渐缓过来了，休整好以后就开始分配工作，我就对组织部领导说我不留在拉萨、我要到最边远、最艰苦的地方去。在我的坚决要求下，我被分配到蒙达区靠边境的地方。进藏一路中，因高原反应厉害，并没有心情谈恋爱，但在无形的工作接触中和艰苦环境中相互帮助鼓励下，我和郑尧坤因有共同的理想和志向、共同的工作性质，又是同学，逐渐产生了感情，一年后我们在西藏蒙达区结婚了。虽然当时我们没有举行婚礼，甚至都没有拍结婚照，但我们感到很幸福。

西藏生活历历在目

我们离沪前学校、新华医院送我们四个大木箱。我们买了器械、药品，还有一些医学书，因为到那里是全科医生，什么病都要看；还买了一些米、面粉、挂面等带到西藏去。刚到西藏蒙达区卫生院，我们就把卫生院的房子隔成两间，一间是门诊，一间是住院病房。因为藏民吃生肉，吃糌粑，小孩患腹泻、上消化道出血特别多。除了给西藏同胞治病，我们还经常烧大米稀饭、煮面条给他们吃。我们从上海带的食品，我们自己都不曾吃过。我们把病人当作自己的家人，西藏老百姓非常感动。

西藏这一路走来确实也挺艰辛的，但是我觉得很快乐。藏族同胞好客、单纯、朴实，如果他们信任你的话，你遇到危险，他们会用生命去保护你。其实最担心我的还是我爱人，边境情况相对复杂，因为工作需要，女同志有时也得下乡出诊。为了安全需要，区里派一个藏族男干部陪同我一起去。为了顺利开展工作，我们向藏民学藏语，和他们在一个食堂吃饭，跟他们一块儿劳动，时间长了，就和他们融合在一起了。我们会说藏语了，交流顺畅以后感情就特别深，所以老百姓看病的人也越来越多了。

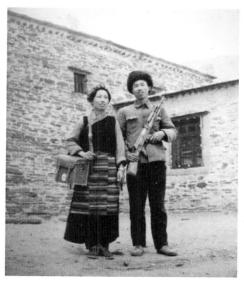

在西藏工作留影（左起：李国瑛、郑尧坤）

我们在蒙达区生活时，取暖都是用牛粪，牛粪拾回来以后贴在墙上把它晒干，墙本来就像土堆，晒干后扒下来就烧；也有烧羊粪的，所以我们身上全都是羊肉膻味。第一次回家探亲坐在火车上，有人说我和爱人身上有一股味道，我们解释说我们吃的是牛羊肉，但我闻不出这个味道。我去的时候那边医务人员特别少，老师也少，没有交通设施，老百姓居住的地方山上山下都有，比较分散，看病是很不方便。

蒙达地区生活非常艰苦，也比较枯燥，没有什么文体活动，比如电影之类的，我们除了看病还是看病。天天早上一起来，老百姓已经坐在门前开始排队看病，我们一般看门诊到中午，吃点饭再去处理住院的病人，一天到晚除了学习就是看病。因为我们刚刚毕业，还要不断地学习，不断地改进自己的技术，所以不断看书、看病，讨论病史，探讨治病的好方法，也积累了不少临床救治经验。虽然生活很艰苦单调，但是我们还是比较开心，过得也比较充实。

寄　　语

"中国之治"攀高望远的蓝图已经绘就，梦在前方，路在脚下；身为

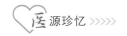

历史的见证者和未来的建设者，我们必定把前辈当作榜样，拥护党的领导、坚定制度自信，脚踏实地、接续奋斗，将我们的一生融入国家的发展和民族的事业之中。坚持以习近平新时代中国特色社会主义思想为指导，"不忘初心、牢记使命，"永远奋斗，把一生献给祖国，用奋斗续写辉煌，拥抱新时代、奋进新时代、建功新时代！

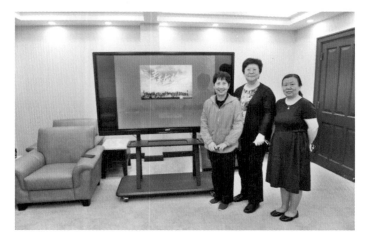

2020年5月，李国瑛接受上海交大医学院档案馆口述史采访（左起：李国瑛、刘军、江浩艳）

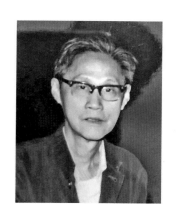

黄谷良

　　黄谷良，1921年出生，广东中山人。1940年进入圣约翰大学就读，1944年毕业于生物系，1947年获医学博士学位，毕业后留校任教。1959年，从上海第二医学院支援蚌埠医学院。安徽省第五届至第八届人大代表。致力于微生物学研究，证明细菌变为L型后，在临床上可引起与病毒相似的间质性炎症，破解了不少疑难病症的病因。他与妻子林特夫共同开拓了不育与肿瘤病因研究的新途径。主编和参编教科书、工具书等十余册。获全国医药卫生科学大会奖、安徽省科技进步奖二等奖。1989年被评为全国教育系统劳动模范，获人民教师奖章。1990年被评为全国优秀教育工作者，获五一劳动奖章。1991年享受国务院特殊津贴。1998年获安徽省"贡献奖"银质奖章和"安徽省劳动模范"荣誉称号。2019年8月2日病逝于安徽蚌埠。

绘图教学的微生物学家

口　　述：黄谷良

时　　间：2017 年 5 月 10 日

地　　点：安徽蚌埠黄谷良寓所

访　　谈：刘军

记　　录：江浩艳

摄　　影：杨学渊

整　　理：张宁娜

两代圣约翰人

　　我毕业于圣约翰大学医学院，我的父亲也是圣约翰大学的学生。他在圣约翰读的本科，毕业后去了美国耶鲁大学读本科，1909—1910 年在宾夕法尼亚大学读硕士。我的祖父可能是最后一批留美幼童。我的孩子和我一样，也是搞微生物学研究的，曾在美国宾夕法尼亚大学做研究。圣约翰大学、宾夕法尼亚大学、上海第二医学院、蚌埠医学院是四所相关联的学校，我和我的家族都在这四所学校里念书或是工作，算是有深厚的渊源。

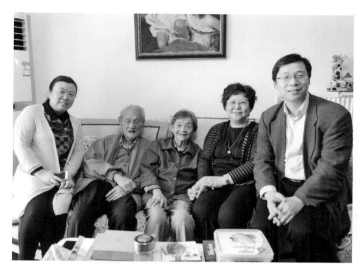

2017年5月，黄谷良接受上海交大医学院档案馆口述史采访（左起：江浩艳、黄谷良、林特夫、刘军、沈亮）

病 痛 缠 身

从圣约翰大学毕业后，我发现自己背上长了一个脓包，检查结果是骨结核。当时国内医疗条件有限，没办法治疗，圣约翰大学毕业的知名校友胡兰生知道了我的情况，把我转到宏仁医院治疗。当时我家里很穷，他从医师公会募捐了一部分钱，提供了30份链霉素给我治疗。我在家休养时，脓包里的脓水从腰里流出来，睡也睡不好。胡兰生帮我弄来两副架子，我背着架子把骨头撑住，后来总算慢慢恢复了。

1952年全国院系调整时，我来到上海第二医学院微生物教研室。微生物教研室成立后不久，余𣸣教授就到教研室担任主任，后来教研室陆陆续续招了一批毕业生来工作。我工作后不久，骨结核病又犯了，余𣸣教授介绍我到仁济医院找叶衍庆教授。叶衍庆教授用核医学的治疗方法把我的整个病灶打碎、打掉，把坏掉的骨头拿掉后，我在医院躺了六个月，身体才慢慢恢复，重新投入工作中去。

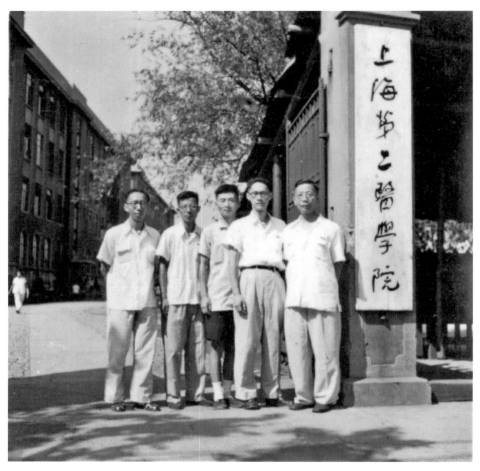

在上海第二医学院校门前合影（右一为余濆，右二为黄谷良）

援建蚌埠医学院

接到援建蚌埠医学院的任务时，二医考虑到我的身体不好，并没有让我去。后来我觉得我家离学校太远了，去蚌埠的话能为我安排住的地方，于是余濆教授询问我的意愿时，我就答应去蚌埠。到了蚌埠以后，我的身体也渐渐好了起来。

改革开放以后，我们把主要力量投入科研和教学中，蚌埠医学院的教务长朱仁宝带领我们开展科研工作。我之前也没带过研究生，但第一届就带了四个，全国各地的学生都有，当时经验不足。后来我陆续又带过几十名硕士，我这里还保存着许多学生的论文。我带的学生有不少留在蚌埠，还有很多毕业以后去了国外读博士或做博士后研究工作。

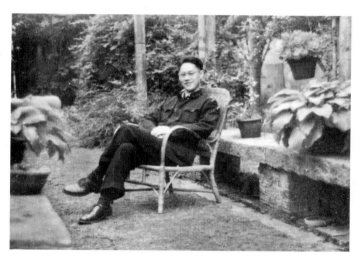

黄谷良在援建蚌医期间留影

画册里的微生物学

我在蚌埠医学院一直从事微生物学研究，工作了30多年，一直到76岁才退休。我曾经出版过一本微生物学的画册——《医学微生物学免疫学图说》，里面的大部分插图是我亲手画的。

我年轻的时候喜爱画画，在搞微生物学时我把整个微生物学分成几个重点和难点，利用自己的特长画了几幅画，贴在教研室里，让学生们自己看。后来画得停不下来，就把别的内容也画下来了。教研组把我画的画一张一张全部贴在走廊里，让学生们自己学习。当时像细菌之类的微生物没有照片或幻灯片之类的展示方式，基本就靠我的画给学生们演示。这本画册封面上的那只手就是我当时描摹自己的手画

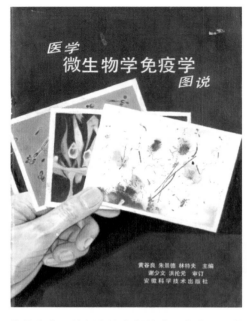

黄谷良亲手绘制主编出版的《医学微生物学免疫学图说》

的。我当时画得都比较简单，也没想过出书的事情，后来越画越多，也就结集成书了。出版这本画册，我当时有两个目的，一个是希望它能更好地为医学生物学教学服务；另一个是希望它成为向广大读者普及医学微生物学科学常识的良好读物。画册讲了微生物生物学特性、微生物与环境、微生物与人的相互关系、各种微生物的致病作用及机体的免疫性等内容。我们还根据教学与医疗实践中遇到的问题，加入了一些调查研究和科学实验的资料，希望通过以图喻义、以表达文等简明通俗的方式，将医学微生物学的基本轮廓展现给读者。

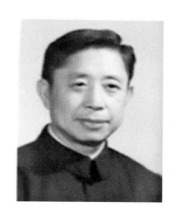

唐清里

　　唐清里，1926年2月出生，湖南长沙人。1948年毕业于中华音乐院。1952年任上海第二医学院俄文教研组副主任，1958年响应党的号召，前往蚌埠医学院支援建设，任外文教研系主任，编译了大量俄文医学教材，开办教师俄语脱产班。从1972年起，改教英语，教学方法好，教学效果突出。十余年间收集了近万张卡片的英语语言资料，对医学英语进行了较为深入的研究，编写了医学英语精读与泛读教材及《医学期刊英译错误例析》等书籍。2020年1月28日病逝于上海。

援建蚌医，我选择全家落户

口　述：唐清里
时　间：2017年4月18日
地　点：上海唐清里寓所
访　谈：刘军、江浩艳
记　录：江浩艳
整　理：江浩艳

进入二医，组建俄文教研室

1949年6月以后，我在华东人民出版社负责俄语翻译工作，这份工作是同学介绍我去的，他负责政治，我负责俄语。当时上海市翻译协会也找我帮忙，主要工作就是读一些小说后写报告，判断值不值得翻译；另外还让我负责审查一些材料。我觉得这些工作都不太适合我。我当时想："你们搞翻译，我替你们审查，为什么我自己不能搞翻译呢？"

正好那时候出版社发行了一套册子，叫《苏联儿童文艺丛刊》，我担任副总编，上海市文艺协会有一位同志当总编。我后来又兼职在上海的俄文专科夜校里教俄语，有一次，上海第二医学院（现上海交通大学医学院）的书记正好听我的课，我也不知道他是什么人，几天后回家，看到他在我家里，他提出要我到上海第二医学院去教书。我告诉他，我只有一个条件，就是可以在外面兼职，希望能保留丛刊副总编的职务。他说

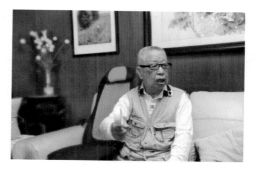

2017年6月，唐清里接受上海交大医学院档案馆口述史采访

没有问题，这样我就来到了上海第二医学院。

当时懂俄文的人非常少，民国时期的大学里没有俄文系，只有英文系。书记听了我的课，对我的教学很满意，同时希望我找点人来组建教研室。我就找了几个学生，一直在上海第二医学院工作到1958年的"大跃进"时期。

全家出动，援建蚌埠医学院

1958年7月，为加快安徽的建设，改变皖北地区人民群众缺医少药的局面，国家决定由原上海第二医学院援建创立蚌埠医学院。当时中央有个命令，要上海第二医学院到安徽省生一个"蛋"，再建一所医学院。动员时大家都举手，当时是国家经济建设的高潮，我当然也举手。会上报名之后，不久就宣布了名单。为了保持上海第二医学院的实力，学校规定教研室第一把手不去，第二把手去。我们教研室的一把手是位有名的英语教授，而我在俄语教学上是一把手，在教研室是二把手，任副主任。

上海第二医学院安排我去安徽，我一点都没意见。去的方式有两种，一种是一个人去，一种是全家都去，不仅夫妻两个人，小孩都要带去。我和爱人选择了后者。出发的时候敲锣打鼓欢送我们，我们带着红花，生活上的一切都不用管，政府都弄好了，户口也迁了过去。

当时蚌埠市没有大学，由于治淮委员会被撤销了，把办公大楼留给了我们。到了蚌埠之后不久，就在大楼里开了一个会。当地政府希望我们能合并到当时的安徽医学院去。我们参加援建的人认为，我们的初衷是再建一所医学院，所以坚决不同意。当地政府没有办法，就让我们留下，自己建医学院。

刚到的时候蚌埠医学院很乱很杂，书记是安徽省派来的，让我们先大扫除，我们什么都干。他说："上海的教授不得了，再累的活都干，扫阴沟也干。"从上海去蚌埠援建，在上海我每个月拿200多元的工资，因为地区差别，到了蚌埠后拿100多元，虽然待遇上有所损失，但是既然我愿意去，也就没在乎。实际上我觉得大学教授也没有什么了不起，我们在那里就像普通人一样。开展教学工作不久以后，就出现了问题，学校开始招生，招了50多名学生，教授都已经配齐了，"大跃进"运动开始了，国家要求大炼钢铁，全国掀起了运动高潮，安徽省要求学校停止上课。我们的书记想了办法，让我们停课，不过上午干活，下午上课，保证了教学秩序。书记对我们每位援建老师都很关心，我有五个孩子，他都叫得出名字。

迎难而上，丢俄语学英语

蚌埠医学院完全按照上海第二医学院的建制。在蚌埠医学院我是教研室正主任，当时也没有副主任，没有新助教，第二年才有新助教。从上课到半上课，直到"文化大革命"完全停课。我们变成"资产阶级学术权威"，进了牛棚，下乡改造。在农村改造期间，我负责挑水，送到厨房。"文化大革命"结束后，蚌埠医学院正式恢复上课，我才回到学校。

在教学方面遇到最大的问题是教学改革，俄语取消了，全国各类学校都将俄语改成英语。我当时想："我是坚持俄语教学，还是改教英语？""文化大革命"结束之后，蚌埠医学院换了新院长，他对我说："你还是当你的主任，你每个月交一份苏联的医学情况资料，写一篇报告就行，就不用上课了。"当时我看俄语就像看中文一样，速度非常快，心里舍不得俄语，再攀英语这座山，确实没那么容易。我思考了一个多月，最后还是咬紧牙关，丢！我不想吃闲饭。我妻子也是教俄语的，她就改行了，去了图书馆。

由俄语转英语，对我来说难度很大。医学英语的特点是有很多外来语，包括希腊语和拉丁语，拉丁语我曾学了一些，国外医学教学都学拉丁语，处方都用拉丁语，我们的老校长也使用过，但当时我们的医生开处方都用中文。蚌埠医学院当时有专门的拉丁语老师，是和我们一起来的，拉丁语也是基本课程，学时我不记得了。医学英语和希腊语、拉丁语非常密切，像胃炎、肝癌等词，在医学里面不用英文的，血液不是"blood"，而是希腊文"em"。医学术语有其特殊性，我就研究这个问题，专门写了一本书，叫作《医学英语术语》。我研究记忆法，专门讲怎么记这些词，找出规律教给学生。有一次在上海开会，有个学生找到我，说我教的方法太好了，他在实践中看到医学术语，就想到我教的方法，获益匪浅。

安徽医科大学之后一直在用我这本书教学。当时的安医大蔡郁主任带了一个秘书来拜访我，说到一直用我的书上课。我说这本书还有缺点，你们最好找一些同志再补充，查缺点补漏，她同意了。这本书补充完善之后，我写了一份声明，放弃署名权，他们就把我放在主审。这本书一直沿用到现在。

勤奋耕耘，教学研究硕果累累

20世纪70年代改革开放之后，我很拼命，大家都是一条心地干工作，劲往一处使。除了教学，我在论文写作方面也做了一定的研究。当时很多医生不像现在对英语比较重视，不懂英语，也不会写论文。当时我看了好多英语杂志，看他们论文摘要怎么写，搜集这方面的资料。1983年我写了一本书，内容是如何撰写英语摘要，北京的医学出版社一

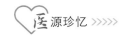

看马上就出版了，还提出让我多发表一些这样的文章。我发文告诉读者，这些内容都是我原始摘录过来的，不是我写的，有许多老师来找我请教。之后我把所有中国出版的医学杂志里的英语摘要收集起来，发现了很多错误。这并不是说我英语学得好，而是我知道医学英语是怎么用的。上海交通大学出版社出版了一本杂志，叫《科技英语学习》，我写了一篇文章投稿后，他们马上联系我，向我约稿，要连续刊登我的文章。我写了好几篇，整理出了一本书，安徽的出版社也同意出版。

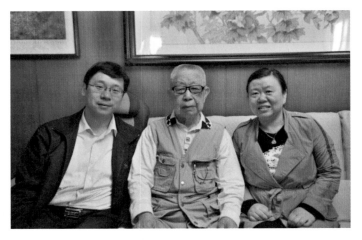

2017年6月，唐清里与访谈人员合影（左起：沈亮、唐清里、江浩艳）

我在担任蚌埠医学院外文教研室主任期间，一直致力于教学方法的研究。学校对教材没有限制，提倡教授自己编教材。援建初期，在进行俄语教学时，我积极探索医学俄语的常用词。当时没有电脑，我就拿了俄文版的医学论文，通过字典，用画正字的方法计算翻译，提出"正字计算法"。我动员教研室的同志一起做，找到了1 600个常用词汇，在这个基础上找苏联出版的医学书，研究词汇语句，编写俄语教材。我编写的这些书不厚，内容通俗易懂，书中尽量选用常用词，不用冷僻字。我前后总共编写了十几本书，作为当时的教材。

有些学生毕业之后，俄语放下了，但后来想再拾起俄语，就看我编的书，他们觉得看起来、读起来很容易。我从1983年开始写文章、出书，得到了北京出版社的认可，著有《俄语动词变位》《英语医学词汇构词规律及记忆练习》等图书。蚌埠医学院的领导也很支持我，学校在教学研究中需要什么我就研究什么。我一直很努力，直到退休后又写了两本书，蔡郁都是我的合作人。

邬亦贤

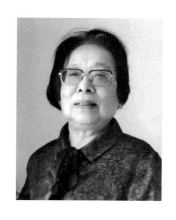

邬亦贤，女，1931年9月出生，上海人。1949年考入上海震旦大学医学院，1955年毕业于上海第二医学院医学系本科，分配到上海第二医学院附属广慈医院传染病科工作，先后担任住院医师、总住院医师和主治医师。1961年支援蚌埠医学院及其附属医院，是蚌医附院感染病科创建人之一，曾任蚌埠医学院附属医院传染病科主任、教研室主任、主任医师、教授、蚌埠医学院学术委员、附院学术顾问等职。从事传染性疾病和感染性疾病的临床诊断、治疗、教学、科研工作50多年，参与编撰《内科疾病的心血管表现及其治疗》等专著和教材，发表医学论文50多篇，获安徽省科学技术优秀论文二等奖，荣获安徽省卫生系统先进工作者、优秀教师、优秀共产党员及蚌医先进工作者等荣誉称号。1993年起享受政府颁发的特殊津贴。

感染科女医师的沪皖情

口　述：邬亦贤

时　间：2017年10月16日

地　点：安徽蚌埠邬亦贤寓所

访　谈：沈亮、王青

记　录：王青

摄　影：刘宇翔、王丹烽

整　理：刘宇翔

学 医 生 涯

　　我于1949年考入震旦大学医学院。我父母是比较开放的，不管是男孩女孩，只要考上大学，一定供你去读书。震旦大学是和法国有联系的，毕业文凭法国也承认。当时医学院要念七年，我考进以后缩短一年，读了六年就毕业。我们这一届震旦大学医学院毕业生比较吃亏，与同时期同德医学院的学生相比，多念了一年。毕业分配的时候，我被分到广慈医院的传染科工作，那时广慈医院传染病房可以说是远东地区最好的。

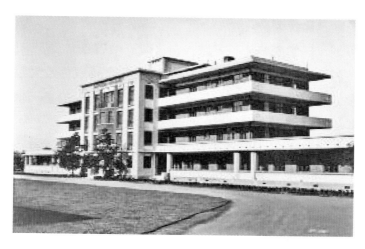

广慈医院传染病房

最年轻的援建蚌医人

1961年3月，我来到蚌埠医学院。1958年蚌埠医学院建校时，朱仁宝教授担任教务长，带领一批教基础课的老师先过来，如微生物学的黄谷良、外文的唐清里等老师都是第一批来援建的，同时也搬来了各种教学设备。三年后开始上临床课，各个教研室也都要成立了，二医就从教研室抽人，所以我就过来了。在我们这一批援建教师中，我是年龄最小的一个，一起来的有皮肤科的高玉祥主任、外科的杨永康主任、眼科的田厚生主任、妇产科的谢荣诚主任等，我读书的时候他们

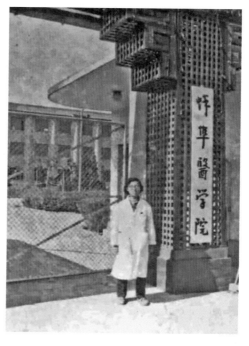

邬亦贤在蚌埠医学院前留影

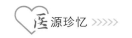

都是我的老师，比我大5～8岁。

援建后期，医学院临床科室缺人，当时安徽省点名需要二医多少人，要建立哪些科室。由于第一批援建人员以及各个科室都已经过去了，于是二医回复说，因为自身人员也比较紧张，可以答应援建一批教师，但是有一个要求，就是安徽医学院的毕业生要分配到二医去，等于是交换。二医援建多少医生，安徽就要有多少学生来补充，很有意思。当时我也不大清楚援建这事，我们领导来动员我去蚌埠医学院援建，我就去了。那时我是共青团员，党叫到哪里去就到哪里去，根本没考虑别的。

刚到蚌埠时，当地的条件完全没法和上海比，什么都没有。缺的东西比较多，地方也不大，任何物品都是凭票供应。当地有一个招待所，叫交际处，在天桥下，旁边是和平电影院，每个月我们有两张票，可以去里面吃饭改善一下，也可以带家属去；另外还有糖票、饼干票等。

我来的时候条件已经稍微好了一点。我当时还不怎么会看病，有的人来到医院看病，看到一半就倒下了，我也不知道是怎么回事，因为在上海很少遇到这种情况。老医生告诉我，这些病人得的是浮肿病、低血糖。

我们当时过来的时候，什么东西都是从上海带过来的。有一位从瑞金医院传染科过来的医生，听说我要来，就告诉我要从上海带一些日用品，带几个大一点的碗和大一点的锅。我问为什么，他说因为在当地都是吃的杂粮，夹杂在一起，要大点的锅碗。我当时不理解，心想当地这些东西总是有的，结果碗也没带，锅也没带。来了以后，我们没有吃什么粗粮，为了照顾我们，吃的是病灶食堂，所以条件要好一点。

蚌埠医学院有一个比较优越的地方，就是位置和环境不错，虽然小，但周围的绿化都很好。医院很漂亮，原来是拥有200多张床位的治淮委员会职工医院，后来正式成为附属医院的时候增加到450多张病床。

从零起步，创建传染科

1961年3月我过来的时候记得很清楚，陪同我们的干部跟我们讲，几年以后这里会有很大变化，水科所会变成我们的图书馆，和平电影院会是我们的办公楼，水文站会是我的传染病房。我还在疑惑，这么大的地方改成传染病房？后来他们说，传染病房不能设在这里，因为有很多东西埋在地下，不好挖出来。

那个时候附属医院还没有专门的传染科，内科仅收治一些消化道传染病，当时从瑞金医院过来援建的就我一个，另外还有两人，一位是1958年毕业于浙江医学院的曹维彬，另一位是1959年毕业于安徽医学院的姜嘉，他们毕业后在我们瑞金医院进修两年，然后来到蚌埠。所以我们三个人管理传染病科，着手拓展传染病的诊治范围，开设肠道门诊，同时在门诊开展乙状结肠镜检查，提高病因诊断等。

当时他们两人不能讲课，因为他们还是住院医师，我是主治医师，所以我能讲课。谁跟我们一起上课呢？是我们蚌埠医学院的老院长谢炘，老院长的爱人和女儿也在，他女儿是我的学生，1963年毕业的。老院长是搞传染病的，他基础知识特别扎实，上课根本用不到讲稿。他主要讲总论，还讲肠道传染病、呼吸道、寄生虫之类的。他所有不讲的内容，都是我讲，包括流行病学之类的，1963届、1964届的传染病课程就是这么讲下来的。

当时传染科没有独立病房，和内科在一起，分为东、西内科，加在一起大概80多张病床。后来我们来了以后，又添了一些床位，加起来大约是150张。两年以后，床位比较多了，就在火车站附近的院区，把原来老的门诊部改成了感染科的独立病房，有5个房间、23张床位。就是这样，传染科发展成一个独立的科室，收治常见的肝炎、阿米巴肝病、伤寒、脑膜炎、疟疾、出血热及小儿麻痹症等传染性疾病。

感染科有了23张床位，我们就有了主动权，能收多少病人就收多少。那时我带的实习生和见习生，都到传染病医院去，有些病能在自己医院讲的我就在自己医院讲，有些比如伤寒病等不能讲的我就带到传染病医院去讲。带队的就是曹维彬和姜嘉两位住院医师。

当时蚌埠医学院的老师，除了来自上海二医的援建老师，其他主要源自安徽医学院和浙江医学院。浙医和安医的毕业生1958、1959、1960

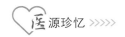

一共三届全部到上海二医的附属医院瑞金、仁济、新华进修，进修两年以后再回到蚌医。所以蚌埠医学院建校之初主要的师资力量来自1958、1959、1960三届分配过来的大学毕业生，这些毕业生分配到蚌医前，先去上海进修两年，回来后再由我们带着他们开始临床教学。所以我们1961年来蚌埠医学院时，1958、1959届的毕业生进修也回来了，1960届毕业生到1962年也都回来了，后期的临床课程都是由这些住院医生试着一起带教。建校初期上临床课是上一段课就要见习，就需要他们，这边上课那边见习，就在临床上见习。现在学生比刚建校时多得多，第一届才50多名学生，第二届100多名学生，都是这边上过课，那边见习。当时参照苏联的教学大纲，由教研组讲课带教，住院医师就这样一点一点带出来了。

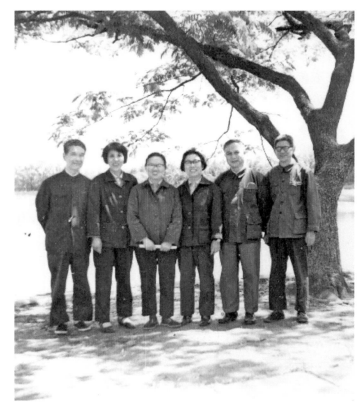

与友人合影（右三为邬亦贤）

我们来了五年之后，各个科室都建立了起来，同外面的县医院也都建立了非常好的关系。我们经常出去会诊。我来的时候是30岁，常到下面的医院会诊。因为县医院的医生都是中技毕业的多，大学毕业生少，尤其是20世纪50年代分到县医院的，就更少了。所以我们去会诊，他们非常高兴。到20世纪60年代，附院的每一个科室都已经运作得非常好了，可惜到"文化大革命"之后，一切都乱了。

现在附院的传染病科发展很好，每任院长都很关心传染科，创造一定的物质条件。我从不后

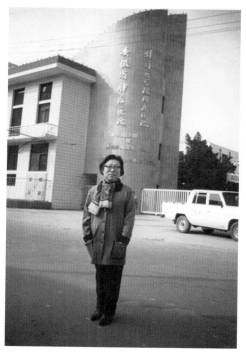

邹亦贤在蚌埠医学院附属医院前留影

悔来到这里，我最喜欢大家叫我"邹医生"！我既然选择了这个工作，我就要把这件事情做好！我来时的使命是建立感染科，现在我的夙愿也实现了。我离开时有了一幢一流的感染科楼。

艰难岁月，坚守医者天职

"文化大革命"时，我曾经下放到公社医院工作过。在我下放之前，我爱人已经先下放到宿县地区的县医院工作，而我最初直接下放到最基层的韦集公社的公社医院。刚到的时候，我跟自己开玩笑说，最好的广慈医院我去过，最差的公社医院我也来了！当天晚上，我就提上走马灯，给病人看病去了。

下放是在1969年底，我记得很清楚，那天是冬至，去的时候椅子不

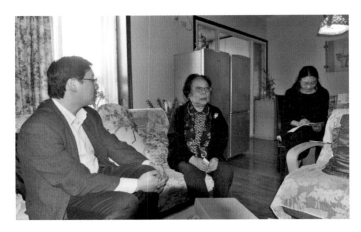

2017年10月，邬亦贤接受上海交大医学院档案馆口述史采访
（左起：沈亮、邬亦贤、王青）

能带，柜子不能带，工宣队、军宣队的人派一辆卡车把你和你的个人物品送下去。刚开始到公社的时候，设施差一点，生活苦一点，水要自己挑，没有煤饼，要自己做，什么都要自己搞。虽然条件苦一些，但是我们基本上不怎么吃粗粮，因为当地的农民敬重医生，知道我们吃得也不多，就用细粮换我们的粗粮。另外，他们在很多方面特别照顾我们这些城里来的人，这样我们还不算太艰苦。

在公社生活也还是可以的，买东西很方便，你到街上去，从这头走到那头，一条街大概10分钟就能走完，主要的商店都在公社附近。如果大夫比较有名，买东西时旁人都会让你先买。当时每隔五天有一次集市，大家一起来做买卖，你只要跟卖东西的人说需要什么东西的，他就让你先买，不用排队，买了就回家，挺便利。

在农村3年，农民对我们实在是很好，基本上能帮你的都帮你，能照顾你的都照顾你，但他们看病不分科。我那时除了不开刀、不接生，其他什么病都要看，内外妇儿都看。所以我相当忙，基本没有空闲时间。农民来到你家，你就要给他们看病。公社所在的镇小得很，街都没有几条，所以看病的人就在你门口等着。我在吃饭，他就等着，我吃好了给他看病，真的很累。我爱人是外科医生，病人要少一点，他体谅我太辛苦，有时会让我先睡一会儿，他就坐在门口等，让病人也坐着等，等我睡醒了，接着给他们看病。

说实话，在公社这三年我觉得挺开心的，虽然当时公社确实缺医少药，条件不好，医生待遇也不好，但在百忙之中我还带了好多"赤脚"医生。这批"赤脚"医生高兴得不得了，开始他们对检查很茫然，因为不像现在，以前全靠手，靠听诊器，又没有X光之类的，凭自己的经验去检查，就是三大常规化验。公社的化验员素质不错，会做三大常规，还有其他一些化验，那就算了不起了，减轻了我不少负担。那个时候看疟疾，遇到脑性疟疾、抽搐之类很严重的疟疾，他都能找到病因，因为这些疾病农村很普遍，他接触多。我诊断是脑性疟疾，就给病人用圭宁注射液。那个年月我抢救两个病人，就是了不起的事情，找我来看病的病人会越来越多。

我刚下乡的时候，别人看我不像30岁，像刚刚毕业上班的，不想让我看病，说我是护士，因为原来的医生基本上是男的。同时下放的还有淮南的几位医生，那几个医生跟病人说他们弄错了，说我当医生很久了，不是护士。虽然我是传染科医生，但当时不分什么科，什么病都得看，所以我下乡后什么病都看到，看好病人就会觉得你了不起。那几年真的是辛苦劳累、疲于奔命，但是我内心还是挺开心的，带教的"赤脚"医生也支持你，一般的毛病他就帮你看掉了。

在公社医院工作的时候，蚌埠医学院1963、1964、1965三届毕业生

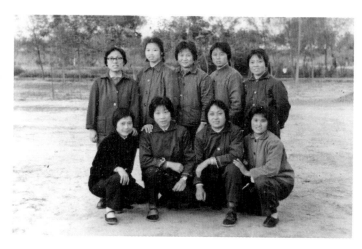

与友人合影（第二排左一为邬亦贤）

中有好多都在下面的地区医院和县医院工作，他们知道邬老师在公社医院，所以地区医院和县医院经常找我去会诊。只要是学生工作的医院，我基本上都去会诊。这样一来公社医院怎么待得住呢？县委知道后，就把我调到县医院。所以我在公社医院大概工作了两三年，我们这一批下到公社医院的，后来基本上都调到县医院工作。

1973年，蚌埠医学院招收的工农兵学员开始上学了，学校想调回下放的外科杨永康主任、皮肤科高玉祥主任以及感染科的我回学校和附属医院工作，我们三人都是从瑞金医院过来的。但当时宿县县委不同意，宿县地区也不同意，我们也就走不成了。一直到1978年全国科技大会召开以后，我们三家最后终于回到了蚌埠医学院附属医院。可以说我们三家下放的时间最长，上次看到一个电视剧讲到当时的情景，我是深有感触。

永远是上海人

我原先上海的家位于长乐路东湖路附近，靠近静安寺一带，出门不

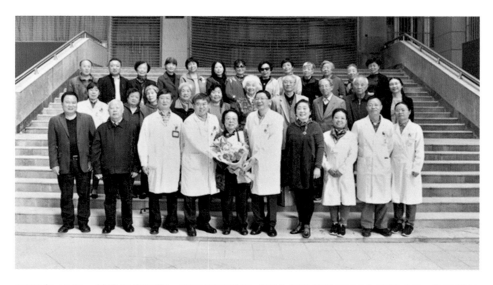

2019年11月，蚌埠医学院第一附属医院举行"邬亦贤教授从医64年座谈会"，并欢送她回故乡上海定居（第一排左五为邬亦贤）

用走太远就可以到淮海路，再过去一点就是南京路，可以说是上海最繁华的地段了。到了蚌埠以后，我还是喜欢讲上海话，与人交流也不说当地话，觉得说起来蛮别扭的，不适应。

2015年是我大学毕业60周年，我回了一趟上海，现在大约两年回去一趟，到自己曾经读书的地方、生活的地方走走看看，也是十分感慨。

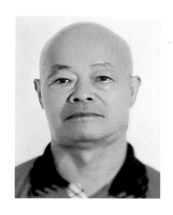

李克明

　　李克明，1950年8月出生，祖籍浙江宁波。1968年参加黑龙江建设兵团，1970年9月参加中国共产党，1972年4月由建设兵团四师政治部选送进入上海第二医学院。1975年毕业后志愿支援西藏，1988年回到上海，曾参加上海儿童医学中心筹建工作，后在仁济医院工作至退休。

心系万家忧乐，胸怀百姓暖寒

口　述：李克明

时　间：2021年6月10日

地　点：上海交通大学医学院院史馆

访　谈：江浩艳

记　录：刘楠

摄　影：刘宇翔

整　理：刘楠

坚毅乐观品质的养成

我是1950年8月出生在上海的。因为我妈妈身体不好，3岁的时候就跟着母亲、外婆来到宁波，而小我两岁的弟弟放在上海亲戚家抚养。我3岁以后基本上都是生活在宁波的一个小村庄里，过着农村的生活。我妈妈在我5岁的时候因病去世了，我和外婆相依为命。那时候生活比较贫寒，因为我父亲一个人在上海打工，两边都要抚养。我和外婆在乡下经常帮人打工以补贴生活，每逢村里有红白喜事，总少不了我们一老一小的。记得我6岁那年的冬天，村东头的一个老人死了，他没有儿孙，出殡那天，村里人叫我代替他孙子披麻戴孝扛紫竹挽联，走在棺材前面，当地人叫'打幡'。我人小不懂事，想着还能吃上一顿带肉的饭，脸上总是笑眯眯的，没想到这下闯祸了，出殡队伍还没有出村，我就被几个老人打了几下，我真的哭了。

在我8岁那年，父亲觉得我总是待在乡下也不行，要接受教育了，所以我就来到了上海。我8岁读小学，比正常上学晚了一年。我弟弟比我小两岁，他进了民办小学。后来我们也没有相互沟通，都考进了淮海中学，而且分在一个班上。"文化大革命"时期，知识青年上山下乡大规模展开。我那时候思想也很简单，因为我在农村生活过，什么都干过，总觉得弟弟还小不懂事，就跟老师说，让我到农村去，弟弟留在上海。我1968年到了黑龙江北大荒，在那里待了4年，后来到医学院来读书。

我入党是到了黑龙江的第三年，1970年9月，当时觉悟也不是很高，就只知道拼命地干，只知道"国家兴亡，匹夫有责"，年轻人要担当起对国家的重任。1972年我进入上海第二医学院医学系读书，读了三年，毕业以后就报名去了西藏。

我去西藏原因是多方面的。首先是一些老师给我的榜样。1973年"中央西藏工作会议"召开以后，国家就派出了各地的医疗队支援西藏。他们确实给西藏带去了非常大的福音，抢救了非常多的孩子。他们回来的时候就跟我们介绍，西藏怎么艰苦，条件很差，医生确实很缺。第二个原因是毕业分配的时候，我是班干部，也参加一些分配的准备工作。本来说从哪里来到哪里去，我是黑龙江北大荒来的，应该回到北大荒去。但同学基本留在了上海，我们班主任老师动员班干部带个头，特别是党员干部，要起到带动作用。我毫不犹豫地说："我去。"因为我没有家庭负担，"一人吃饱，全家不饿"，而且身体很好，我可以骑自行车从上海到杭州、无锡、宜兴；年轻的时候我还横渡太湖，从东山游到西山。我母亲很早去世了，而父亲在任何事情上都是支持我的。二大班的谢白羚同学也非常积极，她也很想到西藏去，于是我们俩就一起去了西藏。

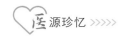
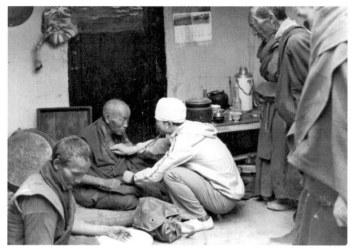

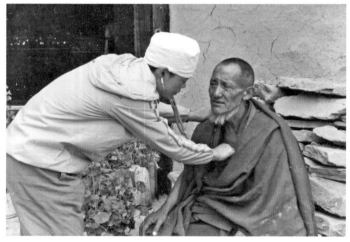

李克明在西藏行医

"土豆医生"既不"土"也不"豆"

事实证明我们这条路是走对了。那时的西藏确实非常缺少医生和药品，在1975年的时候，一个乡村卫生所只有两个抽屉的药。我去的地方是珠穆朗玛峰西南脚下，那时候叫绒辖区，现在叫绒辖乡，是一个小小的乡镇。我记得当时有112户人家，500多人口，分布在100多里长的一个小山沟里，两山夹一沟，上面是喜马拉雅山，下面是尼泊尔。我给当地人看病，需要上门，但不能骑马，一不小心就会摔到河沟里去。

当地出生的小孩死亡率非常高，一是没有很好的卫生条件，还有一个很大的原因是落后的婚姻制度，较多的近亲结婚，繁衍的后代多半有先天性疾病。绒辖乡有很多唐氏综合征的小孩，就是21对染色体不全；还有小孩患动脉导管未闭合、先天性心脏病、肺疾病，所以新生儿的出生率很高，但是成活率很低，成活率大概只有不到一半。

我刚才讲了，当地没有什么好的药品。但是，我们还是用磺胺嘧啶、土霉素一类最原始的药、最原始的止痛药，解决了病人的问题。也有一个很奇特的现象，因为当地老百姓很少用抗生素，所以身体非常敏感。比如我做一个阑尾手术，做完以后叫病人吃三天土霉素，到了第七天拆线后就基本恢复了。

但有时候确实很困难。有一次我在路上，看到一个小孩的大腿被斧子砍了一刀，肌肉什么都露出来了。这种情况下小孩很容易感染发炎，他的这条腿就毁了。怎么办？这里地处深山，根本来不及去医院，我只好问老百姓借了一根粗粗的缝麻袋的针和羊毛碾成的线，用60度的白酒消毒，把伤口缝了起来。

当地卫生所也没有手术室，给老百姓做手术就拿块门板，用两个凳子架在外面，边上围一下，条件很差。我曾利用探亲的机会，在上海花了700块钱买了一个二手15毫安的X光机，背到虹桥机场坐飞机，带回西藏。有了X光机，老百姓骨折就能诊断出来。可是由于没有很好的防护设备，我自己受到很多X光辐射。后来，我又通过自治区卫生厅，请他们帮忙，购买了一台日本非常有名的X光机，40毫安的。然而当时采购人员不是专业人员，买来的这台机器不是给人用的，是给牛、马等牲畜用的。给人用的X光机是竖着拉的，给牲畜用的是横着拉的。我没有办法，只好自己改装，改装成人用X光机。后来条件在逐步改善，但有一个过程。

我很怀念那段时光。那里的百姓心灵很纯洁、很干净，虽然他们条件很差，很贫穷，但是乐观向上，生活环境非常平和。

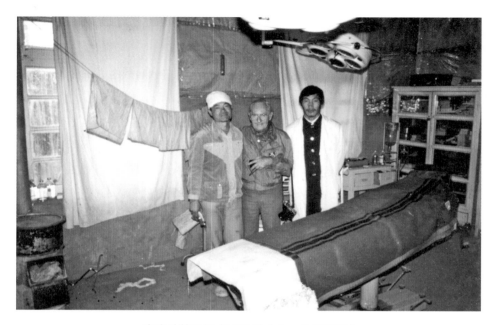

在当地简易手术室留影（左一为李克明）

　　援藏的日子很有意义，能够在年轻力壮的时候，在艰苦地区做点有意义的事情，帮助他人，而且我是汉族，我能够和藏族同胞在一起，过着很开心的日子，我觉得值得。老乡们甚至开玩笑叫我土豆医生，因为生的牛肉、羊肉我不敢吃，吃了以后容易腹泻，就只能吃点土豆。当地的土豆品质是最好的，是沙地里种的土豆，非常有名。所以到老百姓家里，我一般都是要点土豆吃，老百姓都习惯了，一看我来了马上就端出一锅。他们的土豆基本上不怎么洗，甚至土豆皮上面还带着金闪闪的沙砾，但是剥了皮蘸上一点辣酱和盐巴，我觉得是世界上最好吃的东西。

　　回想在西藏的时候，很多经历都只能用九死一生来概括。有一天我去一个叫陈塘的小村庄，从下面走上去，一路往上爬，大概要走一个多小时，爬到山顶，就是这个小村庄。从陈塘回来可以走得很快，快则二十几分钟，慢也就半个小时，可是这条路非常非常危险。有一天下大雨刮大风，上面有个孕妇快要分娩了。我没办法，只能沿着小路爬上去，把这个难产的产妇救治好。我准备离开时天已经快黑了，天黑了路会更难走。我就在准备下山的时候，看见远处房顶上有一个小孩，他拿着衣服在转。转是什么意思呢？表明那里有病人需要医治，我又跑过去看诊。看完以后我再下山，已经天黑了，伸手不见五指，又下着大雨，打着雷，我只能慢慢往下走。走着走着，不小心脚下一滑，人真的就这么滑下去了，我想这下可没命了。我的手电筒也是一落千丈，掉得很深。还好山缝里面长出来一棵像松树一样的树，把我给挡住了。那次真的非常凶险，所以我觉得能够活下来，很满意了。我只要活在这个世界上，就可以帮助其他人，帮助他们以后从来也不求回报，只是希望别人有困难的时候，他们也能像我一样，相互帮助。我希望就这样去影响更多的人，去为社会做一点好事。

还有一件印象深刻的事情。我所在的绒辖乡1971年11月7日解放军才进驻，清除了土匪，但还没有开展民主改革，没有废除农奴制。中国其他省份的土改很早就开始了，西藏的民主改革是1959年开始的，而绒辖乡的土改是1978年底开始，我作为医生参加了土改工作队，帮老百姓分田地，解放农奴。到1979年土改结束的那一天，我们就把老百姓们集中在政府的院子里面，庆祝土改胜利，场面非常热烈。所以，我们为老百姓做实事，老百姓很拥护我们。

绒辖乡的老乡们不管我们是从哪里来的，统一称呼我们"中央"，你们"中央"怎么怎么样。藏胞们认为我们都是从北京来的，是毛主席派来的。所以我们平时的一举一动都要注意，必须很诚恳地对待那些老乡，老乡也是非常感恩。

"不务正业"的医者

在援藏的过程当中，我除了做医疗工作、土改工作，还做了很多其他工作，来提高老百姓的生活质量。他们一直处在深山里，眼界还不够开阔，很多东西没有见过，我们要把当地年轻的力量培养起来，就需要搞教育。我们在绒辖乡里面办了一所小学，通过教育部门请来两位有一定教育经历的藏族教师任教，逐渐把有能力的、比较聪明的小孩，送到

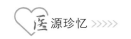

北京、上海读书。让小孩上学，家长开始都不同意，我们只能挨家挨户做工作，最后总算同意了。但是有些家长也有怨言，有时候我背着药箱巡诊到学生家里，家长就说："我们家的孩子给你们'中央'上学去了，我家的柴火没人背，你看怎么办？"我就把腰包一放，说那我来背，我就背了一天柴火。

这个地区条件艰苦，要做的事情有很多。比如说用电很紧张，但是当地的水利资源丰富，我考察了几个地方以后，马上就找技术员，安装小水电站发电。这样，老百姓的牛棚、羊棚、羊圈、家里全都用上了电，都是透亮的，而且不要花钱。工程师们一直开玩笑，说我这个医生老是不务正业。

志愿援藏的最大收获，我觉得是改变了我的人生。我走出这一步以后，我看到了很多东西，我能够尽我自己的努力去帮助他们，把有些东西改变得更好一些。现在还有些山区、农村比较落后，需要有知识的人加入他们中间去。我从满足于自己能够吃饱不饿，到小农经济的思想，再到后来思想格局变得越来越大，就是援藏带给我的磨炼。我觉得我要去做的事情，是要让大家都过上好日子，好像身上总有一种使命感。如果只是单单几个人过好日子，那么贫穷的还是贫穷，解决不了社会的问题。

我也希望师生们有机会多到我们国家的边远地区去走一走、看一看，那里确实还需要我们医务人员。当然并不是每个人一定要到那边工作，而是希望大家通过各种方法去支援，这样整个国家才能全面建成小康社会。

"功名"多向穷中立

我是1988年从西藏回到上海，虽然当时从西藏回来的时候，我确实很感慨，根本不想回来。但是自古忠孝不能两全，我真的需要尽孝了，因为我老父亲一个人生活，身体还不好，我只能回来了。但是离开西藏以后，我又回去过几次，我还组织成立了联谊会，经常向西藏希望小学捐赠一些东西。

我离开西藏的时候，西藏遭遇了雪灾，很残酷，很多人像电影《冰山上的来客》一样，就这么直挺挺地靠在山边上冻死了。我在西藏的工资还比较高，所以我离开西藏的时候，国家给我的安家费、工资等，我一分钱也没要，我说我自己来解决。我回来的时候，口袋里就揣了2000多元。我把所有的衣服，包括我爱人那时候带过去的衣服等物品全部捐出了。

回到上海以后，我到二医报到。但是我爱人从西藏回来以后找不到工作。她原来科大毕业，学的电子工程。这样一家三口的生活费全靠我的工资支撑。很多同事知道了以后，问我为什么不向组织提这些事情。我说整个国家都很困难，我能熬过去。我有时候打几份工，帮着做一些研究课题，到每家每户去量血压、做调查，会有点课题费收入，那么我的收入就增加了一点，最后确实熬过来了。

后来组织把我调到了儿童医学中心，跟丁文祥老师一起筹备建立上海儿童医学中心。当时美国HOPE基金会出资，但基金会希望国家也拿出同等的钱来进行基本建设，他们的钱用来购买设备，还有500万美金的培训费。那个时候是上海市没钱，需要我们自己想办法。当时我们在全国范围内发放一批股票认购证，用认购证的钱给上海儿童医学中心征地盖房。当时上海市副市长谢丽娟号召共产党员、共青团员积极买入认购证，最后终于把上海儿童医学中心建起来了。

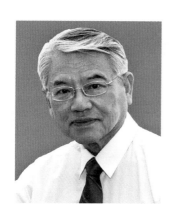

黄定九

　　黄定九，1932年1月出生，上海人。1949年进入圣约翰大学医学院，1955年毕业于上海第二医学院。上海第二医科大学内科学教授、博士生导师，上海市教委心血管病重点学科带头人，仁济医院心内科主任。享受国务院特殊津贴。长期致力于心血管疾病和老年病的研究和诊疗，是我国心脏内科治疗的开拓者之一，被誉为中国直流电与射频消融第一人。主编《老年病学》《内科理论与实践（新版）》《内科疾病影像学与内镜图谱》《心血管内科特色治疗技术》等医学书，创立的"慢性肺源性心脏病的缓解期治疗方法"使患者5年存活率明显提高，3次荣获上海市"先进工作者"称号，15次荣获国家级及省部级科技进步奖，荣获联合国科技促进系统中国分部发明创新科技之星奖1项。

医生是病人的保护神

口　　述：黄定九

时　　间：2018年11月20日

地　　点：上海黄定九寓所

访　　谈：江浩艳、张渔

记　　录：张宜岚

摄　　影：刘宇翔

整　　理：张宁娜

洋 为 中 用

　　我上的小学叫觉民小学，中学是南洋模范中学，都是非常好的学校。我自己喜欢读医学，不喜欢读理工科专业，1948年、1949年我报了三所学校，一所是协和医学院，第一年要在燕京大学读医预科；另外两所是圣约翰大学和沪江大学。当时三所学校都录取了我，我最终选择了圣约翰大学。我大学的前半段是圣约翰大学，后半段是上海第二医学院。我们刚进圣约翰大学医学院的时候，学校用英语教学，上海解放以后改成中文教学，但参考资料都是英文的。原本圣约翰大学医学院是七年制，上海解放以后，政府希望大学生可以早点毕业服务国家，所以学制缩短为六年。

圣约翰大学是一所好学校，校长卜舫济虽然是外国人，但他很早就来到中国并与中国人结婚。他的妻子创办了圣玛丽亚女校。圣约翰大学的办学精神体现在校训和校歌上。

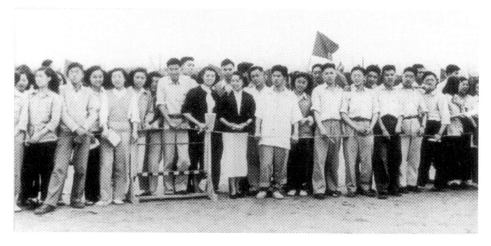

圣约翰大学运动会

在当时的中国，圣约翰大学把欧美先进的学术内容传播到国内。圣约翰大学的校训既有中文又有英文，中文是孔夫子的格言"学而不思则罔，思而不学则殆"，英文是"Light & Truth"（光与真理），这两个校训特别能代表圣约翰大学。

圣约翰大学的校歌中有"Sons of orient"（东方之子）和"Our native land to serve"（为我们的祖国服务），这代表了圣约翰办学的指导思想，欧美先进的学术思想最后都洋为中用，为中国培养了一大批人才。

圣约翰的精神

我是圣约翰大学倒数第二批学生，在我前面还有很多届学生。圣约

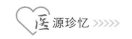

翰大学培养了很多人才，比如中华人民共和国副主席荣毅仁，中华民国国务总理颜惠庆，出色的外交部部长施肇基、顾维钧，工商界的刘鸿生、经叔平，土木工程领域有贝聿铭、杨宽麟等；医学方面就更多了，我们上海第一医学院的创立者颜福庆就是圣约翰大学的毕业生，杰出的医生还有牛惠霖、牛惠生、刁信德等。

为什么圣约翰能够培养出这么多杰出人才呢？因为圣约翰有两个办学思想，一个是爱国，另一个是训练学生的思维方式。思维方式就是校训"学而不思则罔，思而不学则殆"。具体来说，在圣约翰的教育方式下，很多学生在具体的学习或研究中，培养出思维宽广、思想灵活、基础扎实、有独立思考的能力，所以能够创新和研究。即使和别人读同一本书，圣约翰的学生读出来的东西往往不一样。

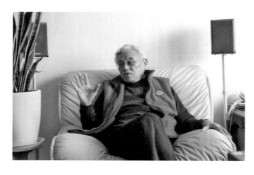

2018 年 11 月，黄定九接受上海交大医学院档案馆口述史采访

我觉得圣约翰大学给了学生自由的、活跃的学术氛围，所以学生会创新。例如贝聿铭、颜福庆等，他们都是有创新精神的。我觉得现在上海城市精神的表述里有两句话特别有道理，"海纳百川"的意思是思路要广，什么都要吸收，但也不能完全照搬，要学会思考和选择，所以要"追求卓越"。

圣约翰大学还有一个"3F"理念：Fraternity、Fellowship、Friendship，这三点强调集体意识。所以从圣约翰毕业的学生不仅思维活跃，还具有集体精神。此外，还有一个"三自精神"，其中最重要的是自立。我们现在讲创新，一个不自立的人绝对不会创新，只会跟在别人后面的人不可能创新。圣约翰大学的毕业生都有创新精神，这也是学校一直出人才的原因。"三自精神"强调创新，"3F"强调集体主义，还有就是服务自己的国家。

在时代交替的时候，圣约翰大学起到了将外国的新知识、新理念传入中国的作用，它的校训影响了学生的作风，同时教育出来的学生具有爱国精神，他们没有忘记自己的国家。

名师荟萃，艰苦实习

我读书的时候最佩服的四位老师是黄铭新、邝安堃、陆正伟和董德长。四位老师好在哪里呢？董德长和陆正伟老师的思路和条理很清晰，所以学生听起课来很明了。邝安堃老师讲内分泌像讲故事一样精彩，大家都听得很认真。黄铭新老师讲心肌梗死、心绞痛的时候像演话剧一样，听他讲课就像看戏一样精彩；他还经常和学生互动。

后来我自己要讲课了，我想讲得生动形象一点。开始备课的时候我学习《毛泽东选集》受到启发，就把授课内容讲给我的母亲听，再后来讲给我的保姆听。她们都不懂医学，如果她们听懂了，学生们一定能听懂。后来为了使上课有趣，我去听评弹，向评弹艺人学习，他们讲故事虽然慢，但讲得津津有味。

在二医的最后一年是实习，我实习的医院现在是杨浦区中心医院，这家医院有两个前身，一个是圣心医院，另一个是第二劳工医院。到杨浦区中心医院实习的学生，很多都是圣约翰大学医学院的。杨浦区中心医院的老师很好，主任也很有水平，对待病人非常认真。如果你严格按照医院的操作规范去做，可以学到很多东西。但实习也很辛苦，实习前我体重148磅，一年后毕业时我只有128磅了。

仁济薪火相传

国际上公认的20世纪心脏内科最杰出的几个突破，一是心脏外科由心外手术进入心内闭式手术阶段，二是冠状动脉的介入性治疗，三是心律失常的射频治疗，四是心脏起搏器。仁济的内科是特别领先的，国内的三个突破最早发生在仁济医院。

国内第一个二尖瓣闭式心内分离手术是兰锡纯和黄铭新教授的团队完成的，之前有人开过心包、动脉等，但都没有进入心脏内部，所以这是国内首例，是仁济医院（当时称为宏仁医院）做的。冠状动脉的介入性治疗是从外国引进的，我们是中国第二家。第三个是射频治疗心律失常，是我第一个做的。第四个是心脏起搏器，也是我们心内科第一个做的。

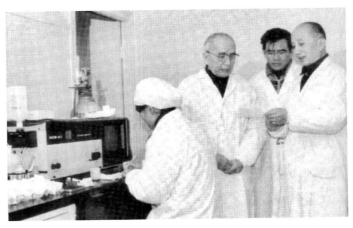

黄定九向老师黄铭新和郑道声学习（右三为黄铭新，右二为黄定九）

我是黄铭新教授的研究生，他培养了很多出色的医生，例如陆正伟、潘瑞彭、郑道声、徐家裕、江绍基等，所以仁济内科是相当先进的，出人才、出成果、出著作。

研究要以病人的需要为先

我的专业是心血管病，20世纪70年代初周总理号召医学界要研究老慢支和肺心病。他说，全中国老慢支病人3 000万人，相当于法国人口的总和，其中有500万人变成了肺心病，5年存活率不到一半。大家普遍认为老慢支是常见病，没什么可以研究的，大家都不愿意研究，而我选择去研究这两种病，因为有太多病人在求治。

有一次我在急诊室碰到一个肺心病病人，情况十分危险。我询问病人的情况，病人说三个月以前还可以爬两三层楼，可以自己洗衣服等。我询问病人病因，病人说是感冒造成的，原先他不太得感冒的，但患肺心病之后经常感冒。这给了我很大启发，为什么他经常感冒呢？感冒是全身性的疾病，与肺心病没有直接关联，是不是和自身免疫力降低有关呢？

1970年前后，仁济医院就开始关注免疫力与肺心病之间的关系。通过我们的努力，肺心病的五年存活率可以超过70%。当时国际权威的报道只有50%。我们的医疗条件与欧美国家相比还有很大差距，能够取得这样的成绩是很不容易的。当时人们的劳动成绩按照"工分"计算，这些病人接受治疗后，"工分"平均增加30%以上，可以说治疗的效果相当好了。

当时如何提高患者的免疫力呢？我们自创一种方法是打麻疹疫苗，打疫苗可以提高免疫力。但是有一些病人经济状况不好，我们只能从生物制品研究所要来便宜的过期麻疹疫苗给病人注射，效果也不错，根据我们的随访，十年以后这些病人的存活率还超过50%。

后来在医院领导的支持下，我们深入研究麻疹疫苗的成分——疫苗

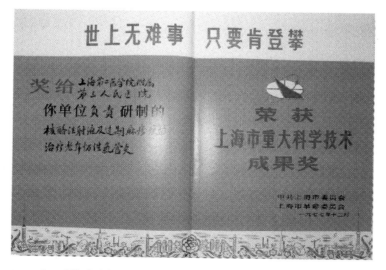

1977年，"核酪注射液及过期麻疹疫苗治疗老年慢性气管炎"荣获上海市重大科学技术成果奖

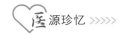

的培养基，发现它在科研和临床中都有效果，于是研制出一种叫核酪的药物，从针剂发展成口服液。这种药在小儿科领域很受欢迎。

如果医生想要创新，就要在临床实践中留意一些特别的地方，以此开辟新的领域，探索其中的规律，思路要广泛和灵活。我认为医生是病人的保护神，能够救治一个人是非常开心的，有时比家属还开心。

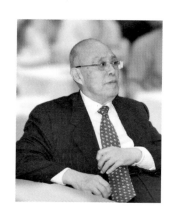

钱不凡

钱不凡，1933年1月出生，浙江定海人。我国关节镜手术创始人。1949年入学圣约翰大学医预科，1955年毕业于上海第二医学院，上海交通大学医学院附属瑞金医院教授，骨科主任医师。曾任上海市伤骨科研究所所长，纽约州立大学石溪分校客座教授，加州大学旧金山分校、美国 Tulane 大学附属医院及 Kosair 医学中心访问学者。曾任骨科学会关节镜外科分会主任委员。上海市重点学科带头人，在发展我国骨科的临床治疗和科学研究上做出了重要贡献。

从圣约翰到二医，成为理想的自己

口　　述：钱不凡

时　　间：2018年11月12日、12月20日

地　　点：上海交通大学医学院院史馆、附属瑞金医院钱不凡办公室

访　　谈：刘军、江浩艳

记　　录：张宜岚

摄　　影：刘宇翔

整　　理：刘楠

入学圣约翰大学医学院

我从小生活在上海，小学在上海念的。我家里比较注重文化交流，祖父辈希望后辈们多一些国际视野，所以我小学、中学都就读于租界内的工部局小学、工部局中学。那时上海有四所比较出名的工部局中学，一个叫华童中学（公学，晋元高级中学前身），圣约翰大学医学院的董方中教授、邝耀麟教授及我都出自此校；另外三所是育才中学、格致中学和缉规中学。中学毕业后我进入圣约翰大学学习，这是一所国际化的大学，它

222

的医学院是比较重要的一部分，其教育制度和教学方法是比较有特色的。

我印象特别深的是小学里的自然课，这门课专门讲大自然的，从动物讲到人，讲其中的化学因素、物理因素，包罗万象。由于我对自然课很有兴趣，后来对生物也逐渐有了兴趣。在这种情况下，我对父母说我想念医学。

那时考医学院分两种：一种是高中毕业后直接考入医学院，接受一贯制教育；另一种是仿某些国际上的医学教学，高中毕业后不直接就读医学院，要经过两年或三年的大学理学院学习，即进入医预科，然后才能叩开医学院的大门。我两种学校都考了。第二种学校里有的没有医学院，只有医预科，念了医预科后还要再去考其他学校的医学院，比如苏州的东吴大学、上海的沪江大学、北京的燕京大学等。有的学校如圣约翰大学，既在理学院设立医预科，也平行设立医学院，其学制一共7年。那时欧洲的情况也这样，但学制有长短，有8年的，就是4年理学院学习之后，再读4年医学院；也有7年的。圣约翰大学医学院吸收了国际经验，取7年制，先要念2年理学院的医预科，成绩合格才可以进医学院的大门，再读5年，一共7年。

那时没有统一的高考，每个大学是独立招生的。我在考圣约翰大学的同时，也报考了其他学校，如东吴大学、金陵大学等。我们考大学时会碰到两个问题：一个是我不一定喜欢这个学校；还有一个是我喜欢的学校考试时间重叠，因为大学差不多都是同一时间招考，比如沪江大学7月5日开考，交通大学7月6日考，那么就没办法同时报考了。我也不是全部都报的医学，也选了机械学，因为时间上不冲突。我报考了金陵大学、东吴大学、圣约翰大学，都被录取了。父亲说圣约翰大学是非常有根底的学校，所以我选了圣约翰大学。

难忘的圣约翰记忆

我1949年进入圣约翰大学医预科学习，但也有一部分同学是1950

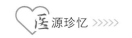

年初入校的。因为中华人民共和国刚成立不久，学校还没有进行改革，还是沿用原来的学分制。我们属于理学院，第一学期我修了17学分，这是学校的规定，医预科必须要修满所需的学分。进校报到时有同学欢迎我们，并提醒我们要去注册修学分。他们会教我们如何操作，比如，第一学期要修物理等专业和英语、中文、生物、化学等非专业的课程，第一学期的英语应念英语Ⅰ，然后下一学期升级了，就要念英语Ⅱ了，一级一级地升。开课教英语Ⅰ的有多位老师，可能有四位老师开课，每个老师都有自己的教学特点和开课时间，所以要根据自身情况挑选授课老师。各个专业课程都是这样，所以选课的时候要防止上课的时间冲突，更要注意自己喜欢的老师的课程是否注册名额已满。我第一次选课的时候是很小心的。由于选课的特点，除专业课程外，其他课程一起上课的同学来自不同专业。我刚进大学念英语I时，课堂上的邻座同学是化学系的，我们两个不同系的学生在同一课程相聚半年。后来真巧，他在1952年毕业后竟任职于二医化学系，这位同学就是陈泽乃。

同样，由于自主选课的关系，我们相同专业的同班同学则不一定在同一个课堂上课。因为同班同学难以相聚，需要有一个组织方法来联系同学，帮助大家相互了解和业务学习。我们就通过协商和自发的方法，在医预科的同年资同学中组成了多个学习小组。学习小组每组大概9～10人左右，一般集中在学校某个露天的空地交流学习。那时课堂教学是英语教学，同学、老师之间的交流都是用英语。老师只推荐基本的学术著作作为参考，没有教材。上课时，老师用英语讲课，同学在下面拼命记笔记，笔记成为学习的主要"教材"。但没有人可以把全部笔记记下来，有的笔记甚至差了十万八千里，所以学习小组的第一要务就是对笔记，把老师的授课内容对清楚，使之成为学习教材。学习小组的另一个好处是同学间可以深入交流，互相弥补不足，进一步提高自己的英语水平。

当时学生之间的英语水平有较大差距。记得有一次英语老师出一个作文题为Tragedy（悲剧），竟有一些学生理解为Travel（旅行），结果作

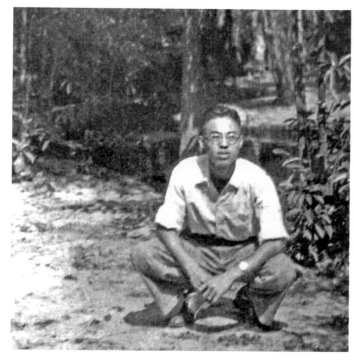

20世纪50年代初期，钱不凡在圣约翰大学医预科读书

文内容大相径庭，闹成笑话。

那时学习成绩评分不是以分数表现，而是以A、B、C、D、E五个等级来体现。不同老师处理标准也是不同的，有的老师把A等划在85分以上，有的划在90分以上；有的C等划在75分以上，有的划在65分以上。A、B、C三个等级表示合格，D、E等级表示不及格，得D等级可以在两星期以后补考，得E等必须重修。每次考试后，老师会在全班同学面前报出每个同学的成绩等级。那时同学们开玩笑把A等叫"宝塔"，B等叫"双胞胎"，C等叫"虾米"，D等叫"大肚皮"，E等叫"横山"（因E横过来像山字），真是蛮有意思的。那时同学们对成绩很重视，因为医学院只招40名学生，而医预科学生有百名以上。学校的环境也利于形成良好的学风，大部分教授的宿舍都在学校里，宿舍不似现在的大楼，都是一栋栋小洋房，一栋洋房里住两三位教授，好处是学生除了去图书馆，还可以到教授家请教问题或者进行交流。我们几个学生当时常

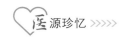

去教授家，请教过研究寄生虫学的潘孺荪教授、研究胚胎学及组织学的范承杰教授等。

圣约翰大学的培养特点是宽进严出，入学的学生很多，但在学习的过程中，学生转换专业的也很多，比如有些学生是地下党，为了党的工作需要转换专业。医学院的同学转到其他专业相对容易，只要学分达到就可以。唯独医学院有名额限定，很难转进。各个转系的学生要想提早毕业也可以，但必须要修满总学分及专业学分，于是有的学生抓紧利用暑假修满学分。而读医科的学生则一定要读完2年预科，医学专业分数在75分以上，再申请进入有限额的医学院。

由圣约翰到上海第二医学院

1949年以后，各个学校都在变化，1951年底院系调整工作组进驻学校。1952年夏，圣约翰大学各院系开始分别独立并与上海其他大学各院系进行组合。同年，圣约翰大学医学院和同德医学院、震旦大学医学院合并，成立上海第二医学院。震旦大学也是一所综合性大学，所以院系调整的时候，与圣约翰大学一样，把各院系进行调整分配；而同德是单纯的医学院，就直接合并了。

三个医学院是如何合并的？同德医学院学制本来是5年，圣约翰是7年制，为协调同德医学院的5年制，圣约翰的医学院就缩短原有学制，由7年制改为6年制，没有医预科了。名义上我们医学院为本科五年制，实际上我们念了六年。当时学校把我们班级一分为二，一部分同学和同德医学院的同学并成一个班级，一部分和震旦的同学并成一个班级。学校采用这样的方法，将不同学制、不同特点的医学院非常协调地合并在一起。我们是1955年毕业的，我们班大部分同学是1949年入学的，占80%以上，少数是1950年初进的大学。

我们在1952年转到新创建的二医读书，1953年到广慈医院见习，1954年到广慈医院实习。1955年，我们将要毕业的时候，学校开始进行教学改革，成立基础医学部、医疗系、口腔系、儿科系。医疗系的主任是叶衍庆老师，行政秘书是法学院毕业的熊涛，我则是业务助理，负责1958届、1959届医疗系学生的管理工作。后来医疗系又设立班主任和政治辅导员，在老红楼办公。

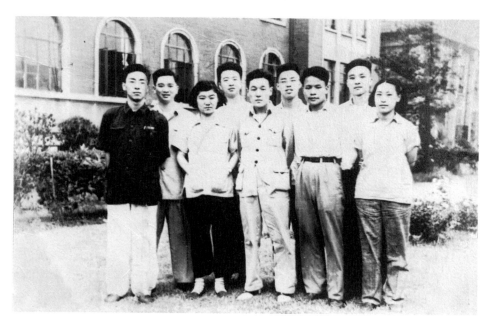

1954年，与同组同学进入广慈医院实习（第二排右二为钱不凡）

在孙仲德担任院长期间，章央芬担任教学副院长，她是医生出身，非常了解情况。章院长就职后，重点抓医学院的教育改革，取得了很好的效果。在我即将毕业的时候，她特地找我谈话，说广慈医院外科傅培彬老师很希望我去参加临床工作，但是她希望我暂时不要去，先花一两年时间参与医学院的教学改革工作。当时学校首先要把医疗系、口腔系、儿科系等临床系建立起来，主要做两件事情：一是怎么样安排教师，二是怎么样安排学生。章院长让我做安排学生方面的工作，专任医疗系的业务秘书，协助叶衍庆老师，负责掌握学生的课外活动，做好学生的分级和分班等工作。

当时整个二医的医疗系办公室只有四个人，彼此非常熟悉。叶衍庆

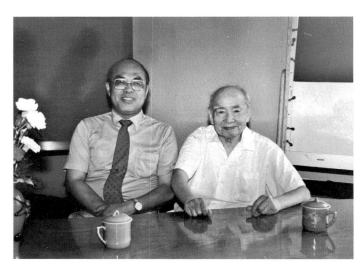

与叶衍庆教授在一起（右起：叶衍庆、钱不凡）

老师是个非常好的医学专家，他的学问令人钦佩。他很重视整个医学体系的构成，强调要把基础打好，要把医学很好地应用到患者身上。那时候骨科又称矫形外科，叶教授是我国早期著名的矫形外科专家之一，他有很多创新，其中一个就是治疗脊柱结核的"前外侧减压"术。那时，骨科病患主要分为两类：一类是小儿麻痹症，一类是骨结核。骨结核集中发生在脊柱及髋膝关节，需要复杂的手术方法去解决。"前外侧减压"技术是解决脊柱结核引起瘫痪的主要手术方法，叶老师是这种手术方法的国内创建者。当时二医的骨科系统还不健全，叶老师正在创建中，他在和我的接触中经常提到骨科事业发展的重要性，并希望我们这些年轻人能参加进来。叶医生为医学事业的献身精神影响了我。

两年之后，1957年暑假，我回到临床时选择了骨科。当时医生都很忙，广慈医院和仁济医院的骨科工作及其他有关单位的骨科工作都由叶老师负责。第一年我是骨科的住院医生，365天住在医院，只有周六3小时和周日半天假，周日晚上必须回到医院。病床由进修医生及实习医生管理。第二年即1958年，我接到二医章央芬副院长的电话，她面告我中央要在上海成立医学科学院，在成立医学科学院之前先成立医学研究所，由上海的三个医学院各创建一个，一医成立心血管研究所；二医成立伤

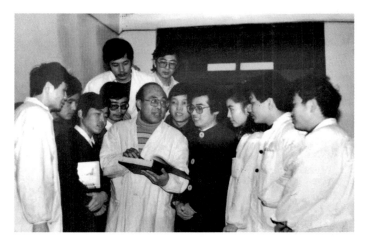

给骨科医生讲学（第一排左三为钱不凡）

科研究所，专门研究伤、骨科的中西医结合及两科的相关发展研究；中医学院成立针灸研究所。这些研究所由上海市科委领导，并由上海市卫生局和各医学院具体管理。上海市伤科研究所所长由二医的院长关子展担任，副所长由叶衍庆老师、魏指薪老师及广慈医院负责人张明秀出任，我担任研究所秘书，执行具体工作。不久，各医学院又分别增设研究所：一医成立肿瘤研究所，二医增设高血压研究所，中医学院创立气功研究所。由于各研究所的工作由上海市卫生局领导，我每个礼拜都要到卫生局做汇报。伤科研究所成立于1958年7月，位于广慈医院内，开设实验室，接管广慈医院的伤科与骨科，扩建病房，同时也扩大医疗队伍。1962年，伤科研究所改称上海市伤骨科研究所，脱离了科委，由卫生局和二医统管。后来，二医又成立了很多研究所。广慈医院成立了内分泌研究所，仁济医院成立消化研究所等。

回首我多年的研究工作，主要围绕两方面，即中西医结合伤骨科的临床研究和近代骨科临床项目研究。1963年上海市第六人民医院断肢（指）再植成功后，断肢再植工作在全国蓬勃开展，我开始进行断指再植研究。我首先做兔耳再植的动物实验工作，获得成功后就对断指的患者进行急诊再植。1966年2月，我对一名中指断离的患者进行了中指再植，获得成功。1966年6月，在中宣部召开的"针麻与断肢再植技术交流会"

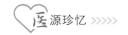

上，卫生部钱信忠副部长在总结报告中宣布：此例中指再植成功是由钱不凡医生施行，为全国断手指再植成功的首例。以后，我又致力于关节镜外科工作，并大力推广。人工关节研究也是我孜孜不倦的一项工作，我对关节疾病很有兴趣。除了研究工作外，我还非常关心下一代的教育，开展骨科培训工作，培养骨科人才。我今年已年近九旬，认为医生是一个非常重要的职业，需倾注全部生命力，我为自己是一名医生而骄傲。

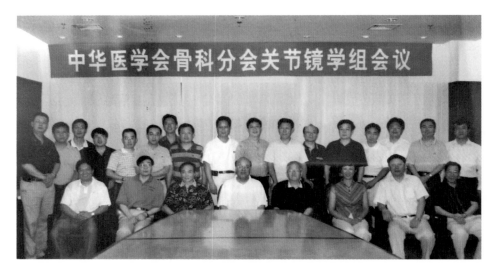

参加关节镜会议（第一排左四为钱不凡）

丁怀翌

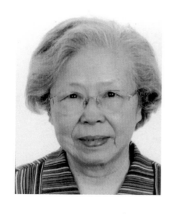

　　丁怀翌，女，1930年5月出生，浙江绍兴人。瑞金医院心内科主任医师、教授。1948年进入上海圣约翰大学医学院就读，1949年3月参加革命工作，1952年响应国家号召报名前往湖南长沙湘雅医学院接受半年的中级医师师资训练班培训，1952—1955年在福建泉州晋江医士学校任教，1955—1957年回上海第二医学院继续完成学业。多次参与血吸虫病防治工作，荣获青浦县人民委员会颁发的消灭血吸虫病二等先进工作者奖状。2017年，捐资设立"杨之骏医学教育基金"。

一名老党员的医路与家国情怀

口　述：丁怀翌

时　间：2019年6月20日

地　点：上海丁怀翌寓所

访　谈：江浩艳

记　录：汤黎华

摄　影：刘宇翔

整　理：石文慧

择医业，辗转求学路

　　我是1930年出生的，小学到初中我在上海一所女中读书，高中是在上海清心女中，1948年春到1952年春这四年是在圣约翰大学，从生物系到医学院。1952年我去了长沙湘雅医学院，接受中级医师师资训练班的培训。1952年秋天到1955年春天，我在福建泉州晋江医士学校任教。1955年春天到1957年夏天，我回到上海第二医学院继续完成学业。

　　在圣约翰大学读书时，我入了党，因为当时圣约翰大学是上海地下党领导的几个堡垒学校之一。那时候交大、圣约翰、同济都有地下党。我参加了党领导的一些活动，其中我印象很深的一次是在交大，全市所有学校几乎都有学生去了，约一万多人，我们圣约翰大学大概去了一百多人。那时，大家都大声唱歌，此起彼伏，"团结就是力量""解放区的天是明朗的天""你是灯塔"。歌声连绵不绝，真的是群情激昂。1948年，校园外是国民党的飞行堡垒，我们在交大里什么也不管，唱得热情高涨。我还参加了地下党领导的其他一些活动，包括到中山公园（以前叫兆丰公园）发传单。我们星期六晚上去散发传单，因为第二天早上是星期天，国民党都会组织一大批士兵去操练，所以星期六晚上发了传单，星期天让国民党士兵去捡。我还参加地下党布置的任务，分块把上海的街道地图画出来，然后把所有地图集中起来给解放军进来的时候做参考。以后，我又参加了上海人民保安队。所有这些，我觉得很受锻炼。

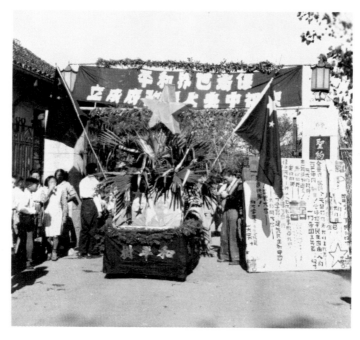

1949年，圣约翰大学师生庆祝上海解放

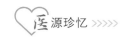

　　圣约翰大学的课程比较多，预科要学生物学，植物学，动物学方面的无脊椎动物、有脊椎动物、化学方面的定性化学、定量化学、生物化学、有机化学，物理学还包括原子物理，还有数学读微积分，我还上了中文、英文、德文。进了医学院，我学了解剖学，再学了生理学、病理学、寄生虫学、微生物学、胚胎学、诊断学。上生理课时我们是自己在校园抓青蛙做实验。学解剖的时候6个人一个小组，开始的时候先学的是骨骼，我们会把骨头甚至头颅骨都拿到寝室里。每一根骨头都被摸到很光滑，每一处凹陷都有什么神经通过、什么血管通过，头颅有几个洞，哪根神经从哪个洞里出来，我们都了解得清清楚楚。除了中文课，几乎所有的课程都是用英文教的，教材都是英文原版的，考试答题我们也用英文。后来上海解放了，开始可以用中文上课了，有个化学老师就用中文讲课，但我们还是用英文记笔记，因为用英文记的速度快。我们的英

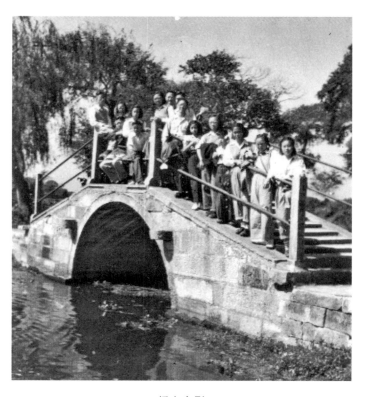

桥上合影

语能力就是这样培养起来的。圣约翰大学医学院学制7年，我没有完成全部课程，但4年的学习为我的英语打下了扎实的基础，让我终身受益。

1952年，各地区还有很多传染病、流行病，但医生来不及培养，国家建立了大批中级医师学校，需要从我们这批学生中选拔一些分配到这些学校教授基础课。我响应号召报了名，在福建泉州晋江医师学校教书教了两年半。

1954年春天，按照中央下发的文件指示，我们可以回到原来的地方继续学习，于是我在1955年春天回到上海。1952年圣约翰大学已经被撤销了，医学院合并成立上海第二医学院，学制改为五年。这样，我就跟着二医的1957届又读了两年半，于1957年完成学业。合并后班级人数扩大，大概有100多人。教材基本都是中文的，没有外文的了。二医比较重视体育课，早上我们就去跑步，单杠、双杠、跳高、跳远都要参加。那个时候我比同班同学大5岁，但是我挺能跑，有一次运动会800米我跑第二名，不容易了。

我实习是在仁济医院，我们实习跟1954届学生的实习不同，很大的区别是，1954届学生实习时已经基本上明确了将来的专科方向，所以大概一半的时间就是实习自己的专科。而我们这一届是三个月内科、三个月外科、三个月妇儿科、三个月其他的科，所以我们比较均衡，但每一个科都不够深入。仁济医院还是很好的，实习生、住院医生都住在六楼，晚上工作人员拿手电筒一照，我们就赶快起来到楼下去看病人。还有，工作人员都住在同一栋楼里，所以大家都很熟悉，感情也很融洽。在实习的时候，我们急诊、内外科是一起看的，所以培养得比较全面。

我印象最深的一次，一个小孩来看病，他妈妈非常着急，说是在缝棉被的时候针头断在了小孩的手臂上，请求医生想办法赶快弄出来。我检查小孩的手臂，摸来摸去找不到疼痛的地方，小孩妈妈哭着说针头会不会顺着血管移动位置了。后来经过X线摄片，才发现原来是针尖随着肌肉的运动位置改变了，所以在原先扎进去的地方按压无疼痛。这件事给我印象很深，后来我在教学的时候，总是告诫学生不要轻易否定病人的诉求，假如病人或家属有疑问，医生就要认真仔细对待，不能耽误了病情。所以说，实习时遇到的一件小事，也会长久影响我以后的教学生涯。我在妇产科实习的时候，工作忙到很晚，直接倒在值班床上，没有什么时间到了下班的说法。我在外科实习时开了3个阑尾、1个疝气，都很顺利，还是很有收获的。

1954届学生人数少，我看他们写的回忆文章，学生与带教老师的关系非常密切。我们这一届各科实习时间都比较短，没像他们这样对老师这么印象深刻。我印象比较深的老师是黄铭新教授、江绍基教授和陆正伟教授，他们的带教都是非常好的。

行善举，成立教育基金会

我去瑞金医院工作后，开始是在普内。那时候没分这么细，几个科都要轮转。我是很用功的，因为我比1954届的同学差了一大段，落后太多，所以压力也很大。我只有一个孩子，这个孩子也是10个月以后送去托儿所和幼儿园全托。但"文化大革命"开始后，二医幼儿园关门，小孩只好回到家里。正好这时儿子要读小学了，我婆婆住在我们家里帮我们带小孩，我们整天在医院里忙。有的时候，星期天我婆婆回去了，我就把儿子带到医院，让他在医院里玩，我们在病房里工作，

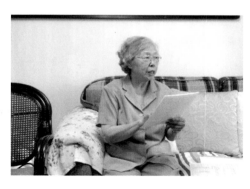

2019年6月，丁怀翌接受上海交大医学院档案馆口述史采访

到中午的时候，叫儿子到食堂里吃饭。就是这么过的日子。那个时候，瑞金内科的女医生都这样，星期天这些小孩都聚在医院里头玩。分科后我进入心内科，心内科教学、科研所有的事情我也都参与了。我1994年1月份退休，退休以后继续看门诊，直到78岁。

　　1958年，瑞金医院抢救邱财康的时候我在乡下，虽然我和杨之骏医生新婚，但那时的信息交流不像现在方便，所以这件事的经过是以后听当时瑞金医院总支副书记金伯刚同志讲的。病人刚送到医院的时候，大家都觉得这么重的伤员是救不过来的，杨之骏医生一听是个钢铁工人，说我们要抢救的，并做了汇报。在二医党委、医院总支的领导下，医院动员院内所有专家一起来抢救，自己的专家不够再请外面的专家，包括二医药理科的专家余潓教授，还有华山医院感染科的戴自英教授，集中全市的力量，全都扑在上面。杨医生起的是鼓动和组织的作用。那时候一组专家天天讨论研究，另一组青年医生日日夜夜守在病人身边密切观察病情。他们把每一个细节都记录下来，然后转出去，大家一起讨论。那时候所有专家、医生、护士，都全身心扑在上面。

　　成功抢救邱财康以后，瑞金医院就建立了烧伤病房。较长的一段时间，烧伤病房的医务人员都是这样的工作精神。烧伤病人有时非常痛苦，护士喂食的时候常常被吐在身上脸上。记得有一年，杨医生生病住在家里，两个护士来看望他。她们回忆起一次抢救一个窒息病人的情景，由于那时的医护仪器设备没现在先进，吸痰器不是挂在墙上的，使用的时候要拖来拖去。护士看到病人不行了，马上把杨医生喊下来。下来后，杨医生说来不及了，就直接用口将病人的痰吸出来了。杨医生对病人的爱护，感动过很多人，但所有这些，我都是后来才知道的，杨医生从没跟我提起。

　　杨之骏去世后，我决定成立一个杨之骏医学教育基金，我希望我们的学生能够成为顶尖人才，在医学领域能够有所成就，这个教育基金每年从几个年级的学生中评出一名最好的予以奖励；另外，每年资助一名贫困地区的贫困学生，直到他毕业或不再需要为止。成立医学教育基金没什么别的想法，我们这一代人已不能为社会效力了，但很希望医学事业后继有人。就是这么一个想法，很简单的。另外，我们一生也得到国家、组织的培养，杨医生生病这么多年一直接受国家的帮助，我觉得也应该做一点事情回报社会。

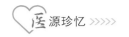

跟党走，投身边远支教

20世纪50年代，我们参加中级医师师资培训，这是国家的战略部署。我们班58个人，1952年春天去了4个人，隔了半年，1952年秋天又去了3个人，一共7个人，占11%。可以看到那个时候党在学校各个方面的影响力，只要祖国召唤，年轻人就会积极响应。而当时，我们再过一年半就要开始实习，毕业后可以在大学当助教了。况且我们去上师资培训班的时候也不清楚以后会怎么样，但是就这么义无反顾地去了，这是很不容易的。我们7个人去了不同的地方，教不同的学科，我去了福建教解剖学。

我是怎么去的呢？从上海乘火车到江西上饶，下来乘汽车，经过北高峰到福建崇安，住一晚，再乘长途汽车到南屏，住一晚，再乘小汽轮直到福州。福州报到后再分配去泉州，也是乘汽车。汽车要么半夜开，要么清早开，因为当时泉州还地处前线。虽然我还是个年轻女孩，但我有艰苦的思想准备，且周围都是解放军，所以并不怕。到了福建一带，厦门遭轰炸，福州遭轰炸，泉州也看到飞机，尽管没有炸到泉州市，但泉州也在挖战壕。那个年代的这种经历也是蛮宝贵的。

到了泉州，学校刚刚成立，就两个班级。校舍是由一座破庙（玄妙观）改建的。当时的环境就是这样，师生住宿、上课都在里面。我进门时他们看我背了一个书包，以为我是邮差，我说我是来教书的。进大门后有个门房，一边是教室，一边是传达室，可以油印讲义，前面是天井，天井向前是大堂，作为另一个教室，天井两边是两排房间，一排是师生宿舍；另一排放置仪器。学生和老师生活在一起，学生晚上拉二胡，我晚上备课。因为地处前线，学校晚11时停电，我就在蜡烛光下刻蜡纸，第二天油印好讲义发给学生。

尽管生活条件艰苦、学习环境严酷，但师生之间、同学之间结下了非常深厚的友谊。建立团组织以后，我担任团支部书记，在学生中间发展共青团员，安排组织生活。当年从这所破破烂烂的学校里走出

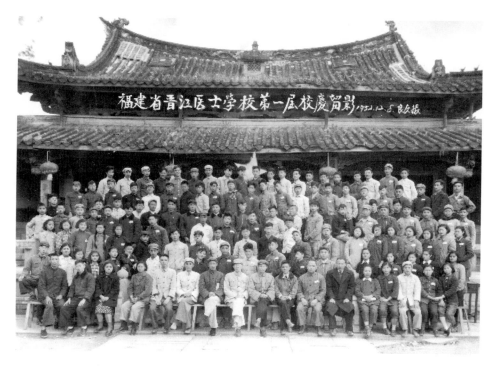

1952年12月，晋江医士学校第一届校庆留影（第一排左四为丁怀翌）

来的学生，在控制和消灭传染病中发挥了很大作用。有的后来当上了防疫站站长，少数继续就学，成为各医院的业务骨干。到现在为止，我们之间还有联系。首届学生毕业30年后有一次聚会，我当时因有教学任务没有参加，他们就寄给我这张照片，名字都一一写好，还郑重其事地给我写了封信，告诉我他们都还记得我当年教书的情景。

为什么说那段时间对我影响很大，也非常有帮助呢？因为从此以后，我什么都不怕了，无论遇到什么样的困难，我都能坦然处之，什么障碍都能克服。那个时候居住和工作的房子是座庙，其他设施就可想而知了。我还请过两个给菩萨描金的师傅，帮我画解剖图谱。解剖课没有教具，没有人体骨骼，我们就先向乡政府申请，到乡下找到被遗弃的尸体，再联系法院确定，制成骨骼标本。没有尸体用作解剖，就先解剖羊，总之想尽一切办法。我没觉得有多苦，艰苦的环境特别能锻炼人的意志品质。

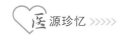

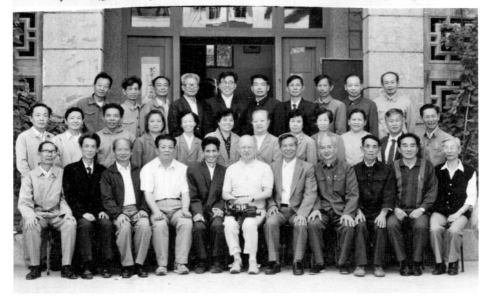

1991年10月，泉州医士学校首届同学尊师叙旧会合影

听党话，投入血吸虫防治

我参加了三次治疗血吸虫病医疗队。第一次是1952年在我去参加中级师资培训前，一个寒假待在松江乡下，当地鼓着大肚子的人很多，我们采用二十天疗法进行治疗。第二次是1958年，去了青浦整一年。这个时候治疗方法已从二十天疗法改为七天疗法、三天疗法，"大跃进"时又有四小时疗法。四小时疗法是每隔两小时打一针，很多人打第三针时反应太大，那么只好不打了，多数人会复发，所以四小时疗法是失败的，最好还是七天疗法。第三次大概是1964年，是扫尾了。那时治疗血吸虫病不用打针了，而是吃麻油药（用麻油调入治疗血吸虫病的药）。

我1951年曾去青浦任屯村参观，当地因流行血吸虫病，村子几乎空无一人，极为悲惨。那时全国曾有近两千万人受到血吸虫病的折磨。医

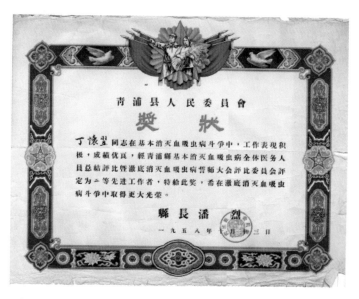

丁怀翌参与消灭血吸虫病，被青浦县人民委员会评定为二等先进工作者奖状

疗队前赴后继，年复一年，成百上千的医疗队员有组织有计划地开展工作，对早中期的病人使用药物，对晚期血吸虫肝硬化病人施行外科手术，做脾切除；加上消灭钉螺，终于将严重危害人民群众身体健康的血吸虫病消灭了。

从事临床，参加心脏移植

我在临床上比较值得纪念的工作是参加亚洲第一例心脏移植。我记了一本笔记叫《心脏移植》。因为那个时候还没有电脑，只靠手抄，我只能用手写笔记的方法记录这例心脏移植的资料，如早期治疗的试剂和用法，如何观察排异、怎么看心电图、急性排异的治疗方法、后期的排异怎么诊断和治疗等。都是我翻阅了很多杂志，查出来再抄下来的。这样，我在病人手术前制定了内科医生在术后的工作要领。我后来在整理杨医生的遗物时，发现那时我还做过一个总结，就是《同种原位心脏移植一例报告》。20世纪70年代，还没有超声心动仪，我们完全靠临床观察和

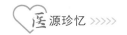
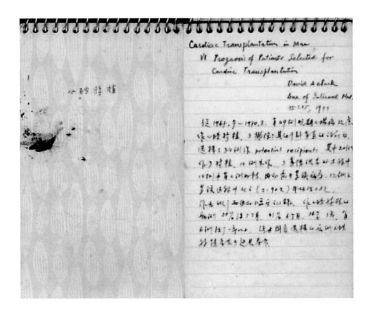

学习笔记

心电图。心电图的变化非常重要，而临床观察也很需要，每天要听病人有无第三心音、颈动脉搏动情况、肝脏大小、下肢水肿情况等。这例手术的病人共发生四次排异，每次是怎样发现排异的、用药后的效果，还有通过痰培养、尿培养，及时用药物敏感试验来控制感染，我都记录下来了。我为那时工作团队的细致工作所惊叹。

钱本余

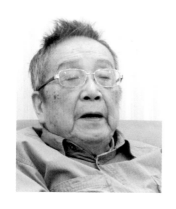

　　钱本余，1930年7月出生，江苏苏州人。1948年进入圣约翰大学，1954年毕业于上海第二医学院医疗系。曾任瑞金医院传染病科医师、上海医学情报研究所所长、上海第二医科大学图书馆馆长。主要从事医学图书情报及编译工作。1980年参加中国医学情报图书考察组，赴瑞士世界卫生组织总部、英国、美国和日本考察。1982年赴美国克利夫兰凯斯西储大学进修医学图书馆学。参与编写《病毒性肝炎的新进展》《医学文献检索》等，主译《肝胆系统疾病》《幽门螺杆菌作为胃癌原因的循证》等，发表《破伤风102例临床分析》《乙型肝炎的免疫学》《心血管系统核心期刊的探讨》等多篇论文。主持"病毒性肝炎的进展研究"项目获1985年全国科技情报成果奖三等奖。1978年被评为上海市先进科技工作者。

忆往昔，展光辉院史

口　述：钱本余

时　间：2018 年 11 月 13 日

地　点：上海交通大学医学院院史馆

访　谈：刘军、江浩艳

记　录：张宜岚

摄　影：刘宇翔

整　理：张宁娜

我与圣约翰大学

我是钱本余，1945 年入圣约翰高中。圣约翰高中的课程除了国文、中国历史外，其他科目都是用英文教学。1948 年考进圣约翰大学。圣约翰大学医学院的学习分两个阶段，第一阶段是两年医预科，属理学院；第二阶段是五年医学院。1952 年院系调整，圣约翰大学医学院与震旦大学医学院、同德医学院合并成立上海第二医学院，并改革学制。我于1954 年毕业，毕业后分配到广慈医院传染病科；1958 年调到上海科学情报研究所，后转至上海医学情报研究所。

我们一家兄妹都在圣约翰大学读书，长兄与二姐读经济系，三哥读土木系，四姐与我读医学院。当时因为医生是自由职业，不用求人，不用看别人的脸色行事，所以选读医学院。读医预科时一般有50个左右的学生，两年以后到医学院就只剩25人了。为什么呢？因为化学课程卡得很厉害。医学一般很注重化学，化学不及格就会被淘汰。进不了医学院的学生就要转系，一般会转到生物系或者化学系，因

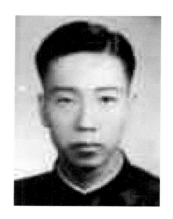

大学时期的钱本余

为医预科属于理学院，化学系与生物系也是理学院。圣约翰大学医学院属于宽进严出，从进入医预科到毕业，经过数次淘汰后一般只剩十几个人，最少的时候只有七八个人。

刚开始时，圣约翰大学医学院不招收女学生。在1942年以前，女生要读医学，只有到上海女子医学院，也就是现在的妇产科医院，以前叫西门妇孺医院。后来圣约翰大学的大多数教授认为应该收女生，但是教解剖学的张光朔教授反对收女生，于是把女学生的考试成绩卡得特别紧，不及格的留级或转系。但是女学生很用功，比如病理科的凌励立教授考了第一名；生理教研室主任章德馨是圣约翰大学医学院首批招收的女生，功课也极好。总的来看，读医学院的还是男生多一些，女生少一些。

同 窗 与 恩 师

在圣约翰大学读书时，我最佩服的是钱绍昌同学，他生性聪颖，常与文学院的同学一起玩，上课有时也不来。例如寄生虫学课，当天下午考试，他上午问我借笔记，四本厚厚的笔记簿，下午考试竟然可以考到80分。广慈医院第一个做成功断肢再植的是钱绍昌。那时他去外地会诊烧伤病人，有断肢病人需要断肢再植，而他把手术做成功了。后来，由

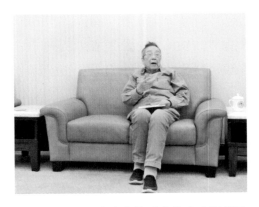

2018年11月，钱本余接受上海交大医学院档案馆口述史采访

于某些原因，钱绍昌转至外语教学，进入上海外国语大学，继而从事影视翻译领域，独领风骚，成为该领域的翘楚。

我实习是在广慈医院，邝安堃是内科主任，原是震旦大学医学院教授，是最有实力、最严厉的教授。内科大查房时，所有的医生都跟着，后面是实习医生。负责病人的实习医生要把病人的病史背出来，包括各类检查结果，不能现场查看，旁边的其他医生也会被考问对病人的诊治意见。邝翠娥是邝安堃之姊，是消化科的副主任，原为西门妇孺医院院长。她们两位对下级医师的培养关怀备注。我在任住院医师时曾与沈畊荣、蔡贵宝、陈敏章合译《肝胆系统疾病》一书，邝安堃、邝翠娥两位教授为书稿审校。

黄铭新教授和陶清教授都是从圣约翰大学毕业的，都是心血管科著名专家。黄铭新教授很和善与客气，对学生像兄弟一样，学生对他亦很钦佩与感恩。改革开放后，一些在美的学生时常会寄外汇孝敬他，而他会在办公室里分给大家。陶清教授先在仁济医院，后调至广慈医院，任内科心血管专业副主任。他学识渊博，为人谦虚，注意提携后人，我晋升副研究员即是由董承琅与陶清两位教授推荐。江绍基教授亦是圣约翰大学的毕业生，是全国著名的消化科专家。我在调入上海第二医科大学后，曾协助江绍基教授筹备第一届和第二届上海世界胃肠病学会议，并任秘书长。

圣约翰大学医学院的历史

圣约翰大学成立于1879年，开始时称圣约翰书院。开办医学院很为困难，因为办学的条件和要求很高。圣约翰刚开始一个年级只有两到四名学生，每隔一年收一届。哈佛大学也曾在上海办过医学院，是与圣约翰大学合办，学生前两年在圣约翰大学，之后到哈佛大学医学院。哈佛大学医学院办了几年就办不下去而撤离了，原址改成中国红十字会医院，也就是现在的华山医院。

美国宾夕法尼亚大学（University of Pennsylvania）是一所世界著名大学，宾夕法尼亚大学医学院原来在广州办医学院，太平天国时期，江浙一带的富人都来到上海租界避难，上海迅速发展。广州宾夕法尼亚医学院于是来上海与圣约翰大学医学院合并，成立了圣约翰—宾夕法尼亚医学院，英文名是 St. John's University Medical College being the branch of University of Pennsylvania Medical College。

圣约翰大学医学院同时是宾夕法尼亚大学医学院的分支，所以圣约翰大学医学院毕业的学生有两张文凭，一张是圣约翰大学医学院的文凭，一张是宾夕法尼亚大学医学院的文凭。圣约翰大学医学院学生的成绩单都是要寄到美国的，学位也是拿的医学博士学位。

中国普通医学院的毕业生到美国去，一般先做实习医生，考试合格才能做住院医师。但如果是圣约翰大学医学院的毕业生，可以直接到宾夕法尼亚大学的医院做住院医师，或是进一步进修。圣约翰大学医学院毕业的学生可以直接去临床做住院医师，还有津贴，不需要太多花费。所以，圣约翰大学医学院毕业的学生近半数都去了美国。

同仁医院和宏仁医院

圣约翰大学医学院的教学医院主要是同仁医院和宏仁医院。同仁医院建立于圣约翰大学医学院之前，先有同仁医院，后有医学院。同仁医院位于虹口华德路，当时是一所比较先进的医院，中国第一架 X 光机就是同仁医院引进的。

医学院学生本来主要是在同仁医院实习，1937 年淞沪抗战爆发，因

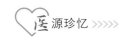

为同仁医院在虹口，于是同仁医院一部分搬到汉口路附近的圣三一教堂，还有一部分搬至中山公园对门的中国科学院研究所，租赁该处有两个好处，一个是圣约翰大学医学院在里面铺了美国国旗，日本人不好轰炸；另一个是可以在此处成立同仁第二医院，救治难民。后来，倪葆春带领100多名医生、护士到后方参加滇缅公路建设，他担任医疗队队长。太平洋战争爆发后，同仁第二医院也被日军占领。后来，同仁医院改称"宏仁医院"。

抗战胜利后，倪葆春回沪，他从联合国善后救济总署（UNRRA）获得美军剩余物资中的战地医院物资，在圣约翰大学校园原址建了同仁医院。1952年院系调整时，圣约翰大学医学院、震旦大学医学院、同德医学院合并成立上海第二医学院。但同仁医院没有并到上海第二医学院，而是给了长宁区。当时只有广慈医院和仁济医院，宏仁医院是在1954年并入。1957年时，上海市规划建造新华医院，作为上海第二医学院的附属医院，原来的宏仁医院给了胸科医院。宏仁医院的人员分流到了新华医院和仁济医院，仁济医院的部分分流到新华医院。2013年，同仁医院与长宁区中心医院合并成上海市同仁医院，成为上海交通大学医学院的附属医院。

上海的医学派系

上海的西医学界主要是三个门派，一个是英美派，一个是法比派，还有一个是德日派。

英美派主要是圣约翰大学医学院和上海医学院（今复旦大学上海医学院）。上海医学院是颜福庆创办的，实际上和圣约翰是同门。颜福庆是圣约翰大学医学院第四届毕业生，颜福庆的伯父颜永京是圣约翰大学的中国创始人之一，担任过校长。还有一派是法比派，主要是震旦大学医学院和广慈医院。法国天主教比较保守，它培养医生主要为教会服务，所以对广大市民来讲，作用相对较小。还有一派是德日派。同济大学的前身最早是宝隆医院，一位名宝隆的德国医生办的。同德医学院是由同济医学院毕业的中国医师创办，"二战"以后同德医学院改用英文授课。德日派中还有一个德国医学院，在石门二路，规模比较小，毕业生亦比较少。第六人民医院的钱允庆医师就是从该校毕业。德日派还有东南医学院，1949年以后搬到安徽，成为安徽医学院。

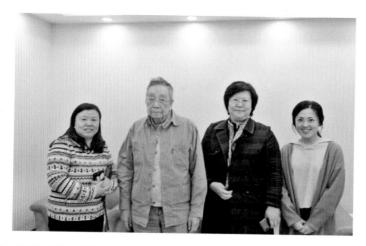

2018年11月，钱本余与访谈人员合影（左起：江浩艳、钱本余、刘军、张宜岚）

所以，上海的西医主要是英美派和法比派。上海医学院的基础课较强，圣约翰大学医学院的基础课比不上人家，但临床比上海医学院强。上海医学院是六年制，授医学学士衔；圣约翰大学医学院是七年制，两年预科再加五年医学院，授医学博士衔。

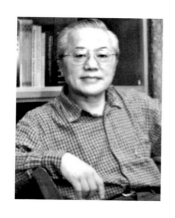

周世昌

周世昌，1932年6月出生，浙江鄞县（今浙江省宁波市鄞州区）人。1949年进入震旦大学医学院学习，其间积极参与下乡防治血吸虫病。1954年寒假毕业于上海第二医学院。毕业后先后在上海南洋医院、上海市胸科医院、上钢一厂卫生科等工作。曾支援浙江新安江水力发电站建设，参与研发我国第一台国产人工心肺机，从事北京中国医学科学院《医学文摘》等杂志编辑工作。

敬畏生命，童心敬业，终身学习

口　述：周世昌

时　间：2018年11月14日

地　点：上海周世昌寓所

访　谈：刘军、江浩艳

记　录：张宜岚

摄　影：刘宇翔

整　理：汤黎华

求学震旦，选择医学

　　我与卢湾区有不解之缘。1937—1940年，我在卢湾区中心医院旁的阜春小学读书；1941—1945年，在中法学堂读书；后来，转学到震旦大学的高中部。高中毕业后，我面临上哪个大学的问题。震旦大学虽然是一所综合性大学，但它的强项是医学和法学。我选择读医，可能与我的祖父、父亲有关。我的祖父是中医，父亲是西医。我的父亲有一家私人的小医院，一楼看门诊，有皮肤科和性病科；二楼和三楼做产科。我性格内向，做律师的话，要求活动能力比较强，要会讲，这些我都不行，所以就读医科了。

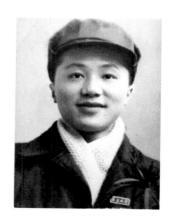

大学时期的周世昌

震旦大学医学院从第一年进校学习，到最后一年医院实习，学制是6年；一些外校考入震旦的学生，需要多读一年法文，也就是读7年，这第一年叫作"特别班"。进入大学后，我还是和高中时一样，"两耳不闻窗外事，一心只读圣贤书"。震旦大学的考试制度十分严格，一周考一次，每次考一个单科。在一周里，才教的新知识还来不及消化，又要温习考试的单科，所以每到周六考单科的那天是最紧张的。那一天，学校还会把上周考试成绩和名次公布出来。震旦一年级还有PCB考试制度，P是物理，C是化学，B是生物。PCB是进入医科的必修课程，考不出就不能读医科。当时教我们数学和物理学的是一位俄国人，化学老师是一位中国人，叫冯成湜。讲课都是用法文。PCB考出来后，我就开始学习解剖、生理等科目。解剖学是个重头。

我们当时学解剖学和现在不一样，是一个系统一个系统地分开学，从骨骼、肌肉、关节、血管、内脏到中枢神经和周围神经学，之后做尸体解剖的时候，再把一个个系统合并到局部。这种学习方法是比较好的。当时教我们解剖学的是周渭良、佘亚雄两位老师，讲课和讲义都是用法语。佘亚雄老师教书很认真，每次上课之前，都要把上次讲过的东西复习一遍。我自己也下了苦功，他课上讲的一些不理解的内容，我就上图书

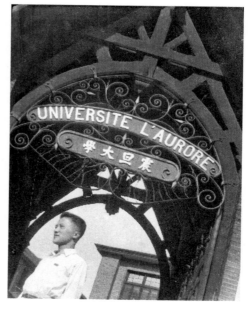

周世昌在震旦大学校门前

253

馆找书看，这对我学习解剖学帮助非常大。解剖学中的中枢神经和脑脊髓神经是最难的部分，因为它们是抽象的，完全要靠自己的想象力。当时，我、季炳璁、黄美玉、江振裕四人是课代表，我们聚在我家一起讨论如何把课代表的任务完成好，帮助同学们一起学好。于是我们找来纸箱板，买了许多五颜六色的丝线，在纸板上画好中枢神经的运动、感觉、连接等各种纤维，把它们剪下来，然后拿起针线，对着讲义读，一边读一边穿。这个方法起到了很好的学习效果。

我们生理学和生物学的老师是Poisson神父。组织学和胚胎学的老师是Flamet，他比Poisson年纪大些，留着山羊胡子，对学生很有耐心。他讲组织学有个特点，上课从不叫我们一句句读讲义，而是让我们带好本子和五颜六色的笔，好像学美术一样，他在黑板上画图，我们也跟着在本子上画，并在图画旁边标注注解。Flamet用这种方法教组织学，效果很好。有一天，Flamet问我："Monsieur Tcheou，你能帮我一个忙吗？"一个大男孩第一次听到胡子教授称自己为"先生"，一下子愣住了。他要我帮他把胚胎学讲义的插图描下来，并且用法文的手写体标上注解，让同学们都能看得懂。我说，我喜欢画图，也喜欢书法，我愿意帮忙。隔了一段时间，Flamet叫我去办公室，他拿着之前我帮忙描画标注的图谱，说"这本讲义我送给你"。在讲义的封面上，Flamet给我留了言："Merci, Monsieur Tcheou Che-tch'ang."这本讲义我一直珍藏着。在佘亚雄老师的主编下，我们四个课代表还参与完成了一本解剖学图谱的汇编出版。佘老师把从其他解剖书上收集的比较实用的、能解决问题的内容，汇总后听取我们全班同学的意见。图谱汇编完成后，我们班集体出资影印，内页印上了我们全班同学的名字。

除了课堂学习，我当时还参加了一些学生运动。在大学一、二年级的时候，学校组织我们下乡防治血吸虫病。我们医疗小队由赵善政老师带队，到苏州陆墓给当地农民看病。我们平时和农民同吃，晚上睡在他们家里，在地上铺上稻草，把自己家里带去的棉胎垫在下面，身上盖一条棉被。

1952年全国高等院校进行院系调整，院系调整后学校人就多了，老师当中也多了许多陌生面孔。课堂上课分成大课和小课，大课就是三个学校的同学一起上，有时普通教室不够大，我们就到图书馆的大教室上。上小课还是我们震旦的同学一起上。由于震旦大学医学院、圣约翰大学医学院和同德医学院在学派观点、师生国籍、教材文字和习惯用语等各方面都存在差异，通过院系调整，三校合并后，统一体制，一律改用中文教学。

到了学习的后期阶段，我们去医院实习。我被分配在广慈医院。实习科室的安排会有重点，参考我们个人意愿，我选择了外科。那时我们住在广慈医院职工宿舍的二楼，和住院医生住在一起。我们和住院医生一起参加病房值夜班工作。一开始病房有什么事，护士都叫住院医生去，我们实习医生跟在住院医生后面。不久，护士不再叫住院医生，而是直接叫我们实习医生去病房了。因为医院要培养我们独立工作的能力，让我们自己判断和处理病人的病情，否则住院医生一起叫来了，我们肩膀上就没有压

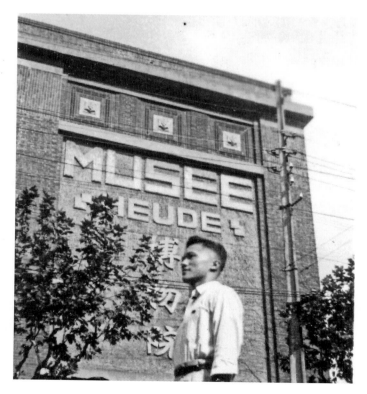

周世昌在震旦博物院前

力了。在医院里，我们实习医生被安排在第一唤，第一唤解决不了，再叫第二唤住院医生，住院医生上面还有第三唤主治医生和第四唤主任医生。我们实习医生在医院里，既是实习，也是工作。我在外科当实习医生的时候，每天要很早起床，赶在工务员打扫之前，先进病房给病人换药；还要赶在护士整理被子之前，把药换好。因为被子一抖，病房里的空气就不好了，这时如果把敷料一揭开，细菌就会到无菌创口上面去了。为了做到无菌，护士会推一辆治疗车配合医生换药，车上放无菌的敷料。医生与护士都在严格无菌意识下配合进行换药。其实不仅换药，在傅培彬主任医师带领下，广慈医院外科代代相传，各种操作无不突出严格的无菌观念。当年张天锡医生带我实习外科，他一丝不苟的严谨作风，对我产生深刻的影响。在广慈医院一年的实习期，我除了在普外科实习，也轮转过泌尿外科、小儿外科、妇产科等一些科室。我深刻体会到理论联系实际的重要性，不去做实际工作，不会发现问题，而历史悠久的大医院不断完善的规章制度，其实就是保障协作安全的无数经验教训的总结。

后来学校对毕业学生进行统一分配，我被分配到外地去工作。准备出发时，上海甲肝大流行，我也被感染了，于是就耽搁下来。后来，在卢湾区医务人员进修班讲课的崔榆前辈，让我试着去进修班讲课。崔榆对我说，你就讲解剖学、生理学方面的新鲜知识。于是我就拿着自己编的讲义去进修班试讲了几次，效果不错，连在下面听课的卢湾区卫生科科长也觉得我讲得很好。我才意外地发现自己还有点教书的能力。

参与我国第一台国产人工心肺机的研发

1956年时，党中央向全国发出了"向科学进军"的伟大号召。那时胸外科专家顾恺时对我以后的人生产生了很大的影响。当时顾恺时要招收学生和他一起做研究。我就自告奋勇去报名。经过卢湾区卫生科的同意，我来到了顾恺时所在医院——南洋医院。当时南洋医院的胸外科非常有名，在华东地区数一数二。被招进南洋医院后，一开始我在儿科做值夜班的医生，又先后被调到普外科、胸外科，都是做一些住院医生最基础的工作。

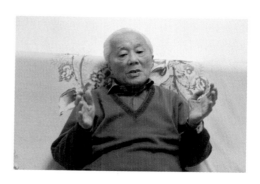

2018年11月，周世昌接受上海交大医学院档案馆口述史采访

有一天，医院要举办读书交流会，顾院长让我把大学里读到的关于心脏的生理学等方面的新知识在会上进行交流。由于之前在交流会上发言的都是主治医生级别以上的人，我说："我只是一个刚毕业的大学生，我觉得害怕。"顾院长鼓励我说："你不要怕，你大胆地去讲，只要把你自己学到的新知识拿出来交流，对我们医生都是有帮助的。"南洋医院的这个读书交流会制度很好，因为大家都在地方医院里忙于日常工作，学习的时间很少，特别是本专业以外的知识更没机会去学。大家通过读书交流会相互分享，虽然可能不是最尖端的内容，却学到了以前不知道的知识。承蒙顾院长信任我，我去做了交流。会后，顾院长给予我肯定，说我讲得很好。

又过了一段时间，医务科吴善芳主任对我讲，顾院长要开展一项关于人工心肺机的研究工作，希望我一起参加。胸外科三级梯队：顾院长亲自挂帅，一名外科主治医生潘治，一名住院医生，也就是我，另外邀请一位高年资肺科医生和一位麻醉科主任医生，五人共同组成研究小组。当时，我们还面临一个重大的变化。上海要新建一家华东最大的胸科医院，顾院长挑选了一批主治医生、住院医生，我也在其中，从南洋医院调到胸科医院去，南洋医院也将改制成为卢湾区中心医院。就在我们准备离开南洋医院的时候，原来的建设计划作废，改成对宏仁医院进行改建。宏仁医院主业是妇产科，设备不适用于做胸科医院，要改建成胸科医院，必须重新设计。于是在医院改建的这段空档期，我获得了一个自由上班的机会，顾院长和吴主任介绍我加入中华医学会外科学会并成为会员，顾院长让我有空就去中华医学会图书馆，专门查阅有关人工心肺机的文献资料。我们人工心肺机研究小组借了南京西路上海市卫生学校的一间动物房做研究，这里成为我国第一台国产人工心肺机的诞生地。当时我们研究组五个人，外加两位上海医疗器械厂的工程师就在动物房里一次次进行实验。我把从文献资料中收集到的新知识、新观点和国外先进经验提供出来，我们研究组和两位工程师一起开会商量，提出需求和改进，终于在1958年第一台国产人工心肺机研制成功。这一研究成果在国内引起了非常大的轰动，《解放日报》《文汇报》《科学画报》《新民晚报》等各家媒体都前来采访。中华医学会在西藏路上的沐恩堂举行报告会。会上，潘治把我们的研究成果进行了汇报。报告以后，我们的研究论文也被刊载在《中华外科杂志》和《中华医学杂志（英文版）》上，在全国范围内产生了较大的影响。后来上海科教电影制片厂要拍一部科教电影，向一般医务人员和老百姓普及人工心肺机的原理。顾院长交给我一个任务，要我编写电影的分镜头，并设计一幅人工心肺机的工作动态示意图。当时胸科医院刚完成改建，还没开始收治病人，于是电影厂就以胸科医院手术室为场景进行拍摄。电影拍完后，顾院长又交给我一项任务，受《辞海》编辑部委托，对人工心肺机的相关内容增补有关词条。人工心肺机的问世带来了很多新的专业名词，例如动脉泵、鼓泡氧合器等，于是顾院长让我用最简单明了的语言，对这些新的专业词汇进行解释。

胸科医院正式建院开放后，上海市卫生局组织了一个胸外科的学习班。由于胸外科是一门新兴的学科，所以全国各地医院的院长、外科主任医师都前来进修。胸科医院的医生分级配合做好教学工作，院长和主治医生教进修医生如何做胸外科手术、心脏手术，我们住院医生教他们如何管理术后病人。一开始我们对那些前来学习的老前辈感到不好意思，但他们说，你们不要客气，他们也要了解胸外科住院医生的工作，他们自己不了解，回去怎么教手下的住院医生。后来我们半夜起来处理病人，也就把老前辈一同叫上了。

在胸科医院工作了一段时间后，有一天，顾院长又交给我一个任务，要我参与翻译一位美国作者写的关于心脏外科图谱的一本书。当时适逢1958年全国开展"除四害"运动，白天我在居民区走家串巷，后又下到杨浦区江浦路国棉厂去搞除害灭病工作，只能晚上挑灯夜战翻译书本，完成了翻译工作。1959年国家建设浙江新安江水力发电站，需要派上海的医疗队去。我接受了这一项光荣任务，去新安江开展了一年的医疗工作。

勤学不辍，前行不止

回顾我从学校毕业到社会工作的那些年里，我始终保持着很强的自学愿望，因为我一直认为一个人总要学点东西。所以我抓住一切学习的机会。在南洋医院的时候，有一位小儿科前辈张庆鹤，毕业于日本东京帝国大学，日文很好。有一天我问他："张主任，你能不能教我一些日文？我不要学日文会话之类的东西，只要能看懂医学的东西就够了。"于是张主任就从日文五十音教起，使我借助词典稍能看懂一些日文医学杂志。后来我离开南洋医院，但是我还是锲而不舍地自学，目的就是要扩大我的眼界，不能只看到眼前的这点东西，不仅要看懂法文的和英文的医学文献，日文的工具书比较发达，学会一点日文就可以利用它，为我所用。

之后我调到胸科医院，医院刚成立的时候，适逢国家提倡"要向苏联老大哥学习"，当时我们一律学两样东西，一是学中医，二是学俄文。我们俄文老师是专门从外面请来的，我就抓住可以在工作时间学习的机会，拼命学习。后来在胸科医院的研究室里，我认识了一位同济大学毕业的年轻技术员，名叫饶天健。我知道同济大学是读德文的，我就问他："小饶，你能不能教我些德文，有些德文医学的内容我看不懂，你只要教给我些语法常识就可以了。"当时的我真正是一个"书读头"，平时休息日去的最多的地方就是福州路文化街，那里有很多影印的原版书。我工资不高，但是很少把钱花在穿着上，多是用于买书。

我从新安江回来不久，医院人事科芮瑞蓉把我叫去，说："现在钢铁战线需要你去开展工作，组织准备调你去，有什么困难吗？"我说："好呀，没什么困难。"服从组织命令，我就到上钢一厂卫生科工作了。去厂里上班不像到医院上班那么简单，上班乘公交车要在马路上排几个小时的长龙队。我想这些排队时间不能浪费，可以用来背日文、德文的单词。虽然我知道我的医学道路结束了，但是我还能学，我就是这样利用时间的。有一次，胸科医院人事科打电话到工厂车间，找我去谈话。找我谈话的是当时胸科医院的党总支书记王知行，他说："周医生，你在上钢一厂好不好啊，想不想回到胸科医院来？"我笑眯眯地说："（在上钢一厂）很好，没关系，这样可以。"就这样，我犹如一枚螺栓，一拧不起数十年，从此一直在上海冶金工业系统下属单位卫生科工作，直到退休。

虽然我在上钢一厂当一名普通的厂医，但我想，除了工作，我还可以再做些其他事。我在参与研发人工心肺机的时候，接触了很多医学情报工作，于是就想试试看。某休息日我在二医图书馆浏览杂志做读书卡片时发现一则新事物值得国内国外同行参考，遂压缩写成一篇文摘，试寄北京中国医学科学院中国国外科技文献编委会。他们一看我的文摘便很欣赏，聘请我做特约编辑；后来，又聘请我做文摘质量的检查人。在这之后，上海科学技术文献出版社要出版一本美国《科学新闻》的全译本，请我参与生命科学版块的翻译工作。由于美国的《科学新闻》讲的都是美国科学前沿和最尖端技术，甚至有很多词汇都还没有固定的译名，需要我们自己创造出来，供后人沿用，所以这项翻译工作是相当难的。在那段时间里，我还参与了《国外科技消息》等杂志的编译工作。也正是由于我这些编辑工作经历，上海市政协知道我既是搞科学的，又是懂法语的。当时他们有三位老同志要审校一本词典——《法汉科学技术词典》，想试试看我有没有能力来审校，便把一部分词条给我。我审校好以后，把结果给老前辈们看，他们非常认可，甚至到后来词典中有关生命科学的那部分内容，他们审校以后还要给我复看。于是上海市政协聘请我为文化研究委员会特约编译。

回顾我的一生，无论何时，一直支持我的就是学习，学习使我受益。我学毛主席著作，把中文、日文、法文、德文的译本都买来对照着看，如《毛泽东选集》1～4卷、《实践论》和《矛盾论》，我都反复研读，至今都很受用。除此之外，我还做了马克思、恩格斯、列宁的语录笔记和鲁迅的精辟语录。当然，我爱医学，精读巨著，读完后把所有要点画了红杠杠。退休30年来，我与时俱进，做了不少学习新知的笔记，未尝中辍，编号的活页已经厚厚几沓。对我而言，学习已经变成了生活的需要，就像吃饭喝水一样，乐趣全在里面了。

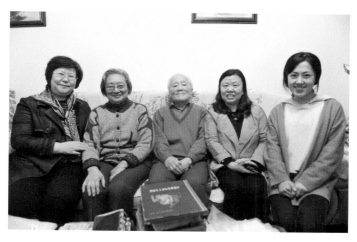

2018年11月，周世昌夫妇与访谈人员合影（左起：刘军、周世昌夫妇、江浩艳、张宜岚）

最后，我想给我们的医学生12个字：敬畏生命，童心敬业，终身学习。希望能与同学们互相勉励。

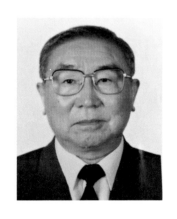

刘耀祖

刘耀祖，1928年出生，江苏扬州人。1942年就读于上海震旦大学附属中学，高中毕业后考入上海震旦大学医学院。毕业后在上海市建筑工程局职工医院工作，任外科住院医师、主治医师，1962年在广慈医院进修一年。1980年起担任主任医师。从事外科临床工作，专长普外科和胸腔外科。中华医学会上海分会外科学会会员。主要论文有《胃肠道一层粘膜外缝合术的探讨》《高选择性迷走神经切断术治疗十二指肠溃疡的初步结果》《术中内窥镜刚果红试验在高选择性迷走神经切断术中的应用》等。

怎样做个人，怎样做个医生，是震旦教给我的

口　述：刘耀祖

时　间：2018年11月9日

地　点：上海交通大学医学院院史馆

访　谈：刘军、江浩艳

记　录：张宜岚

摄　影：刘宇翔

整　理：张宁娜

我想做一名医生

1928年，我出生在江苏扬州，与震旦大学医学院的老前辈、老校友宋国宾教授是同乡。1937年抗日战争全面爆发，当时我父亲在上海工作，于是我逃难到上海。两年以后，我再次回到故乡扬州念书。扬州有个上海震旦大学附中，下面有个附小，四年级的我就在扬州的震旦附小念书。我看到学校里挂着很大的上海震旦大学的照片，我知道它的医学院很有名，所以初二以后我到上海震旦大学附中念书，直到毕业。因为

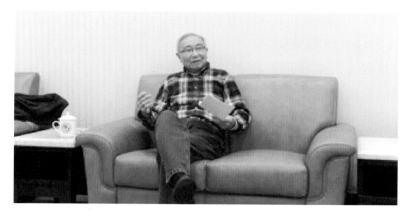

2018年11月，刘耀祖接受上海交大医学院档案馆口述史采访

我想当医生，这个学校很好，也不去考其他学校了。

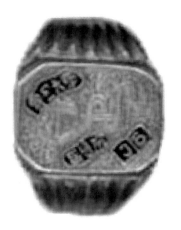

我是1942年进入上海震旦大学附属初中，1949年从震旦大学附属高中毕业，考取了法国的业士证书（baccalaureat），这样我可以免考直接进入震旦大学医学院就读。因为1952年全国高等院校院系调整，所以1954年我毕业的时候学校已合并为上海第二医学院。

震旦大学下设工学院、法学院和医学院。

刘耀祖捐赠的毕业级戒

震旦大学跟别的大学不一样的地方是，它每周有一次周考，考试成绩累积起来，决定学生升级还是留级。

第一年和第二年念完以后，要经过一次考试。这次考试不是笔试，而是口试，有三位教官来主考。以解剖学为例，从骨骼一直到内脏、血管，考官可以向考生提任何一个问题。考官在纸条上写好问题，比如写的大肠，考生拿到这个条子，准备十分钟或一刻钟，一会儿他来考你。问我的问题是大肠，问别的考生的问题可能是脑子，再下一个人可能是骨骼，根本就不知道考的问题是什么，厚厚的一本《解剖学》都要学好才行。所以我知道在震旦大学念书很累，尤其是前期很不容易。第一年

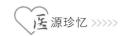

进去的时候人比较多，等到前期考试以后，一部分人已经不能再继续读了，所以毕业的人数会减少。

回想起来，学校的严格教育是必需的，作为一名医生，如果没有很好的基础，就是对病人不负责，会出大问题。我认为震旦大学医学院是很好的医学院，怎么样做个人，怎么样做个医生，是震旦教给我的。

广慈医院实习

震旦医学院的学生会被分配到不同的教学医院去实习，一个是当时的广慈医院，现在叫瑞金医院，第二个是仁济医院，第三个可能是新华

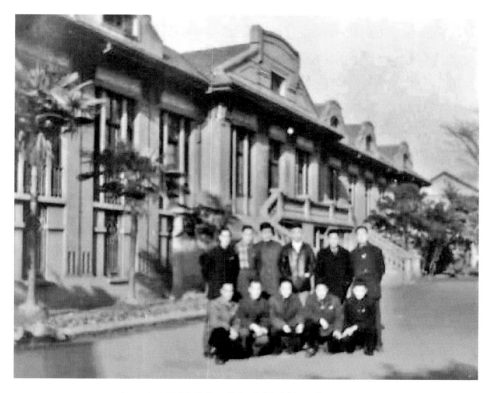

1954年，在广慈医院实习期间留影（第二排左四为刘耀祖）

医院。现在上海交通大学医学院的附属医院很多，像第六人民医院、精神卫生中心等，当时只有三个。我很幸运，被分配到广慈医院实习一年，实习重点是外科。

广慈医院的外科培养学生质量特别高，毕业后的学生到新的医院，就能担任住院医生的工作。比如做手术，毕业以后我被分配到某个医院，我自己就能做阑尾手术、疝修补术等。

广慈医院的实习医生也看门诊。每个科室有四五个门诊室，其中有两三个门诊室是住院医生、主治医生，有一个是代理住院医生，也就是实习医生。实习医生相较住院医生，经验那么少，怎么给病人看病呢？广慈医院有个制度，实习医生看门诊，还有一个高年资的主治医生巡回，如果实习医生看不了病人的病，高年资的主治医生随请随到，他会给我们讲解，要怎么检查，为什么是这个毛病，怎么治疗。简单来讲，这种方式相当于现在的高级门诊，虽然我是代理住院医生，但病人得到的诊疗效果相当于副主任医生或高年资主治医生，所以质量是很好的，对病人绝对负责。这项制度让年轻医生得益匪浅，对病人来讲也是很好的，问题得到解决，也不费钱。

另一个是病房工作。作为一名实习医生，我要写病史，查房后要向我的上级住院医生汇报，制定一系列的治疗方案。住院医生要对下面的实习医生负责。今天总查房，如果是我写的病史，医院里的主任医师、副主任医师可能要问我为什么诊断出这个病。如果我搞不清楚，那就要问住院医生；住院医生讲不清楚的，就要问主治医生。查房的时候就是这么严格。主任来查房，他绝对要把这些问题解决掉。主任一周查一次或两次，我们的准备工作要做得相当充分，写病史是第一关，第二关是我要说明做了什么检查、我的处理意见是什么。为什么是这个毛病。查房以后，我们就要去查文献、去研究。

查房的情况就是这样，所以实习医生进步很快、很踏实。我在广慈医院做了一年的实习医生，学到的东西为以后的工作打下了很好的基础。当时在广慈医院外科实习的学生也不过近十人。如果医学院教学方面要有什么改动，应当更加接近临床才行。

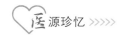

一名合格的医生必须要用功

毕业以后，我被分配到上海市建工局职工医院，直到1994年退休，我一直都在这家医院担任住院医生、主治医生、主任医生、外科主任，退休以后又被返聘了四五年。

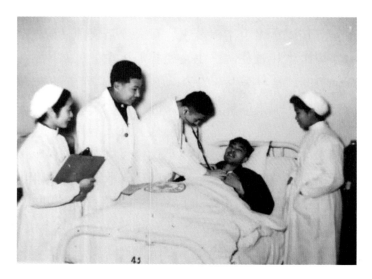

刘耀祖在建工医院工作照

我记得刚在建工医院工作时，主任年龄大了，不做手术，完全靠我自己做。如果我们医院做不了，只能请上级医院派专家来会诊。有一次，我有一个很困难的巨脾手术，病人的脾静脉很粗，动一动、碰一下可能就会大出血，病人可能会在手术台上发生意外。我请外面医院的医生会诊，因为我们的组织关系在虹口区，只能请指定医院的医生会诊，会诊医生一看就说："刘主任，这个手术不好做。"可见当时这个手术难度特别大。

由于做手术得靠我自己，所以我要接受新的知识、技术，也就是看书。我下午5点钟下班，6点半吃完晚饭后到中华医学会图书馆看书，看到晚上9点回家。那时候有两天晚上去政治学习，所以一周中我有四到五天晚上念书。我对自己说："你做医生，要做一名合格的医生，你就必须用功，你要请教比你好的上级医生，要虚心求教，还要用功念书，才能当一名合格的医生。"

1962年，我到广慈医院进修胸腔外科。从我毕业到1962年已有挺长时间了，我感觉自己还有很多欠缺的地方，希望在进修的时候可以补足。所以到广慈医院以后，除了进修胸腔外科，剩余时间我就一直待在手术室，看看手术室里哪位教授做什么手术，我就在旁边观摩，午饭也不吃，主刀医生开到2点我就看到2点。我感觉这一年对我来说太重要了。

还记得看董方中教授做一个甲状腺手术，边上没有人，我就拿个高凳子站在旁边看。看了以后我有一个问题，就问董教授："这个方法是我们自己搞出来的呢，还是国外搞出来的？"他说这是有国外文献报道的，大概是哪一年。我立刻到二医图书馆借出文献来研究，一直凝结在心头的疑问终于解决了。

所以作为一名医生，在自己的专业上要用功，才能有进步。腹股沟疝手术，以前说的都是做单侧。我记得20世纪30年代的一本外科学杂志上说可以双侧一起做，二医图书馆没有这本杂志，中华医学会图书馆也没有，一医图书馆有，我跑到一医。一医不给外借，我开好介绍信，就在图书馆里看。那时候没有拍照和复印，我就用笔一句一句记下来，知道了手术应该怎么做。

20世纪80年代，我的手术范围包括胸外、普外和急性坏死性胰腺炎。最后一个手术是最困难的，瑞金医院的傅培彬教授和张圣道教授是这方面的引导者。如果遇到困难，我们请张圣道教授来帮我们解决问题。那时候上海肯接收患急性坏死性胰腺炎的医院很少，很多医院不愿意，因为风险很大，治疗效果不好。但是如果医院不做手术，病人的死亡率就很高，所以我坚持做。是母校给我的底气，是张教授给我们的帮助！

现在教学医院留院的实习医生没有这个感觉，因为条件太好了，像我们这种分配到外面医院的，要想在业务上有所成就的话，必须要用功，必须要吃苦，不然就是浪费一生了。震旦大学医学院给我的启发就是：怎么做一个医生，怎么做一个合格的医生。

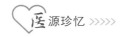

榜 样 的 力 量

广慈医院的经历对我之后几十年的工作影响很大，虽然我没有在其他医院工作过，但我深信广慈医院的质量是很好的。广慈医院对一级级医生管理得非常好，而且从很小的事情着手。有一件事让我终身不忘。

有一天我在病房里工作，另外一个病房里的住院医生给病人插胃管，插好以后用胶布固定，怕管子露出来，胶布贴的蛮多的。这个时候外科主任、我们的老师傅培彬教授走过来看到这个情况，他对那个医生说："你过来，你不对，橡皮胶这样贴行吗？管子把鼻孔压住了，病人不舒服。你过来，橡皮胶拉下来，贴在这个地方，不要压到鼻孔。"一个老主

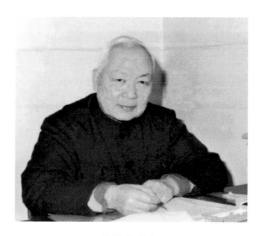

傅培彬教授

任，专家级的，我们的上级老师，他能不厌其烦地教你怎么样贴胶布，其他的事情就可想而知了。所以傅培彬老师的教诲我们一生都会受益。

那个时候，上海的外科医生讲究手术的切口，好像切口越小说明医生本事越大，用小口可以做大手术。傅培彬教授说这是错误的，该做大切口就做大，切口外大内小，这样对内部的脏器损伤少，可以对内脏进行保护，没有过多的碰触和拉扯。在广慈医院的实习经历让我受用一生，一直到我最后一次做手术，都是按照这个标准。我的病人的手术并发症很少，不是说我做得最好，而是我一直按照这个要求做手术。

1954年，我被分配到上海建工医院。当时这家医院很小，只有30多个床位。幸运的是我可以请教我的老师，这是我最大的优势，很多被分配去外地的同学就没有这个条件。

广慈医院外科的几位老教授，第一位是傅培彬教授，第二位是我接

触比较多的林言箴教授，第三位过世比较早，宋祥明教授。这些都是对我有影响的医生，对我帮助很大，启发也很大。在广慈医院实习时，我从做阑尾手术开始，到急性坏死性胰腺炎、胰头癌、胰腺癌、全胃切除、普外、胸外、肺癌，这些手术都是在几位老教授传授给我的技术基础上发展的。

如果想要请教傅培彬教授，最容易找到他的地方是星期天上午在中华医学会图书馆。这样一位知名教授，每个星期天都到中华医学会图书馆看书、找资料。我就在那个地方找他，把我的病例给他看，征求他的意见，回去后再按照他教的方案进行治疗。傅培彬教授是我终身的学习榜样。

我感觉能够在震旦大学医学院和上海第二医学院的教学医院做老师真是太幸福了，能够看到很多书、很多新的杂志。

张文铨

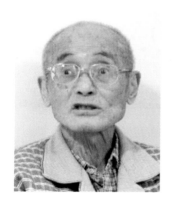

张文铨，1929年出生，上海人。1949年进入上海震旦大学医学院，1955年于上海第二医学院毕业。毕业后先后任职于广慈医院、上钢五厂卫生科。曾任绿地集团卫生科科长。2019年于上海病逝。

从中法学堂到震旦大学

口　述：张文铨

时　间：2018 年 12 月 13 日

地　点：上海张文铨寓所

访　谈：刘军、江浩艳

记　录：张宜岚

摄　影：刘宇翔

整　理：江浩艳

结 缘 震 旦

我 1929 年出生于上海的小南门，是地地道道的上海人。我的小学、中学都是在中法学堂读的。中法学堂始建于 1886 年，是法租界公董局为培养法语人才而开办的学校，最初的名称是法文书馆。学校采用法国学制，分为高中、初中、高小、初小四个年级段。高小、初小每日读国文3 小时、法文 3 小时，初中起开设的课程均用法文讲授。1943 年公董局解体后，学校改由天主教中国修士接办，1946 年改名为中法中学。

　　我记得在小学入学考试那天，我穿着一件短大衣，由我父亲陪着去参加考试。那天考试我忘记带笔了，父亲还特意出去买了一支笔给我。考完试，我焦急地等待着录取结果。录取名单就贴在校长办公室的门口，我一开始找来找去找不到还蛮着急的，后来终于看到了我的名字，在第29个。

　　1949年我中学毕业，因为我有法语基础，而震旦大学也是用法语教学的，所以我父亲希望我报考震旦大学。震旦大学入学考试那一天，由一位名叫乔典爱的法国人监考，他中文讲得很好，手里拿着一份名单一个个点名核对。点到我的时候，我告诉他我是中法中学毕业的，他当时在名单上圈了一下，我心想录取没问题吧，结果我真的考上了，就读于医学院。

　　进入震旦以后，我才知道这个监考我们的乔典爱原来是震旦大学的教务长，经常可以看到他口袋里揣着一大串钥匙，几乎管着学校所有的事务性工作：学生注册、点名、吃饭，老师发工资，修理维护等。

　　当时震旦大学的校长是茅若虚，之前他担任过徐家汇天文台台长。胡文耀是副校长，医学院院长是富莱梅，学校老师以法国

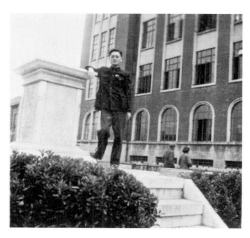

张文铨在日晷旁留影

人为主。我们的生物课和解剖课都是在老红楼上的。这座老红楼建造于1936年，地下层高约3米，用于生理、外科等实验室；第一层作为大学管理处、各办公室及细菌实验室等；第二层为图书馆；第三层作为法学院教室及研究室；第四层为理工学院教室及绘图室。老红楼的墙砖都是从法国运过来的，大楼穿堂中央门厅南墙的一扇大窗户上，彩色玻璃图案描绘着震旦大学的象征物——一只雄鸡对着初升的太阳引吭高歌。前门的平台上原来还有一个日晷，是震旦校友捐赠给学校的。

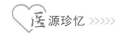

严格风趣的"划先生"们

震旦的教学还是很严格的，但是老师也是非常风趣的。比如教我们物理的胡文耀，他是学校的校长，上课比较严肃，教到重点就会让我们在课本上划一下，所以我们私下给他起了个绰号，叫他"划先生"。

董德长教糖尿病学，他讲课口齿清晰，每每讲到6-磷酸葡萄糖时他必定抬起镜片后的双眼向同学们扫视一下，同时将舌尖在上下唇边转一圈而后继续讲课，此其标志性神态。而且他上课的节奏都把控得很好，上课铃一响他开始讲课，下课铃一响正好讲完，几乎每堂课都是这样。

富莱梅教组织胚胎学，他一上来，先不讲课，而是在黑板上画图，再根据他画的图来上课。比如说教肠子，他先画图，再让大家跟着他一起念三遍；考试的时候就考画图，大家都觉得这样的学习效果挺好。

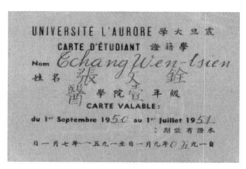

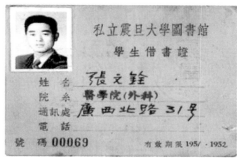

张文铨大学时期图书证

教法医学的是张颐昌，他上课的时候很随意，让学生把凳子都搬到教室前面，坐着听他讲课。冬天的时候，他拿着一把大茶壶，包在一条棉花被里，喝喝茶教教课。

我比较喜欢文学，所以我的语文成绩一直都不错。记得1951年有一次语文考试，是文学院、经济系、口腔系、医学院四个班级统考，结果文学院的一名学生考了第一名，我考了第二名，有些人还觉得不可思议，怎么医学院的人语文可以考得那么好。

实 习 广 慈

理论课学习结束后，我们进
入临床实习阶段，我们的实习医
院是广慈医院（今瑞金医院）。我
们实习期间，每个科室都会轮转
一个月，重点科室会被安排轮转
六个月。我的专业是内科，所以
我就在广慈医院的内科待了六个
月。现在想想，在实习期间还真
发生过一些有趣的事情。

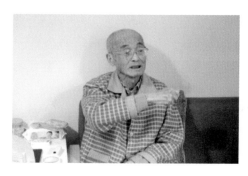

2018年12月，张文铨接受上海交大医学院
档案馆口述史采访

我在妇产科实习的时候，就遇到了一件事。一天我正好当班，有个
妇女要临产了，我戴上手套在那里等，等了一个多小时她还没有生，看
看时间已经快中午12点了，正好碰上萧树东吃完饭回来，我就让他临时
替我一下，我先去吃个饭。想不到等我吃完饭回来，那个妇女已经生完
了孩子，我失去了一次接生机会，觉得蛮可惜。想不到那天晚上机会就
来了，肺科正好也有一位孕妇要生孩子了，我接到电话，马上拿起"产
包"去接生。接生完一个后，她的肚子没有瘪下去，我感觉有点奇怪，
又听了听，原来是双胞胎，肚子里还有一个，我马上把老二接了出来。
虽然白天我失去了一次接生孩子的机会，但是晚上我一下子接生了两个，
把失去的机会加倍补了回来。

当时我们实习医生接待病人是有数量上的规定的，每个半天限看28
个病人。但是有一天晚上我在急诊室值班，急诊病人特别多，从晚上10
点到第二天早上6点，我一共接待了102个病人，急诊间的护士长开玩笑
地跟我讲："张文铨，你是我们广慈医院有史以来第一个看了这么多病人
的实习医生了。"

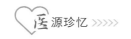

姜还是老的辣

广慈医院的病区管理制度非常严格，低年资医生对高年资医生都非常尊重。比如我在内科病区实习，一到查房的时候，我们这些实习医生和医院的主治医师看到当时的内科主任邝安堃过来，就会自觉地站好不动，等到他过去以后才开始走动。

邝医生的医术非常高明，有一件事情到现在我还记忆犹新。那时我被安排在唐振铎医生的病房里实习，有一个病人低烧37.5℃，一个多月都没有退烧，唐医生也有点束手无措了，让我准备好这个病人的病史，等邝老师来查房的时候让他看看。邝老师先问了一下病人的情况，又问了有没有什么疑难杂症，我就把这个病人的病史情况一一说给他听。他听完后稍微想了想，说："你们查查这个病人有没有寄生虫。"我们一查，发现病人还真有蛔虫卵，把蛔虫打掉后，病人低烧马上退下去了。这件事情让我对邝安堃教授的医术佩服得五体投地，姜还是老的辣啊。

从上海第二医学院毕业

中华人民共和国成立初期，为了更多更好地培养医疗卫生人才，满足人民的需要，在政务院的领导下，全国高等院校进行了大调整。1952年，按照国家的统一部署，圣约翰大学医学院、震旦大学医学院、同德医学院合并为上海第二医学院。三校合并后的二医重新编写了教材，也改变了以前全法语教学的模式，改成了全中文教学。听说后来有一个时期是用俄文教学的，不过我没有经历过那个时期。从1949年进入震旦，经过了6年的学习，1955年我从上海第二医学院毕业。

毕业后，我先是在广慈医院工作。1960年大炼钢铁，我被下放到上钢五厂，在那里的卫生科工作了几年，后来又到绿地集团担任卫生科科长，兼任一些社会工作，一直到退休。

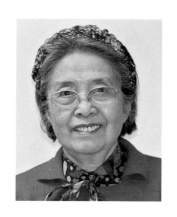

顾文霞

顾文霞，女，1932年7月出生，上海嘉定人。1955年毕业于上海第二医学院，1958年北京医学院生物化学研究生毕业。北京医科大学生物化学副教授。1986—1989年、1991—1993年为美国哈佛医学院访问学者。1993—2006年在美国西北大学医学院从事研究工作。美国内分泌学会会员、美国骨与无机盐学会会员。晚年致力于健康生活方式的学习和研究，著有《生活方式与健康》及《健康生活方式新概念》。

爱医始于微末，成于爱人

口　述：顾文霞

时　间：2019年5月16日

地　点：北京顾文霞寓所

访　谈：刘军、江浩艳

记　录：张宜岚

摄　影：刘宇翔

整　理：刘楠

坚守医业的一生

我是在上海出生的，家住闸北区，一直到我读研究生离开上海，那是1955年，我23岁。小学是在我家附近的工部局北区小学就读，初中毕业于沪江大学附中。高中考入工部局女中（后改为上海市立第一女中）。在女中我是春季班毕业的，那时候多数大学不招生，印象中只有圣约翰大学招生，就考了这个学校。但圣约翰大学学费很贵。我家境并不好，父亲是一家银行的会计，家里有七口人，四个孩子，依赖父亲一个人的工资很困难。

我进入大学后前两年的学费都是靠助学金。我记得学校组织学生来家里调查，核实家里是不是很困难，最后他们核准了我的助学金。三校合并为二医的时候，圣约翰大学医学院学制原是七年，要改成五年。由于我们那一届正处于改革期，所以就变成五年半毕业。

毕业前，学校选了一些人去考各地医学院的基础科研究生。我根本就不懂什么是研究生，因为这是全国第一次招生。我被选上后，就去考了。那时候我还在广慈医院实习，因为智齿发炎，引起发烧，所以我三天没有去上班。病愈后我到医院去上班，邝安堃主任找我谈话，他建议我去考研究生："你要是考上了，你就去；你要是考不上，你就留在我们医院内科工作，我给你白大衣都已经领好了。"我回家告诉家里人，他们根本不愿意我到北京读研究生，说："你可以不去，你就在广慈医院做医生不是很好吗？"其实，他们和我一样也不懂。我从来没去过北京，毛主席在北京，北京又有天安门，我想到北京去，我想成为研究生。虽然我不知道什么是研究生，但是我觉得可以再去读书是好事。录取通知出来

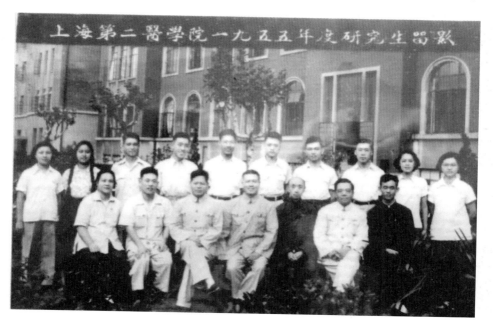

上海第二医学院1955年度研究生留影（第二排左二为顾文霞）

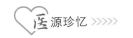

后，我就高高兴兴地去北京读书了。

当时我们班有五个同学考上北京医学院，但专业不同。我的导师是刘思职，他是生物化学的权威教授，还是中国科学院的学部委员。他当时只有50多岁。1955年到1957年的两年时间里，他全心全意地教，我们如饥似渴地学，师生关系很融洽。

1957年，我的老师刘思职被打成"右派"，我和他的另一位研究生因与导师划清界限不力，也一起成为"右派"。老师从一级教授降成二级教授留用。因为他教书极好，是金牌教授。我则留在学校劳动三年，其间，1958年到密云大炼钢铁，后又回到学校继续劳动。三年后的1961年，我被分配到茶淀劳改农场的分场当医生。那里离唐山市不远。农场以一间半屋作为我个人的住所兼诊所，医、护、杂都是我一人。我在那里工作了整整8年，我的青春、精力、知识、智慧的最佳时期都奉献给了这个农场。这个二分场约有2万多人，我看的病人主要是公安劳改干部、少数职工及他们的家属，必要时也看一些劳教人员。8年后因疏散人口，场里领导通知场内职工要到农村去，我就找了浙江义乌县（现浙江省义乌市）佛堂公社第九大队。本来说定按政策带工资下放，但手续走到最后一步，却被告知只能按退职办理。后来，我丈夫也经历同样遭遇，从此我全家成了农民，我和丈夫都成为赤脚医生，靠挣工分维持生活。那几年，我们俩为当地培养了不少赤脚医生。后几经向原农场申诉，两年后，我终于重回农场复职。这次是到农场的医院内科管病房，工作3年。因我丈夫仍在义乌农村，经我再三请求，我被调回义乌县城阳医院内科工作。直至粉碎"四人帮"，1980年北京医学院为我丈夫落实政策，我与我丈夫及两个孩子一起调回北京。这样，我在做了18年基层临床医生后，终于又回到北京从事教学和科研工作。

我1962年结婚，起初夫妻二人两地分居，聚少离多。1984年，北医挑选教师赴美国研究机构做访问学者，我丈夫被选到哈佛医学院麻省总医院内分泌研究室工作。他的研究工作两年做不完，导师劝他留下，同时希望我也能参加同一研究课题。但我丈夫决定遵守对北医的承诺，按期回国，不再延期。我于1986年5月去美国接替我丈夫的研究课题，做甲状旁腺素的代谢调节研究，目的是提取高血钙恶性因子，但很遗憾，没有完全成功。在美国实验室工作很忙，我一天几乎工作13个小时。我于1989年5月按期回国。临回国时，麻省总医院为我颁发了奖牌，这是我一生中得到的最大殊荣。

1991年，我从北京医科大学退休，后应邀再去美国哈佛医学院麻省总医院。两年后，因为我所在的一个科研组转移到芝加哥西北大学，我也随同转到芝加哥西北大学内分泌教研组，继续工作了14年，到75岁才退休。

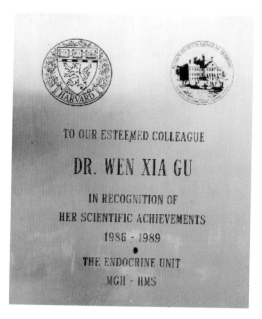

哈佛大学麻省总医院临别颁发给顾文霞的奖牌

之所以工作这么多年，是因为我对后来的这项研究工作有兴趣，感觉能够发挥我的特长。我的人生路不算平坦，但是我从来不会忘记母校教育对我至关重要的影响。我感谢我的母校、我的家庭，是它们成就了我。感恩母校的培育教导，不仅使我有了才能，

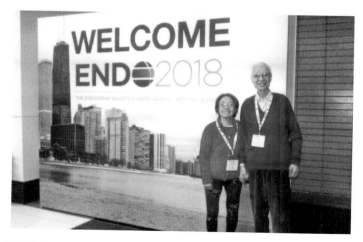

参加"内分泌学会第100届年会暨博览会"（左起：顾文霞、杜国光）

更重要的是使我牢记医生应全身心将爱献给病人，尽全力为社会做贡献。

圣约翰与二医的印记

在圣约翰大学学习的时候，我是身在福中不知福，并没有体会到圣约翰大学的好。那时由于老师全部用英文授课，我们很不习惯，上课笔记记不好，下课小组成员一起对笔记，这就要花一个小时，对完笔记才开始学习，觉得很浪费时间。

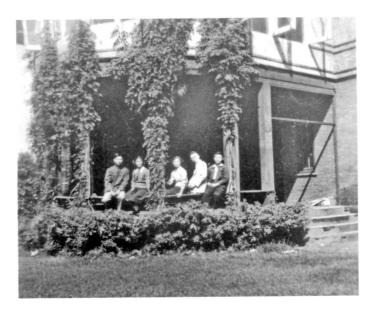

圣约翰大学课后小组一起对英文笔记（左二为顾文霞）

我是上海工部局女中毕业的，英文基础尚可，但是高中除英文课外，其他课程都不用英语教学，因此英语水平远不如从中学开始接受全英文教学的其他同学。当时，我很埋怨用英文讲课，后来才知道，这是因为国际上交流都用英文。但到了二医以后，全部改成中文教学，所以我后期临床的医学英语不好；再后来，我从农村又回到北医做教学研究，怎么能接得上轨呢？唯一的有利条件就是得益于英文根底，我能够查阅英文文献，而当时我们教研组的很多同事都是学俄语，阅读英文文献有困难，所以我能急起直追，不至落后。

让我难忘的是圣约翰大学二年级的时候学校组织学生下乡到枫泾农村防治血吸虫病。枫泾是血吸虫病的重灾区，当时医学院医疗队去做防治工作，有护士、医生和我们二年级的学生，此外还有俞国瑞医生，他是心脏科的专家，潘孺荪教授，他是微生物学专家及寄生虫学专家。他们带了几位医生、护士、学生及化验员一起参加。这支完整的大队有好几十人，都住在农民的家里。此后我们就在当地查大便、验血吸虫卵，发现病人就给予治疗，一共工作了好几个月。

因为工作很累，我的体质也不好，医疗队工作接近尾声的时候，我发烧了。潘教授和俞国瑞老师决定派一个学生，我的同学洪秀南，先送我回上海同仁医院住院治疗。病好后我就回家了。医疗全是免费的，是由医疗队报销或学校付钱。但是，回家以后我又发烧了，又被送到同仁医院，很久诊断不出病因。后来，用了一点链霉素才退了烧。最后的诊断是结核的初发症候群，为结核菌感染。这次的住院费要我父亲来付，这笔费用对我家是很困难的。我只得找到潘教授的家里，还找到倪葆春院长。他们很关心这件事，很快就帮我报销了这笔医药费。两位老师给学生的同情和帮助，我一辈子都不会忘记，使我心里常存感激和温暖。这与我以后对病人的同情心和关心都有关系，也是影响我终身的一件事情。

还有一件难忘的事是关于朱元鼎老师的。他是鱼类专家，有一块大黄鱼的骨头是他发现的，因此这块骨头就被命名为"元鼎骨"。朱教授教生物是很偏的，他花不少时间讲黄鱼的骨骼，他叫我们回家买一条大黄鱼，要大的，然后把肉慢慢地吃了，就可以看到整个黄鱼骨骼。我母亲买了一条稍大的黄鱼，可是蒸得太熟了，骨骼散掉了，只是看到一些局部的骨骼而已。朱元鼎老师的助教陈瀛震老师带我们实习，要求特别严格。陈老师后来担任过校友会会长，组织过不少活动。当时我们的作业是画草履虫及蚯蚓等。陈老师年轻漂亮，但办事严格厉害，我画的第一张图就不合格，被她退回来重画，所以我记得很清楚。

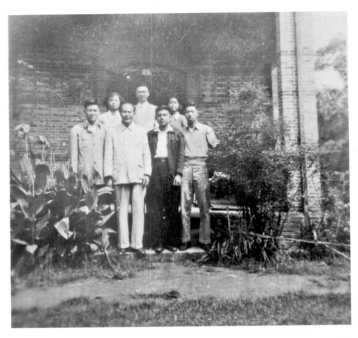

在圣约翰大学时几位同学与朱元鼎教授合影（第一排左二为朱元鼎，第二排右一为顾文霞）

圣约翰大学教我们的化学老师是严俊坦（TTYan），他用全英语教学，我根本记不下来。下课后，同学之间要对笔记。圣约翰校园有个亭子，小组七八个人在这个亭子里坐了一圈对笔记，对完笔记有时就一起照相。20世纪80年代，我重回北医讲课时，用中文授课，但有的专业名词很重要，一定要用英语，而且要读出来。

现在我还体会到，圣约翰和二医对教学都非常认真和重视，如果有薄弱环节，学校一定会从外边请专家来给我们上课。因为每个学校不可能每个学科都是非常顶尖的。我们上生物化学的时候，当时学校里可能缺高级教师，所以学校就从安徽省请万昕老师来上海教我们。后来我们才知道万昕老师是生物化学界非常有名的老师。外请的老师不可能慢慢地教，他只有两个月时间，我们是暑假里突击两个月把生物化学学完。这也说明倪葆春院长主持的圣约翰医学院非常重视每门课的教学质量。又如，在二医读法医学的时候，学校请来一位张老师，他是上海的法医专家，给我们讲了很多不正常死亡的案件，都是他工作中的经历。他还带我们到验尸所，去看吊死的、淹死的、枪杀的、自杀的……各式的死亡方式都给我们看一遍，这是我终生难忘的。后来我到基层去工作，也发生了一些类似的事件，调查人员来问我时，我就把那本张老师发的讲义拿出来，对照寻找答案，果然讲义里都有。那时的教学质量有多么高！

还有一件很有趣的事情，就是上解剖课。解剖课由邱少陵教授授课。他是有名的外科医生，从美国留学回来。他讲课的方式很特别，例如讲骨骼的第一课，他拿了一张长方形的白纸，在中间用手一捏，说下半部这儿挖个洞就是半个骨盆，然后再讲几句话交代一下，就走了，也就10分钟。我们这些学生就拿着一本5斤重的 *Gray's Anatomy*（《格雷解剖学》）对着面前的骨盆标本自学。当然，解剖尸体的操作部分有助教老师详细指导。我经常在上夜自习时与同班同学吴家骏一起，捧着那本又厚又重的书，对照书上的图在大体上一一寻找。大教室里有八具大体，因为不只是我一人在，倒也不觉害怕。

三所学校合并以后，最大的改变就是不用英语教学了。第二个差别是圣约翰以自学及操作为主，上课为辅，就像邱少陵老师授课那样，就读这一本书，通过考试就完成任务。二医为什么不是这样？这也可能跟学制有关系，因为学生那么多，一百多个人上大课，全都是非常好的老师讲课，课堂效果极好。第三个不同点是我个人的。一、二年级的时候，我什么活动都不参加，医学院功课多，读书都来不及，哪有时间参加课外活动。我所有的时间都在读书，两年很快就过去了。但是到了二医就不一样了，因为提倡"三好"，不仅要思想、学习优，还要身体好，就有很多的活动需要参加，除社会工作外，还有体育、音乐、舞蹈等活动。我只参加了两项活动，一是在学校学生会的宣传组做文字报道，像记者一样地工作；还参加了越剧团。

榜样引领的广慈实习

我是在广慈医院实习的。我先被分配到上海市交通职工医院实习，

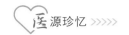

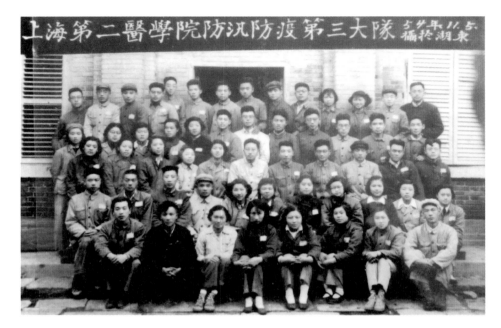

参加上海第二医学院防汛防疫第三大队留念（第二排右五为顾文霞）

后因该医院没有实习条件，两个月以后就结束了，随后到安徽去救水灾，历时三个月。

我从安徽回来已是1954年底了，1955年1月开始到广慈医院实习。我是内科专业的，实习计划是内科六个月。当时广慈医院的内科已经分成很多专科，已是很领先的水平，别的医院还没有这样的条件。内科有肺科（呼吸科）、心血管科、消化科、代谢科、内分泌科，还有混合的普内科等。当时的老师个个都很精干，师资队伍非常年轻，有的还不到30岁，有的30岁出头。我们的外科老师史济湘，上课讲的第一句话就是"我叫史济湘，今年29岁"，让人印象深刻。后来，他成为烧伤科专家。还有一些老师，比如年长些的高镜朗、郭迪、邝安堃，年轻些的胡曾吉、许曼音、唐振铎、汪梅先、林言箴、董德长、陈家伦等，各有专长，有的从法国留学回国，有的从英美留学回来。他们都是医院与医学院的生力军，理论与实践结合的专家。这也是母校底蕴之所在。

我们实习医生是24小时负责制，虽然可以去睡觉，但是要24小时负责。所以基本上我们是从早到晚都在病房里，晚上有一餐夜宵。广慈医院的夜宵特别好吃，一般我们都是11点钟吃完夜宵再去转一圈才走。

记得有一天我在小儿科病房值班，一晚上接收了6个小病人，做了6项血、尿、便常规检查。这是实习医生的职责，必须自己完成。等写完病人的入院情况，做完检查，天就亮了，一夜没睡。第二天上午10点钟，主治医生来了，我要把这6个小病人的情况一一汇报给他。实习医生的责任和工作量是极大的，相当累，也非常紧张，但是效果非常好。

我一路所受的教育都很好，但可惜很长时间没能用己之所长。我学了生化专业，却到最基层的农村和农场去做临床，后来才从临床转回生化。但是，我不论走到哪里，总是尽心尽力地去做事情，从不忘记圣约翰和二医的教导，老师们的态度和专业精神是影响我一辈子的。这些或年轻或年长的老师，像邝安堃、史济湘、林言箴、俞国瑞、董德长等，他们的敬业精神都是我一辈子的记忆。

医 者 心 声

我认为从你愿意去学医的那一刻开始，你就应该要去学会同情人、爱人。到医院这里来的病人，不管可爱或者不可爱，医生一定要同情并关爱他们，帮助他们解脱痛苦。学医的人假如做不到同情关爱病人，这个医生就不合格。我认为这一点是需要培养的，不是自己就会这样。因此我觉得学校应该有这方面的教育举措。医学是浩瀚知识中与人的生老病死有关系的科学，跟人密切

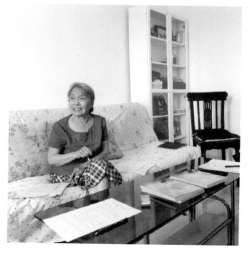

2019年5月，顾文霞接受上海交大医学院档案馆口述史采访

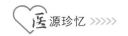

相关，所以说这是一门特殊的、有温度的学科。如今，有的医科大学已设置了人文系科，应该有可能做到。现在不是医患关系有点紧张吗？其实医患都有难处，这个问题的解决不可能一蹴而就，一定需要经过一段培养教育的过程才会有圆满的结果。

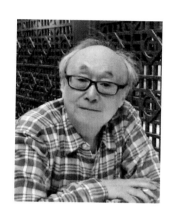

李清朗

　　李清朗，1932年出生于上海。1949年考入圣约翰大学医学院，1955年毕业于上海第二医学院。毕业后入职中央保健局。1957年入职北京中苏友谊医院（今北京友谊医院）。1984年入职北京积水潭医院，任大内科主任。1988年入职同仁医院，在心内科工作。1998年退休。先后担任中国中西医结合心血管病专业委员会副主任委员兼北京分会主任委员，中华医学会心血管病学会北京分会副主任委员。曾任圣约翰大学校友会北京分会首届理事兼副总干事、上海交通大学医学院校友会北京分会副会长。

感念母校青春时光，医心向着家国人民

口　　述：李清朗

时　　间：2019年5月15日

地　　点：北京李清朗寓所

访　　谈：刘军、江浩艳

记　　录：张宜岚

摄　　影：刘宇翔

整　　理：荆泽宇

考进圣约翰大学医学院

1932年8月，我出生在上海，6岁上小学。经过18年刻苦求学，1955年我毕业于上海第二医学院（今上海交通大学医学院）。在这漫长的一生中，我时时感恩母校，将我培养成为一名合格的医生，成为对人民健康有益的人。我深感无比自豪。

1949年，我高中毕业。我曾考过国立上海医学院，由于竞争激烈没有被录取。后来我被母校大同大学附属中学一院保送到大同大学工学院机械系就读，但我从小就立志成为一名白衣战士。我在大同大学工学院只念了一学期，到1950年春，圣约翰大学招收春季班，这次真的很幸运，我抓住机会考进了向往已久的圣约翰大学医学院，由此改变了一生的命运。

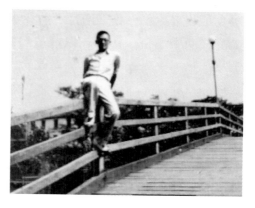

1950年，在约大校园内苏州河上大木桥

大 学 生 活

圣约翰大学医学院有个规定，必须先在理学院念两年医预系，成绩合格后，才可以进入医学院，一共读七年。因为我入春季班，少念了一学期的课，所以我加倍努力，在短时间内就把缺的课全都补了回来，当

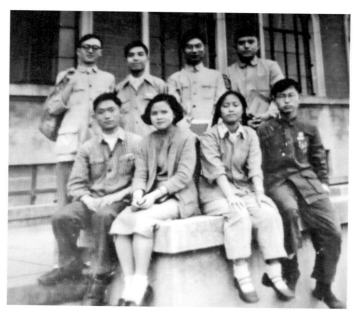

1953年，四年级时同小组成员摄于红楼后（第二排左一为李清朗）

时真是非常执着、非常辛苦。后春季班与原来考入的学生合成一个大班，又分成两个小班。1949年以前圣约翰大学医学院全英文教学，它与美国宾夕法尼亚大学医学院是兄弟学校，有很多外籍教师，所用的教材也是一样的。外籍教师每两年一轮来上海任教。

1952年三校合并的时候，我要读四年级了。我代表我们班和震旦医学院、同德医学院的同学见面，协调今后班上学生工作。合并后我们搬到了震旦大学的校址。过去我们在约大上课的时候老师大多都是用英文，同学们都很习惯。但到了二医后，有的课是由震旦大学医学院的老师来上的，他们讲法语，开始我们原来约大的同学都很不习惯。同样，以后到医院实习，仁济医院和广慈医院的带教风格有所不同，时间一长也就习惯了。

仁济医院　喜结良缘

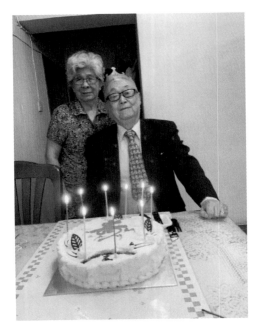

李清朗和爱人许启珩

1954年我们开始临床实习。当年学生人数众多，实习医院不够分，我很幸运被分配到仁济医院实习。仁济医院一直是圣约翰大学的实习基地，有丰富的带教经验，上级大夫大多数也都是圣约翰大学毕业的，很有水平。记得当年国庆节学校组织文艺晚会，我参演京剧《凤还巢》，反串了一个小丑朱千岁，现场非常热闹。但是晚会散场，大礼堂幕布却突然着火了，幸好被及时扑灭。那场舞台大火以后，我遇到了一位聪明伶俐、业务精通的护士，她叫许启珩，是1952年仁济医院护校毕业的，毕业后分配在二楼东内科病房。她工作认真负责，精通业务，是护士长的得力助手。在一起工作的过程中，她关心我、照顾我，给我留下了非常美好的印象。我们日久生情，走到了一起。很幸运我能在仁济医院找到我的终身伴侣。我们共同生活至今已有67年了，我已经过了90高龄，我爱人也已87岁，享有天伦之乐，安度晚年。

在北京中央保健局工作

　　1955—1957年，我分配到中央保健局工作。保健局局长是卫生部副部长兼任的，叫傅连暲，他是中华人民共和国医疗事业的奠基人，解放军的高级将领。副局长叫黄开运，他好像是福建调过来的。1956年初，我第一次的任务就是护送朝鲜青年艺术代表团回国。艺术代表团是来中国访问演出的。我把她们送到边境丹东。保健局的工作保密性强，我仅谈谈两次去北戴河工作的体会。1956年，保健局派我去北戴河中央首长疗养院工作，这项工作要求不仅要有一定的医疗技术，还要负责首长住处的公共卫生，包括给工作人员，特别是炊事员做好体检并讲授公共卫生知识和保健常识。学到用时方知少，我这时不禁想起在校时杨士达老师（原震旦大学医学院院长）给我们讲授的公共卫生学知识，得益匪浅。

　　第二次是次年，1957年夏，保健局派我到北戴河为各国大使、代办及家属服务。记得当时荷兰代办的小女儿得了肺炎，病情严重，我在代办处紧张而精心地治疗、护理，但未见好转，于是决定送她回北京儿童医院救治。大约过了大半年，那时我已在友谊医院工作，医院党委给我一份由

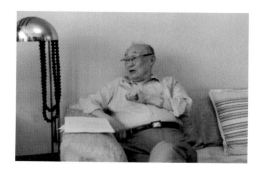

2019年5月，李清朗接受上海交大医学院档案馆口述史采访

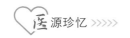

外交部发来的表扬信，荷兰代办处感谢我给他们代办的女儿救治，因及时转送儿童医院，挽回了一条小生命。后来我有机会去荷兰参加全球心血管病专业会议时有一种特别的感受，那个女孩肯定已经长大成人了吧！

因保健局工作脱离普通临床时间太久，于是我提出想回医院工作。领导批准了，并让我选择去协和医院或苏联红十字医院。我选择了后者。

友 谊 医 院

苏联红十字医院，后改叫中苏友谊医院，再一次改名是在"文化大革命"时期，叫反修医院，后改称北京友谊医院。我在友谊医院待了26年。

早期的友谊医院一切都是按苏联制度，专家水平一般。我不会说英文，刚来的时候需学半年俄语。我到友谊医院后，原先到的所谓专家全回苏联了。到了1958年，又来了一批专家，这批有一定的水平，我跟杜曼诺夫斯基教授学风湿病的调查与科研。杜教授是当时苏联著名的心血管病专家，我跟他学习了两年左右，为以后进入心血管专业打下了基础。不过因为后来中苏关系紧张，才工作不到两年的苏联专家一夜之间全都撤回去了。

改革开放以后，医学方面的国际交流频繁，徐家裕学长比我高四届，他是上海宏仁医院的专家，多次出国访问，还是位杰出的口译专家。有一次，他带着一个美国最高级的医师和权威来友谊医院访问，可能是因为得了咽炎，发不出声了，让我替他临时做一次翻译。这一下可把我吓坏了。他鼓励我说我一定能行，还说"I support you"，给我吃了颗定心丸，从此我就再也不会为做口译而担心害怕。感谢约大学长的帮助，永远怀念徐家裕兄长！

积 水 潭 医 院

1984年，我奉卫生局调令去了积水潭医院，担任大内科主任。在此之前，积水潭医院的院长和书记多次到我家里请我出任，他们还托我父亲做我工作，非常诚恳。最后盛情难却，我终于答应了。从1984年到1989年整整5年的时间，我在积水潭医院内科任职，工作辛苦繁重，又抓业务又抓行政，职称晋升、职工分房等问题，都要我来决定。我到积水潭医院的头一年，光荣入党，实现了我的一个夙愿。

出 国 访 问

在积水潭医院期间，我到日本、美国去访问。去美国是我自己联系的宾夕法尼亚大学医学院，一般来说，向美国著名大学提交访问申请书（信）后至少要等半年时间。我在给美国宾州大学医学院附属医院的申请信上特别说明我是原圣约翰大学医学院的学生，想去U-pen访问学习。信发出后很快就收到回复邀请信。访问期间，我特意去了圣约翰大学医学院历史悠久的Morgan大楼，它建于1768年，是美国最古老的医学院。我去访问的时候，他们告诉我宾大医学院历年来位列美国最好的医学院前三。

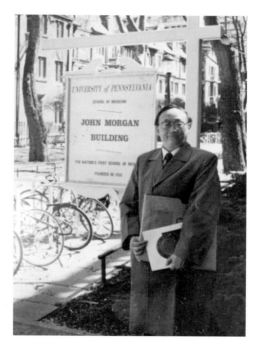

1987年，李清朗访问美国宾州大学医学院

1987年我去日本爱知医科大学讲课。爱知县在名古屋，这个医学院在日本大概最多排前六七名，不过医院的设备条件、教学质量都很好，我也学到不少东西。

从美国回来以后不久，我辞去积水潭大内科主任职务，当时正赶上

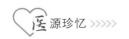

同仁医院新大楼启用，筹建心内科，医院来请我加强心内科建设，卫生局要调我过去，经过反复考虑，最后我还是去了同仁医院心内科工作。去了同仁医院以后，我就把心内科建立起来了。

寄　语

二医有光荣的传统，也有自己的院训，再加上从前圣约翰大学的校训："Light and Truth——学而不思则罔，思而不学则殆"。我想将这个座右铭作为我的一个衷心的祝愿，希望你们更好地成长，希望你们能够做出比以前更大的贡献。

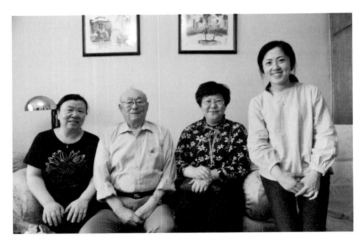

2019年5月，李清朗与访谈人员合影（左起：江浩艳、李清朗、刘军、张宜岚）

邓学稼

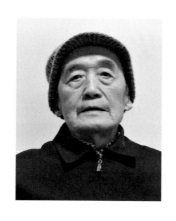

邓学稼，1922年11月出生，江苏无锡人。中医孟河医派传承人邓星伯幼子，自幼学习中医药，继承家传。之后进入同德医学院念书，1955年毕业于上海第二医学院。1956年进入复旦大学附属华山医院，任外科住院医师，泌尿科主治医师，中医科讲师、副教授、教授。1962年1月，参加卫生部派出的医疗组，赴印度尼西亚为苏加诺总统治疗肾结石症。曾任中华医学会上海分会外科学会会员、中医学会上海分会会员、中西医结合研究会上海分会会员和急腹症专业委员会会员等。主要从事外科、中西医结合的科研和临床工作，擅长中西医结合治疗泌尿疾病、肝胆病。开展的"利胆冲剂防治胆石症的临床及实验研究"获1981年上海市科技成果奖三等奖。

中西医结合治疗的专家

口　述：邓学稼

时　间：2018年11月21日

地　点：上海邓学稼寓所

访　谈：刘军、江浩艳

记　录：张宜岚

摄　影：刘宇翔

整　理：张宁娜

出身中医世家

我父亲是中医，受到他的影响，我也学习了中医。1937年我初中毕业，七七事变爆发，没有地方专门学中医，我就在家乡江苏无锡跟着我父亲学。两年后，我们搬到了上海。我还有一个同父异母的哥哥，比我大好多岁，他把我们接到上海。那个时候全国各个地方的工商业者、医学名家都来到上海，我们在上海一方面看中医门诊，一方面与各个地方的名医沟通学习，有宁波的、湖州的、上海本地的。在交流学习的过程中，我们发现他们的处方各有特色，从中学到了很多东西。

解放战争快胜利的时候，我回到了无锡。我想中医发展下去还是会受一定的限制。我有一个表哥的儿子在镇江学习过西医，他回到无锡后，我就问他从西医中学到了什么东西。他问我有没有兴趣跟他一起去镇江医学院看一看，我说可以。我们在镇江待了三天，我看到了西医的学习方法、对人体的解剖等，特别是病理生理学对我的启发很大。

再 学 西 医

回到无锡后，我积极准备报考医学院。于是我来到上海，一边跟着我哥哥学中医，一边学习其他各种医学知识。我哥哥说我还需要补习高中知识，于是我就插班读了两年高中。毕业后我有了一张高中文凭，凭这张高中文凭申请报考同德医学院，考取了以后我在同德医学院读了两年多，也就留在上海了。

同德医学院最早是用德文教学的，抗战时期，北京有一批医学院内迁到了上海，和同德医学院合并教学，同德就开始用英语教学了。因为我之前学的中医，所以上同德时碰到了很多外文书，特别是碰到医学外文的时候，我觉得很陌生。当时我们的外文老师谢大任给我留下了深刻印象，对我的英语学习帮助很大，他教我们如何理解每个词语，如何变化词性。还有教生理学、胚胎学的老师对我的帮助也很大。

学习西医，特别是学习了病理生理学以后，我了解了人体的生理结构、病理的产生，特别是疾病的产生。

三 校 合 并

1952年三校合并成立上海第二医学院，合并后的新学校和同德医学院很不一样。同德医学院比较刻板，而上海第二医学院教学氛围很活跃，

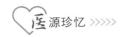

下课后老师还会和学生们一起抽抽烟、聊聊天。这对我的启发很大，原来我是很拘谨的性格，后来也有所改变。三校合并后，我接触到圣约翰大学医学院、震旦大学医学院的同学，也向他们学习了很多。

我们那一届三校合并后的学生有一百七八十人，来自同德医学院的有50人左右。三校合并的时候，每个班级都有三个学校的学生。合并命令下达的时候，教学内容相同的老师，例如教解剖、病理的并到一起教学。圣约翰大学医学院和震旦大学医学院的学制比较长，因为他们之前学外语、医预科，学制是6年、7年，同德医学院的学制只有5年。老三校校友聚会的时候，王振义院士开玩笑说，本来他以为自己是年龄最大的，可没想到同德医学院的邓学稼年龄比他还大，他只能排第二。

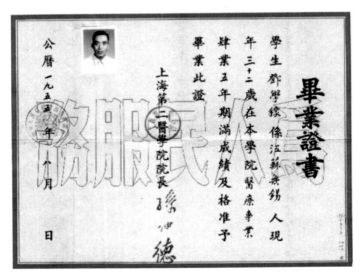

邓学稼的上海第二医学院毕业证书

我毕业实习是在仁济医院，一起实习的同学大概20个人。我们在仁济医院实习了一年不到，1954年安徽发生水灾，我们去安徽救灾了，工作结束后回上海补实习内容。在仁济医院实习的时候，兰锡纯老师做心脏手术时，我做过他的助手。

毕业分配的时候，我被分到上海第一医学院附属第一医院，也就是现在的复旦大学附属华山医院。在第一医院做了五年外科医生后细分科室，我到了泌尿科。泌尿科各种疾病很多，那时第一医院泌尿外科主任是沈家立，上海医学院毕业的，我从他那里也学到很多宝贵经验。

1959—1960年，"西医学习中医"运动开始，华山医院的领导了解到我以前学过中医，就把我从医院外科教研组调到中医教研组，让我教中医。那时我成立了一个初级班，三个月一期半脱产学习，办了十多期；后来又办了一个提高班。那时候没有现成的讲义，都是我们自己编的。教学结束后，我提出想回外科工作，医院领导同意了，让我先建立中医科的ICU，给我配置了多名医护人员，这样又工作了两三年时间。

之后我回到外科工作，直到退休。我在泌尿外科专门研究肾结石，分析了500多个病例，写了一个总结报告刊登在《上海医学》杂志上，我发现这些病例中有80%以上是复发的，还有15%～20%是由甲状腺引起的。

中 西 医 结 合

中西医的分类有很大的差别，比如吞咽困难，西医可能考虑食道肿瘤等，中医会考虑咽部病症。还有噫病，就是精神疾病，西医有时认为不需要治疗自己就会好，中医则主张从病因着手治疗。西医有西医的方法，中医有中医的方法。中医讲"治病必须医本"，要把身体最根本的病因找到，这样对治疗有帮助，也叫作"病征论"。

过去膏方主要是滋补身体，现在年轻人也吃膏方，我们给年轻人开膏方，主要是"清洗身体"。年轻人吃得太好，身上油脂太多了，有些人晚上吃了直接睡觉，代谢不了，结果胆固醇高、甘油三酯高，影响健康。有些年轻人已经有这种情况，还想吃膏方补充营养，不开又不好，所以我只能开"清洗身体"的膏方。病人有"三高"，就不能开补药，而是开"洗"干净的药。

中西医结合确实能解决很多问题，很多肾下垂的病人用中药，就是

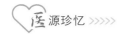

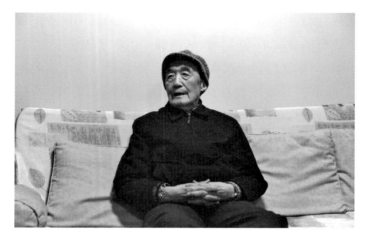

2018年11月，邓学稼接受上海交大医学院档案馆口述史采访

为了不让疾病继续恶化。我记得有一个从湖南来的病人，总是腰酸背痛，说小便不好，看了很多西医，用了大量的抗生素，效果并不好。后来有人介绍她来我这里，我用超声波一看，她的肾脏快掉到盆腔里了，我判断是肾下垂。她问我治疗方法，我让她晚上睡觉的时候把床尾抬高一点，保持脚抬高、头向下的姿势。以前我在泌尿外科治疗肾下垂的时候，会做手术把肾脏提起来，固定在原本应该在的位置，不让其再下垂。我和这位病人讲述病情时，她还不相信，说自己这么胖不会得这个病，我跟她说明了情况，给她用了药，她慢慢地痊愈了。

医 疗 外 交

我曾经到印尼为苏加诺总统看病，原因是苏加诺总统患有肾结石，这病的治疗要靠中西医结合。当时卫生部派人来医院寻找合适的医生，他们打听到我会中医就找我咨询，问我为什么学了中医还要学西医，为什么做泌尿外科而不是其他专科，我如实回答了。他们觉得我就是他们要找的合适人选，让我准备了一些资料，就把我带到了北京。

到了北京以后我住在宾馆里，卫生部的人让我给一些病人看病。来的病人分三种，一种是肾结石经常复发的，一种是输尿管中生结石，还有一种是肾脏里生结石。对于肾结石经常复发的，我让病人去查甲状腺，也开了处方。对于输尿管中生结石的，我检查病人结石的大小，如果超过一厘米，就要开刀。而肾脏里生结石的，仅仅服用利尿药是不够的，还要用中药去除结石，我还开了处方。

隔了两天，他们让我到北京饭店去，我见到了吴阶平等专家，我感到很诧异。后来卫生部部长来了，他说我们被国家选中执行公务，从现在起不要同家里联系，不要说在这里的情况，具体情况以后会通知我们。一天后，我们小组一共7个人集合。后来我才知道，到北京接受考察的有来自成都、广州、湖南的医生，最后我被选中去印尼，是看重我学过中医、擅长泌尿外科。

去印尼之前我们商量了很多，原本希望印尼苏加诺总统到北京来。但他身边的人认为总统因病去过奥地利和日本，都说要开刀，觉得没有这个必要。后来印尼华侨出了点子，让印尼方面到中国找中医想办法解决。印尼方面商量后觉得，总统到中国看病对印尼国家影响比较大，而且能不能看好、什么时候看好都是问题，最后决定让中国派一个医疗队过去，带5名医生。

我们去的时候带了好多中药，还在当地煎药。医疗队不光给总统看泌尿系统的病，其他的一些疾病也考虑到了。至于中医治疗肾结石有没有把握，我们小组经常讨论。经过短期精心治疗，苏加诺总统的病情大有好转，症状基本消失。在印尼的整个治疗过程中，我们纪律很严，中国驻印尼大使说，我们不能在宾馆内开会，开会要到大使馆，防止窃听。

退休返聘，医案整理

1989年我65岁退休了，这时候医院领导找到我，说有一个新的任务交给我。当时华山医院新成立了一个专门为外籍人员和港澳台同胞服务的医疗部门，对象主要是驻沪领事馆内的外国人，我同意参加了，不曾

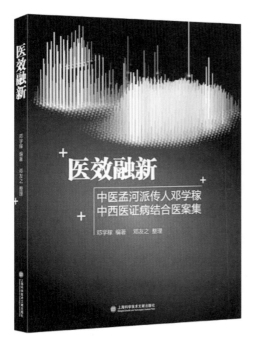

邓学稼著《医效融新》书影

想到一直干到2012年。正式退休后，我逐步开始整理多年以来积累的资料。

我们家是中医世家，有很好的传承，在江苏无锡、安徽蚌埠都有邓氏家人在行中医。我整理的父亲的医案《邓星伯临证医集》在2002年出版了，我给各个医学院图书馆和一些地方图书馆都送了一本，希望为祖国传统医学的传承做些事情。

我也将自己看过的病例整理好了，大约800多例，分门别类，差不多有30多万字。这本《医效融新》一书由上海科学技术文献出版社于2019年出版了。

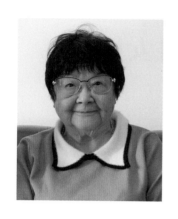

王平治

　　王平治，女，1932年出生，浙江奉化人。1949年考入同德医学院，1955年上海第二医学院本科毕业。毕业后在仁济医院外科工作。任国际消化内科学会和美国中华医学会会员，上海市造口协会副会长。擅长肛肠疾病的外科诊治，尤其是低位直肠癌保肛手术与肛管括约肌重建。在国内最先将吻合器应用于低位直肠癌手术，并且创造性地发展了保肛手术的术式，实现了直肠癌的低位、超低位切除吻合，该成果在国内推广并介绍到国外。主要论文有《直肠癌保留肛门手术适应证及评价》《直肠癌保肛手术的指征及远期疗效》《痔的手术治疗方法》《结肠进口术并发症的治疗》等。

"物以稀为贵"的外科女医生

口　述：王平治

时　间：2019 年 11 月 16 日

地　点：上海王平治寓所

访　谈：江浩艳

记　录：徐艺闻

摄　影：刘宇翔

整　理：张宁娜

"淘尸骨"学解剖

1949 年，我从光华附中毕业，考入同德医学院。在报考之前，我一直纠结究竟考哪个专业。初中时我的语文特别好，总是受到老师的表扬，本来想考文科做记者写文章。但是到了高中的时候，我不大喜欢教古文的老师，所以对文学不再有兴趣，学商的话似乎也不在行。我想到小时候总是在日记里写想当一名医生，救死扶伤，治病救人；临考前，看了一本关于白求恩大夫的书，深受感动，于是决定报考医学院。我坚定地选择外科。

一年级时印象比较深的是解剖课，教我们解剖的是张家瑜医生，外科医生兼解剖老师。他在黑板上可以把一只手、一只脚、胸部肌肉都画出来，对我们也很严格。那时候教材很少，没有标本，我们商量着跑到郊区找无名尸体做标本。在莘庄，我们找了当地的领导，说明情况，取得尸骨。我们戴着帽子、口罩、手套，手拿钳子取物，进度很慢，不能满足我们的分配。后来，我们就徒手操作。我分到若干尸骨，其中有三块头骨，回校后立即对尸骨进行处理。

晚上，我就把头骨放在膝盖上对照着书研究。头颅的顶面很好记，底面的构造特别难记，这个洞是什么洞，凸出来的是什么，凹进去的又是什么，特别复杂。人体骨骼都要画出来，我画了好几大本。我觉得念不下去的时候，想改行唱戏，因为家里人喜欢听戏，但想了想还是坚持下来了。这就是学生时代印象最深的事情——"淘尸骨"学解剖。现在的医学生已经不会遇到这样的事情了。虽然当时学得很辛苦，但是现在想想，老师的严格要求对我们的成长有好处。

三校合并以后，同学多了，尸体标本也多了，一排一排陈列着，我们就把以前捡来的尸骨归还二医病理科。

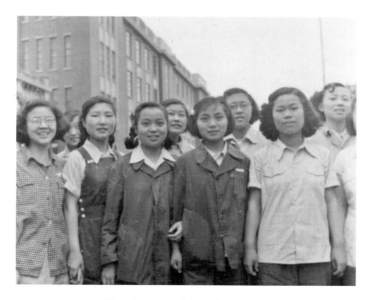

与同学在老红楼前合影（左一为王平治）

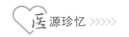

一门心思做外科

我从一开始就一门心思做外科，当时我们全班146人里只有少数人想做外科。有些被分到外科的女学生都哭鼻子了，她们说内科医生好，因为外科医生被说成是"头脑简单，四肢发达"，内科医生可以研究发明点东西，此话好像有点道理。我们同学戴瑞鸿就研发出麝香保心丸。

但那时医学人才稀缺，国家对医学人才进行重点培养，所以我们受到了严格的训练。比如我们外科实习八个月，在儿科、妇科等科室实习一个月左右。

实习的时候很艰苦，我在宏仁医院实习，但骨科在瑞金医院的急诊间，拍片子在另一个地方看，看完要到石膏间包石膏，就这样在三个地方来回奔波。我刚实习时体重有98斤，一个月下来后只有88斤了。后来我去小儿科实习，小儿科三大常规、静脉注射、急门诊都在实习范围内，其中小孩静脉注射扎针很难。这些经历到后来都派上了用场，我母亲的静脉很细，但因为我打过小儿头皮针，给她扎针就不感到困难。所以，我觉得多学一点是好的，是重要的。

实习的时候，兰锡纯医生非常严格，例如手术前后不能出一点事故。每个月谁的手术好会受到表扬，如果出什么问题，兰主任不留情面，一视同仁，都会批评。我们胸外科一个主任开刀的时候把一块纱布留在了病人体内，兰主任很严厉地批评他，并让大家都要细心，做手术的时候放几块纱布进去就要拿出来几块，要数清楚。

邝耀麟主任喜欢向我们提问："病人是什么问题？为什么要这么诊断？怎么治疗？"他问到我的时候，我听不太懂他的广东话，问题又不太明白，加上胆子也比较小，就在一旁默不作声。专科医生胆子比我大，说得头头是道。但是邝医生经常这样提问，我们晚上就得加班加点地读书，我和杨之骏医生每天晚上一起读书，读到夜里2点。杨之骏医生有自己的论点，认为睡觉浪费时间，人只要睡一点点时间就可以了，不能把时间都睡掉了。我觉得很对。解剖的时候，我们讨论做手术，手术刀划开以后，病人的第一层组织是什么、第二层组织是什么、开刀到病人

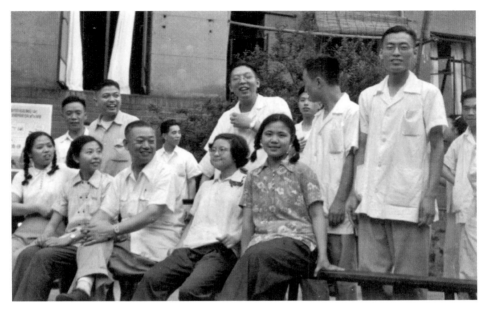

王平治与兰锡纯等师生合影（第一排左三为兰锡纯，第一排左四为王平治）

身体里会发生什么情况等，弄得非常清楚。后来杨医生去了瑞金医院烧伤科。

分配到仁济医院后，我有机会向很多老前辈学习，比如何尚志医生和董方中医生。他们开甲状腺用的器具、手法都不一样，董方中医生是用剪刀，何尚志医生是用刀片。他们对工作精益求精，给我们做了很多示范，是我们学习的榜样。

有一次王一山医生做食道镜，病人对局麻过敏，喉头发生痉挛。王主任就把两根手指插到病人的口腔里，想把病人嘴巴掰开，但掰不开，却被病人咬紧了，结果手指受伤。我从他们治病救人的教学和实践中学到了不少东西。

医院领导王森院长要求医生三分钟之内要从病房到急诊室，尤其是插管的医生，三分钟必须到，否则就要受批评。所以在治病救人这方面，一代代的传承很重要，老师们怎么对待病人，我们都看在眼里、记在心里。

内科江绍基医生问起问题来很实际，有一次他问我："如果一个人的大便不做化验，你能知道这个大便是阿米巴痢疾还是细菌性痢疾吗？"正

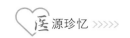

确答案是，一个闻起来是腥味儿，一个闻起来是酸味儿。他不但在病房里提问题，吃饭的时候遇到我也要问我掌握了没有。老师们紧紧盯在我们后面，所以我们进步非常快。

受重视的外科女医生

我在外科很受注目，大概是在我之前外科几乎没有女医生。我轮转各个科室的时候，比如到瑞金的皮肤科，皮肤科医生就问我雪花膏怎么做；观摩时男同学都站在前面，我一个人站在后排听着，老师会单独把我叫出来："这位女医生，你讲讲看……"在外科，傅培彬主任同样如此，给我看一些食道静脉曲张的X光片，我尚在实习阶段，没有实际经验，只能默然无声。我好像变成众矢之的。所以有时候我想我要更加努力一点，否则一天到晚找我问题，我真难以应付。

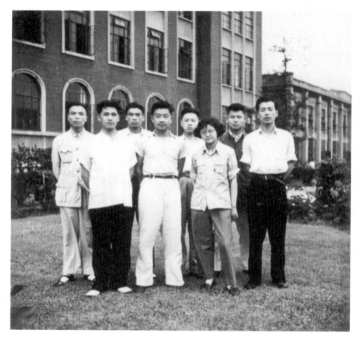

与同学在老红楼前合影（第一排右二为王平治）

　　我去仁济医院报到时，董方中医生说："王平治医生，你来我们科我们非常欢迎，泌尿科就免学了，因为泌尿科都是男同志。"我的回答出乎他意料，我说："老师，没关系，因为实习医生时第一个月就在泌尿科。"后来就没有男女之分了。在男病房里，护士们常说："王平治医生，你去导几床的尿。"后来想想我大概只是医生，没有性别了。

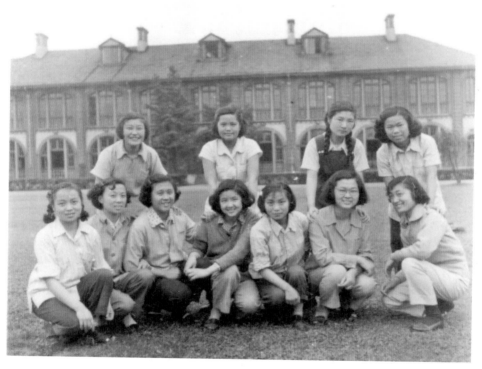

与同学在广慈医院合影（第一排左四为王平治）

　　有一次在国外参加学术会议，日本有位外科医生磨伊教授，看到我是外科的医生，非常惊讶，觉得我很了不起。那时候我做脾肾静脉吻合术，脾脏切掉，把脾肾静脉吻合一起，来缓解食道静脉曲张。因为手术非常成功，我被表扬为杰出的外科女医生。以前来自朝鲜的医生到医院参观访问的时候，女医生不可以从这些外国医生面前走过去，要从背后绕过去。我不想这么做，所以早早地把手洗好等在手术台旁，既不从前面走也不从后面走。一开始的时候这些外国医生很不高兴，因为当时仁

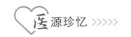

济医院接待他们的护士和做手术的医生都是女性。但是一场手术看下来，他们觉得中国男、女医生一样优秀。给他们上了一课，我们也很开心。如今我们的女医生是越来越多。但当时我们外科就我一个女医生，"物以稀为贵"，所以变成宝贝了。

我与肛肠科结缘

说到我为什么会成为肛肠科医生，我会说，我不是肛肠科医生，我是一名普外科医生，后来钻研在结直肠手术里。

我真正开始做结直肠手术是改革开放初期。国门一打开，国内的医生走出去了，国外的专家也请进来了。我在会诊过程中听到一个消息，可以使用管状吻合器。我们在手术缝合的时候，先缝黏膜肌层，然后是浆膜层。这个吻合器像个订书机一样，两头一订就结合住了，可以省掉很多时间。有了这个吻合器后，我觉得这个方法又快又好，很有效。于是我们做的手术用吻合器比较多，由强生和美外两家公司提供，现在还在用。强生一位公司主管说，上海使用管状吻合器最多的单位是胸科医院，使用最多的人是王平治医生。我做结直肠手术一直都在用，引领风气之先，我还在医学会上介绍怎么使用吻合器。这么一来以后，交流学习的机会也变多了。我去福州、广州、苏州、杭州、温州、哈尔滨、丹东等地开会，都介绍了吻合器的使用，所以无形中我就变成了肛肠科医生。我带着其他医生从东北丹东、哈尔滨到西北甘肃，做保肛手术保住病人肛门。在甘肃做手术时，病人因贫困付不起手术费，那里的外科医生跟病人说这次我先帮你垫上，改天你再还给我。我当时第一次遇见这种情况，记忆犹新。

后来在国内外交流，看书、看杂志的时候受到启发，研究怎么做一个成功的肛门。然后我去学习国内外的造口术。之前的手术中，肛门保不住的时候可以把近端结肠放到腹部，变成腹部排便，病人生活质量改善了很多，但是毕竟不方便。所以我就思考怎么在原来的地方造出一个肛门来。1960年张庆荣医生用股薄肌做肛门，后来我看到二医有本杂志介绍，如果褥疮烂了一个洞，可以用股中肌填在洞里。我在想，臀大肌是不是可以延伸下来做一个内括约肌。我们跑到二医做了尸体解剖，结果发现臀大肌到这边比较短，叫臀肌粗隆，是解剖学上的一个名词，在临床上面没有什么应用。但是我们通过臀肌粗隆发现里面有血流，一直通到股外侧肌，这样臀大肌和股外侧肌连在一起，像围巾一样围住，可以将近端结肠拖下来做一个肛门。1986年，我用此法成功实施了第一例手术，并将此研究成果发表在医学杂志上，后来又在全国医学交流会议上交流，引起了轰动，使我在行业内广为人知。因为效果不错，当时我们医院做了四十几例。国外的一些医生也开始学习我们的手术方法。

此个研究原计划上报科项题目，但当时仅做了3例手术，我心想等病例数多些再上报，结果错失了良机。此后又未抓紧时机，实是遗憾。几十年过去了，现在还有手术成功的病人来访，说明今后可以继续完成这种疾病的研究。

针灸学的大用处

毛主席曾说过"祖国的医学是一个伟大的宝库"。1958年，我参加了河北省保定县（今河北省保定市）的学习中医中药的会议，此次会议掀起了学习中医药的高潮。之后，我又参加西医学习中医药半脱产学习班。在仁济医院，我和朱人玮医生研究用大蒜局敷治疗阑尾炎，成为医院相互学习中医中药的开端。

仁济医院在引进中医师后，兰锡纯主任把我推荐给奏亮甫中医师为徒，学习用中药制剂治疗专科疾病。比较突出的是用中药大黄治疗重症急性胰腺炎，同时配合外用药物铁箍散膏。

随着兼职增多，我忙于治疗各地病人，中医药方面没有继续深入学习。倒是后来针灸发挥了大作用，例如治疗便秘，在大肠俞穴、次髎穴施针。我当时用这个方法成功治疗了两个病人，其中一个还是我们当时的麻醉科医生。她当时腹胀得厉害，怎么办呢？最后用针灸法治疗半小时就解决了。

我最得意的是用针灸治好了黄铭新主任。当时我是值班医生，我被叫去看诊的时候满房间都是人，内科、放射科、胸外科的医生都来会诊，原因是黄主任吃了两个糯米汤圆后肚子疼，排也排不出，吐也吐不出，怎么办呢？对肠梗阻最好的办法是插胃管，但是他拒绝了。后来耳鼻喉科医生也来会诊，给他喷药后再插胃管，结果又被他拔掉。放射科医生做血管造影，怀疑是腹主动脉瘤破裂。时至黄昏，腹痛情况缓解。大家会诊讨论，需留下一位医生继续观察黄主任的病情。我当时住在昭通路49号，就在仁济医院对面，因此我留下来。不料，深夜黄主任腹痛又起，但他仍坚决不插胃管。那时，我懊悔自己单独留下，面对老师只有商量。情急之下，我就尝试针灸大肠俞，治疗半小时后，黄主任顺利排便，腹痛症状消失。想起此事，我真是非常高兴。

郑德孚

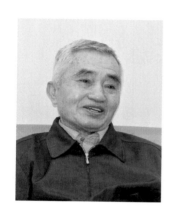

　　郑德孚，1936年9月出生，浙江镇海人。副研究员。1955年进入上海第二医学院医疗系学习，1959年11月加入中国共产党，1960年9月毕业后留校工作。历任上海第二医学院教师、学生指导员、青工部负责人；1977年荣获上海第二医学院教育先进工作者称号。1979年6月支援西藏，任西藏医学院副院长，主管行政、教育、业务、学生思想、教学基地联系等。1982年6月任上海第二医学院基础部党总支书记。1985年2月任上海第二医学院副院长。1991年5月任上海第二医科大学附属仁济医院党委书记。1995年荣获"上海市卫生系统优秀思想政治工作者"称号，1996年荣获"上海市精神文明建设活动优秀组织者"称号。

积极为民服务，真心实意做事

口　　述：郑德孚
时　　间：2021年5月27日、6月7日
地　　点：上海交通大学医学院院史馆
访　　谈：张俊
记　　录：汤黎华
摄　　影：刘宇翔
整　　理：马进军

努力向上，投身高校

我从小在上海长大，1955年在民立中学念高中，毕业后决定考二医大，因为二医大离家比较近。

民立中学毕业以后，我花了两个月时间在上海图书馆拼命复习，准备考大学。整整两个月时间在图书馆里，自己带点点心，自学。由于下了功夫，效果还是不错的，考题中的很多知识都比较熟悉，终于等到了二医的录取通知书。

我家住在陕西路小菜场那里，地方很小，妈妈说邮局送来了通知，让我看看，确实是二医录取通知书，我很高兴。我还乘24路电车专门来学校看了看周边环境。二医不是很大，但是不管怎样，是我自己喜欢的。来校报到时，我发现学校还比较宽敞，大礼堂也有，后来因南北高架路建设大礼堂被拆除了。那时，我们在大礼堂里跳交谊舞，一起活动，假如要打乒乓球也可以，就把礼堂里的东西移掉。

我当时实习可以到瑞金医院或者卢湾区中心医院（现瑞金医院卢湾分院），我选择了卢湾区中心医院。我1959年就入了党，学生期间入党。我在卢湾区中心医院的外科实习，外科科室里没有党员，另外我在手术等各方面都不错，服务态度也比较好。比如说，手术结束以后，我帮医生、护士一起把手术器械清洗干净，帮他们拖地板，所以医院领导希望把我留下来。但是学校要统一分配，我只好回学校了，到病理解剖专业。在上病理解剖课的同时，我还要担任学生指导员。在专业学习上，二医培养了我严谨、细致的精神和品质，对我一生产生了重要影响。

立德树人，服务学生

回学校任教后不久，我离开病理解剖教研室，就专门做学生指导员了。为什么呢？可能是我和学生的关系处理得比较好，学生们对我印象比较好吧。学校有很多学生指导员合在一起，大家一起做学生思想工作。后来，学校成立一个学生处，我在学生处专门负责招生、分配工作。当时，我们在上海市统一组织招生，当然也要考试，学生的考试成绩出来了以后按成绩、按志愿录取。毕业分配也有很多矛盾，学生有分到外地去的，也有留校的，也有到上海学校自己的附属医院，这里面的矛盾也蛮大的。因此，学生处指导员负责的工作就是及时处理好各种矛盾，很重要。在这些问题上，我都做了比较妥善的处理，还是蛮受欢迎的。

所以一般来讲，学校希望能够选一些思路开阔、脑子灵活的指导员来培养教育学生，使学生能够健康地成长，我觉得这很重要。指导员们经常在一起开会研究，如何使学生能全面地发展，德智体全面发展。

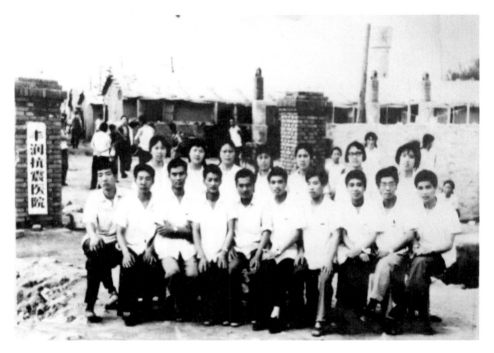

1976年，医疗系77届3大班全体党员学生在唐山丰润县合影（第一排左五为郑德孚）

我认为要做好大学生的思想政治工作，就要从学生的实际出发，考虑他们的现实需求。我那个时候做学生指导员工作，有的男女学生在大学期间谈恋爱，相处得很好，他们在毕业分配的时候向我反映情况，希望两个人能分配到同一家医院或是同一个区的两家不同医院，我在不违反原则的基础上，会尽量考虑他们的诉求。

坚决响应号召，积极参加援藏

我1979年进藏，党中央提出上海、江苏、浙江三千干部进藏。那

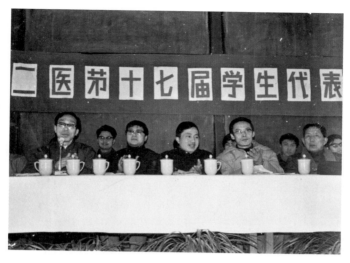

在二医第十七届学生代表会议上发言（左四为郑德孚）

时我正在党校学习，被通知去做体检，还不知道发生了什么情况。胸科医院11人参加体检，主任1人合格，其余10人不合格。我体发现红血球比较高，血压也高，去西藏会有问题。我又到瑞金体检，做体检的是我一位同学，他也认为我的血压有点高，但我自己坚决否认，一心要去西藏。

三千干部进藏，一路上都是汽车进去的。沿路的风景真不错，有唐古拉山、长江源头。我是带队人之一。我们的任务明确是去办西藏医学院。当时，办大学需要具备三个条件：学生、设备和老师。筹建西藏医学院面临的主要问题是学生的质量和学生的课程安排。另外，西藏医学院的各种设备、条件都很差，招生以及以后的分配也是问题，所以我写信反映了这些情况。

当时，西藏本地的一些老师计划到上海来参加培养，上医大、二医大专门办一个西藏班，培训西藏医学院的师资，我建议，到上海培养师资，路太远，不如两方面折中一下，在咸阳培养，咸阳靠近西藏，教师从上海到咸阳也比较方便。这些工作当时开展起来有很多难以克服的困难，但通过大家的坚持和努力，困难最终都被克服了。

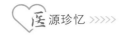

改建基础设施，改善学生生活

我回到二医以后，负责不少工作。那时候，我们学校造了好多房子，校园里建了风雨操场，还建了一个小游泳池。财务处也是我负责分管的。

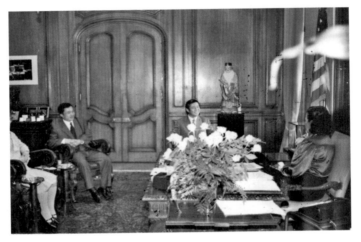

1983年，在旧金山市长办公室和法因斯坦市长交谈（左二为郑德孚）

当时，王振义校长负责医教研，他非常信任我，他说你管人、财、物，为学校造房子。

现在科教楼（东2）不是我负责造的，办公室（东1）就是现在院领导办公室，我就把它扩建，加盖了两层。原来的党委办公室、院长办公室，加层以后扩大，作为医学院的院一级、处一级的部门，还有财务处在一楼。

食堂的搬迁是我负责的。原来食堂在西院。为什么要搬到东院呢？我认

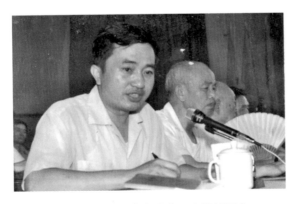

在学校大会上发言（左一为郑德孚）

为西院的主要功能是医教研，而东院主要是生活区，食堂应该是在生活区。其次，食堂搬掉以后，这个地方可以建造一座图书馆。我始终认为把食堂搬过去是对的，西院应该是教学区、科研区，生活区应该集中在东院。

我当时主管学校的后勤、财务工作，主要抓后勤管理改革中的矛盾，解决了二医老师的住房问题，落实了学校房子的分配、安置等事宜。在学校基建方面包括建设图书馆、嘉宾楼等也是我的重要工作，逐步使学校各类用房趋于合理。

当时我也非常重视学生的需求。针对学生关心的热水洗澡、宿舍修缮、伙食等问题，我都曾积极推进解决。在热水洗澡方面，当时花费12万元购买新锅炉替换旧锅炉，同时延长热水的开放时间。在宿舍修理方面，设置了联系信箱，要求学校后勤部门必须在三天内解决学生提出的问题。食堂伙食方面，除了积极改善学生的伙食外，还建立了豆腐房，增加豆浆、豆腐等豆制品，改善学生早餐，提供各种早餐近十种，同时延长窗口开放时间，得到了师生们的一致认可。

改善医院条件，不谋个人私利

我做的更重要的事情是在仁济医院。我到了仁济医院以后，觉得医院地方太小。仁济医院是上海第一家西医医院。我去了以后，觉得那里人才济济，比如有兰锡纯等好几个大教授。这里专家多，交流也多，但是地方实在太小。后来我就提出朝浦东发展，打报告希望取得上级部门的支持。再说浦东要开发的话，实际上是很需要医院的。

我一直坚持一个原则，就是权和利不要结合，权是为了做工作的，不是谋利的，权和利一旦结合，就有问题了。我在仁济医院担任党委书记期间，医院各项管理上了一个台阶，医院的办院条件得到极大改善。当时儿内科门急诊的扩建、急诊室的修建、老病房的改造、综合楼的新建、浦东分院的崛起、浦东临时门诊部的开设，都让这所百年

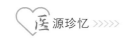

医院焕发了新的活力。仁济医院的这些发展，得益于当时国家改革开放的大好环境。

投身医疗改革，控制医疗费用

1993年春天，医院改革开始深化，我们一直在考虑这样的问题，如何使三级医院医务人员集中精力做好医疗工作，向病人提供高质量的医疗服务，如何做到既能使医务人员的劳动价值得到社会的认可，又不过多地增加病人的经济负担。

当时各级医院都是一样的收费标准，在这种情况下，病人不分病种、轻重，均流向市级医院，造成了医院间的忙闲不均。同时医疗收费结构也极不合理，医院只收14元住院费，除了药费、检查费以外，长期以来医务人员的劳动等于无私奉献。随着药品及卫生材料价格的大幅度提高，医务人员的劳动价值更显低微。

从单病种分析，病人支出的65%以上是药费，有些医院靠药就可以过日子，而技术水平高、工作任务重的市级医院，因经济拮据难以发展，形成了病人支出越来越高，而医务人员的劳动价值始终提不高的状况。这种贡献与所得、风险与报酬的不平衡，导致一些医务人员外出兼职、外出手术的情况越来越多，致使市级医院医疗技术力量流失，造成市级医院，特别是教学医院人员结构呈倒置状况，出现人才培养的断层。

我们当时想实施责任制查房的试点办法，就是在调整不合理收费结构上着手，以不过多增加病人经济负担为前提，逐步体现医务工作者技术劳务的价值，使广大医务人员能尽心尽力把医疗工作搞好。当时报告递交后，新上任的卫生局局长刘俊同志肯定了我们在医院深化改革中的这一思路。在与刘俊局长及卫生局有关职能部门的多次研讨后，医院开始实施"总量控制、结构调整"的改革举措。这项政策符合我们医务工作者的心愿，同时对社会、企业、病人也都十分有利。我们仁济医院在范关荣院长的领导下，创造性地做了很多工作，医疗费用增长幅度控制在24%以下。

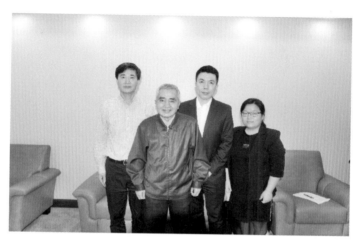

2021年，郑德孚接受上海交大医学院档案馆口述史采访（左起：马进军、郑德孚、张俊、汤黎华）

寄　　语

希望交大医学院加强学生指导员队伍的培养，指导员要经常与学生进行思想交流。

我祝愿我们学校的发展越来越好，早日建设成为世界一流的医学院。想办法让我们学生能够德智体美劳全面发展，这个奋斗目标是很关键的。

我1959年入党，是一名老党员了，我感谢党对我的培养，祝福我们的党带领全国人民把国家建设得越来越繁荣富强！

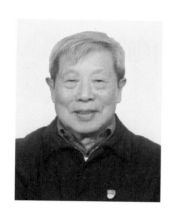

程五凤

程五凤，1937年8月生，江苏镇江人。1960年毕业于上海第二医学院医疗系，留校任教于卫生学教研室。1973年报名参加上海市第一批援藏医疗队，同年8月赴藏。赴藏后加入医疗队教学分队，参与筹建西藏医学院。1975年6月返沪。1987年参与上海第二医科大学营养系创建工作。1992年2月至1993年2月美国新泽西州州立Rutgers大学访问学者。曾任上海第二医科大学卫生学教研室副主任、营养系主任。

党指向哪里，就奔向哪里

口　述：程五凤

时　间：2021年11月12日

地　点：上海交通大学医学院院史馆

访　谈：汤黎华、侯田志超

摄　影：杨学渊

整　理：江浩艳

组 团 赴 藏

　　我出生于1937年，1955年考入上海第二医学院医疗系，1960年毕业留校，在卫生学教研室任教。1973年，全国认真贯彻执行毛主席把卫生工作的重点放到农村去的伟大指示，卫生部组织上海、江苏等多省市医疗队赴藏，改变当地的医疗卫生落后状况。上海市受命组队，并决定以上海第二医学院为主担重任。我们长期受到党的教育，已形成了一个坚定不移的思想信念：听党话，跟党走；党指向哪里，就奔向哪里；一切听党的指挥。我有幸成为首批赴藏的一员。那时我上有老、下有小，妻子为华东医院护士，工作繁忙要上夜班。但为顾全大局，全家仍大力支持，我只好将4岁的儿子由母亲带至洛阳我姐姐家中，2岁的女儿寄养在我姑母家。这样终于排除了一切后顾之忧。

上海赴藏医疗队主要由上海第二医学院附属新华医院的医护人员组成，还有少数附属第九人民医院的医护人员，主要任务是创建西藏医学院。医疗队赴藏后分为临床分队和教学分队，临床分队负责拉萨的西藏自治区人民医院的医疗工作。教学分队赴林芝筹建西藏医学院，队部设在林芝的西藏自治区卫生学校，是基础医学教育所在地，故我们基础部教学人员都在此，临床教学设在八一镇的八一医院。教学分队中还有少数上海第一医学院和上海中医学院的成员，共计20人。

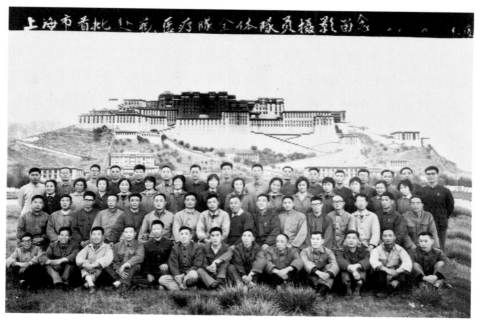

1973年，上海市首批赴藏医疗队全体队员合影

我们医学院基础部的教学人员计8人，都是自愿报名再由各教研室推荐，医学院领导部门协调决定，几经讨论甚至临阵换将，最终由成柏华、柏惠英、钱宗立、张振华、王秀宜、杜心垿、林殷利和我组成，队内戏称我们为八大员。

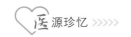

现今成柏华、柏惠英、钱宗立、张振华四位老师先后故世，王秀宜、杜心姈两位老师也年老有病，不能行动，只剩林殷利老师和我尚可活动。谨向已故的四位老师致以敬意，深深地怀念他们，并祝王、杜两位老师晚年幸福。

当时赴藏途径有三：一是乘飞机，由沪至成都，再由成都乘飞机至拉萨；二是由成都乘汽车经川藏公路入藏；三是经青藏线由青海省格尔木入藏。从安全考虑，乘飞机入藏，强烈的高原反应让人受不了，有危险；川藏公路太险峻，车祸频发，太不安全，最后我们决定走青藏线。

1973年8月14日，我们从上海乘火车出发，三天后抵达甘肃柳园。柳园邻近新疆，这里尽是沙土，连饮水都靠火车运送。每天每人一热水瓶水，洗了脸，再洗脚，洗后必须泼在地上以防尘。在这里我们有幸被安排参观了举世闻名的敦煌，畅游了莫高窟。两天后（8月19日）我们离开柳园，汽车就飞速行驶在一望无际的河西走廊大戈壁滩上，戈壁上除了稀疏的骆驼草之外，一无所有。汽车越过山口，到达青海省的大柴旦，再路经察尔汉盐湖，在80公里全由盐铺就的一片盐池上疾驰，俗称水晶公路。一过盐湖就到了青海省第二大城市格尔木，这就是青藏公路的真正起点。

那时青藏公路还没有建成，所谓的公路就是天天由入藏货车、军车碾压留下的痕迹，道路崎岖不平。我们乘坐的汽车颠簸着缓缓行进，有时人从座位上被颠起头碰上车顶，沿途不时见到被颠翻的车辆残骸，令人心惊肉跳。每天我们就在规定的大兵站过夜休整，一路上均受到盛情接待，让我们铭记在心。沿途我们相继翻越了海拔4 700米的昆仑山、5 400米的唐古拉山。在这两处山顶，我们兴致勃勃地下车摄影留念，又小心翼翼地防止发生剧烈的高原反应，尽快上车继续前进。翻过唐古拉山以后，海拔逐渐低下去了，但在拉曲却与严重的高原反应（头痛、呼吸急促、行走不便、食欲下降、不能入眠等）整整搏斗了一夜，几乎无法睡觉。第二天我们继续向拉萨市挺进，临近傍晚时个个精神焕发。胜利完成了近5 000公里的行程，顺利到达拉萨，费时整整15天，欣喜之下，我写了一首打油诗为证。

轻越莽昆仑，笑溢唐古拉。

谁说昆仑山上一棵草？青藏道边处处是红花。

肩挑一担洗尘水，双手捧上暖心茶。

张张笑脸迎亲人，句句都是暖心话。

千里征尘入水去，万重艰难踩脚下。

让"六·二六指示"的光辉照遍喜马拉雅。

在拉萨，当地政府安排我们参观了西藏名胜布达拉宫、罗布林卡（夏宫）、哲蚌寺、解放公园等，使我们了解了西藏的历史文化。经过拉萨的两周学习休整，教学分队重新踏上征途，向林芝继续前进。420公里的路程费时两天，又翻越了海拔5 100米的米拉山。山道陡峭，汽车沿木桩标志缓缓而行，桩外即万丈深渊，令人头晕目眩，眼前车窗外又不时见到遗弃的汽车残骸。山上气候多变，沿途山峦叠翠，云雾缭绕。尼洋河逶迤相随，河中怪石嶙峋，砥柱中流，迎激浪，珠花飞溅，犹如身入画中，多么令人神往的边疆啊！

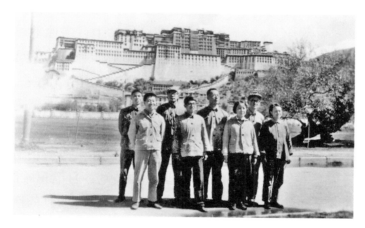

小分队在布达拉宫前合影（第一排左一为程五凤）

砍树、糌粑与"老三样"

进入西藏后，我们首先碰到的是生活困难。燃料是西藏的难题，牧区

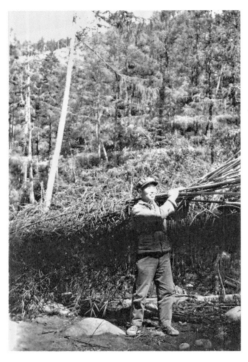

上山砍竹

的燃料是牛粪，晒干的牛粪就是燃料。因燃料缺乏，故藏民喜欢生食，连牛羊肉也是生吃。农林区的燃料就是要去捡柴，继而去森林伐木。那时《森林保护法》没有得到有效贯彻，有汽车的单位都到就近的森林去砍伐树木。我们必须与学生、职工一起，到森林去砍伐那些双人都合抱不过来的大树，再锯成一段段，将它滚下山坡，装车运回学校。这是一项十分危险的技术活，十几米高的参天大树锯断后轰然倒下，惊天动地，若有不慎，就会发生严重的人身事故。树运回后还要锯短、劈柴。

饮食上，当地不种蔬菜，一年到头就是吃由内地运来的土豆、萝卜、莲花白（就是我们这儿的大白菜），大家戏称为"老三样"，极难得吃上少量的牛羊肉。

我们每周必须吃一两次藏族的主食糌粑。糌粑是将西藏主粮青稞略微炒熟，再碾成粉，就像我们吃的炒麦粉，但粗糙难咽。藏民天天吃糌粑，他们在一个小圆木碗里把青稞粉加酥油拌起来，然后用手捏成一小团一小团。但是我们没有这样的饮食习惯与技巧，自己很难做出糌粑。更没有酥油，酥油就是奶油。如果你不能够接受这种饮食的话，又没有备粮，那只好饿肚子。

因材施教与开门办学

林芝海拔 2 800 米，恰好处于易发高原反应临界线 2 900 米之下。位于林芝的西藏自治区中等卫生学校设在原党校的机关大院内，有一套领导班子和几位文化教师，没有医学专业教师，更没有专业设备，可以说是一无所有。当时已有一个班级的学生约40人，有藏族，也有汉族。学生的文化水平差异很大，有初、高中学历的，也有小学文化程度的，有的甚至不及内地的"赤脚"医生。这如何办医学院呢？

面对现实，我们只有因材施教，要在尽可能短的时间内，尽最大努力给学生速补必需的基础文化课程，缩短学生间的文化差

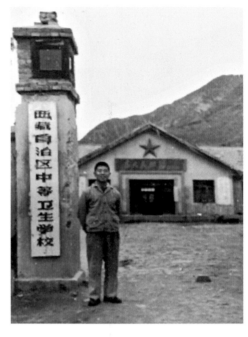

在西藏自治区中等卫生学校校门前

距，使之能比较接近地接受医学专业教育。根据当时各专业教学任务的轻重缓急，队内决定我承担补习数学的任务，因为有些学生连四则运算都不熟练。我不擅长数学，真有些强人所难。但任务在前，我只有服从安排，硬着头皮接受如此艰巨的任务，并自编教材，在不长的时间里面，完成了这看似不可能完成的任务。

我担任的课程是卫生学，也就是预防医学。这门课程是安排在三年级或者四年级初，是基础课和临床课的交界点。因此在林芝我的任课时间比较靠后。预防医学的内容主要是讲述人们的生活与生产环境对人的健康与疾病的影响，如环境卫生中的给水，污物包括粪便、垃圾的处理，大气污染等；劳动卫生中生产环境污染对生产者的影响，职业病如铅、苯中毒，矽肺等的产生与防治；营养卫生如营养素的需要与供给、膳食指南、食物中毒的防治；学校卫生以及医学卫生统计学等。面对当时藏族学生的实际，无法讲授如此丰富的内容，只能着重介绍与农村卫生有关的一些知识。

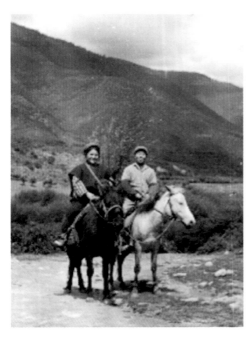

和"赤脚"医生一起巡诊（右为程五凤）

如今回想起来，留下较为深刻印象的有两件事情：

一是开门办学，到农村巡回医疗。我们被派往德木公社，那是一个山清水秀的美丽山村，群山环抱，绿树成荫。但经济不发达，生活较为困苦。山村闭塞，没有医疗卫生服务。我语言不通，路途不识，每天学生带我走到村庄，我们主要奔赴田头与村民们直接接触。当地民风淳朴，勤劳肯干，相处融洽。林芝是西藏的江南，气候与自然条件优越。但边远牧区的牧民，根本就没有卫生条件可言，生了病，哪怕是急病，没有几天时间是到不了医院的。这就让我深深感到广大农村是多么缺医少药呀。我们肩负着培养医务人才、提高西藏医疗卫生水平的重任，不竭尽全力则有愧于祖国啊！那时正值桃花盛开的季节，艳美的粉红色桃花连绵一片，真可谓繁花似锦。远处，雅鲁藏布江源头的滔滔江水奔腾而下。好一幅世外桃源的美景，令人心驰神往。

二是带学生到西藏军区115医院临床实习。115医院位于林芝八一镇，与我们临床教学点八一医院相近，这就给了我与部队军人接触、学习的机会。我与115院医务人员生活在一起，病员是现役军人。115医院历史悠久，原是某军驻江苏扬州的军区医院，和平解放西藏时他们奉命随军迁驻西藏，最早的成员从川藏公路随解放西藏的大军步行到藏的，医生中有不少医学院校如北京医学院的毕业生。在与军人的接触交流中，我进一步认识到保卫边疆、保卫西藏的重要性。西藏地处我国的西南边陲，是我国国土安全的天然屏障。它辽阔的地域、艰险的地势，是入侵者难以逾越的鸿沟，我深深体会到"固边稳藏，久久为功"的意义。建设好西藏，是我们义不容辞的责任，还有什么艰难困苦不能克服吗？

两年后胜利返沪

在二医基础部赴藏的八个人中，我年龄最小，年资最低。其他七人都是各教研室的业务骨干：学养深厚，业务坚实，实力不凡。我相形见绌，这就给了我极大的激励。我深知要投身事业、服务人民，靠豪言壮语是干不成任何事情的，只有真才实学，才能成就事业，为民所需。我要向他们学习，迎头赶上，这就奠定了我今后人生目标的坚实基础，促使我坚定地抱着这一宗旨一直走到终老，尽力为祖国、为人民献出自己的绵薄之力。我坚信全身心投入到奋斗的事业中，一定会干成一件事，人生也会随之得到升华。

两年的辛勤工作，我们送走了第一届毕业生，又招收了两届学生及一届预备班，顺利地完成了第一批援藏任务。

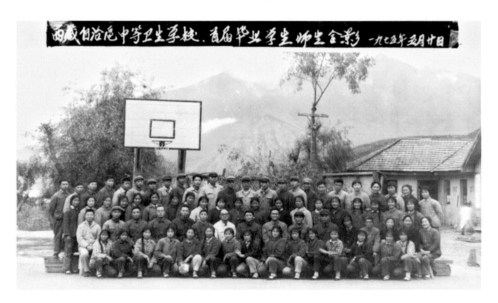

1975年，西藏自治区中等卫生学校首届毕业学生师生合影

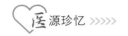

　　1975年6月中旬，我们胜利返沪。我继续参加第二医学院卫生学教研室的教学、科研工作。1987年，我作为史奎雄教授的主要助手参与共同筹建营养系。1989年第二医学院营养系成立，此后我一直从事营养学教学、科研工作。根据培养目标，我们的课程设置为人类营养学、治疗营养学、食品科学、食品卫生与毒理学、营养管理、中医食疗学、专业英语等八门课程。1992年2月至1993年2月我赴美国新泽西州州立Rutgers大学做访问学者。我在营养系任内共培养了五届毕业生，每届30余名本科生、5名硕士生。

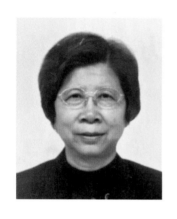

毛达娟

　　毛达娟，女，1937年10月出生，浙江余姚人。1960年毕业于上海第二医学院医疗系，留校任教于卫生学教研室。1977年报名参加上海市第三批援藏医疗队，同年6月赴藏。赴藏后加入医疗队教学分队，参与筹建西藏医学院，1979年返沪。曾任上海第二医学院卫生学教研室主任，主持"上海市大气飘尘中有毒和致癌物质的危险性评价及其防治对策研究"获国家环境保护局科学进步奖三等奖，主持"上海市大气微生物污染状况的研究"获上海市科学技术进步奖三等奖。

到祖国最需要的地方去

口　　述：毛达娟

时　　间：2021年11月12日

地　　点：上海交通大学医学院院史馆

访　　谈：汤黎华、侯田志超

摄　　影：杨学渊

整　　理：江浩艳

特殊的新年礼物

1937年10月，我出生在浙江省余姚县廊夏村（现浙江省余姚市廊夏镇）。1949年以前我亲眼目睹了上海市场的通货膨胀、物价飞涨，民不聊生，老百姓唉声叹气。当时我父母成天愁眉苦脸，对生活非常担忧。1949年5月上海解放了，我看到解放军纪律严明，社会秩序很快稳定下来。我突然感到昨天和今天完全是两重天，老百姓都欢天喜地地庆祝中华人民共和国的成立。

1953年，我报考了护士学校。在护士学校，我碰到了我的贵人、我

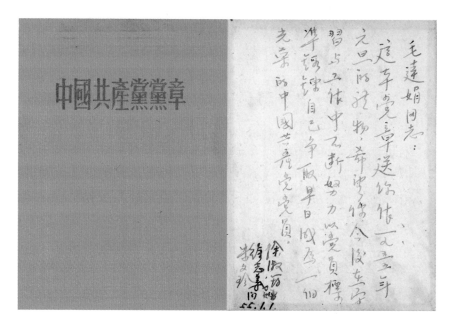

在护校期间，老师们赠送给毛达娟的党章

的好老师——三位党员老师。她们不仅教我们专业知识，还对我们进行政治思想上的帮助。1954年6月13日，我加入了共青团。1955年元旦，我刚满18岁，她们送给我一份元旦礼物——《中国共产党党章》，并在党章的扉页上写着："毛达娟同志：这本党章送给你作为1955年元旦礼物，希望你在今后的学习和工作中不断努力，以党员标准锻炼自己，争取早日成为一名光荣的中国共产党党员。"当时我非常激动，我是一名共青团员，是党的后备军，入党是我的理想。这本党章写有老师殷切的期望、关怀，已成为我一生的信仰和精神支持，一直珍藏在我身边将近70个春夏秋冬。

1955年我通过高考进入上海第二医学院医疗系学习。在五年的大学学习中，我克服学习上的各种困难，积极参加各项活动，经常以党员的标准来对照自己，争取党员同志、党组织对我的帮助，以实际行动争取入党。经过不懈的努力，在大四，即1959年6月19日我加入了中国共产党，成为一名党员。1960年我毕业留校，分配到卫生教研室，成为一名教师。

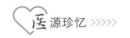

没有困难，也没有犹豫

1965年6月26日，针对农村医疗卫生的落后状况，毛主席指示"把医疗卫生工作的重点放到农村去"，提出医疗要为广大农民服务，解决长期以来农村一无医二无药的困境，保证人民群众的健康。1973年，我们学校积极响应"六二六指示"精神，在医学院挑选教师组成首批援藏医疗队。得知这个消息后，我就向工宣队提出申请，却没有成功。但我也没有放弃，等待下一次机会。

1977年，医学院第三次选拔援藏队员时，凭借自己的决心和坚持，以及过硬的身体素质，我获得了援藏的机会。当领导询问是否有困难时，我回答："没有困难，也没有犹豫。"为什么？因为考入上海第二医学院后，我始终这样想：我能够读大学，都是因为党的培养，没有共产党就没有新中国，也就没有我的今天。我要用我的实际行动报答党对我的恩情。其次，我是一名共产党员，要随时以党员标准要求自己。我下决心要听党的话，跟党走，党指向哪里就奔向哪里。我时刻牢记共产党员要全心全意为人民服务这一宗旨，只要是党的需要，就是我的志愿。

当然对家庭的担心也是有的，就是对孩子比较愧疚。那时我有两个孩子，一个10岁出头，还有一个不满8岁，她们正是需要妈妈陪伴的时候，我却离开她们选择了援藏。但当时也没有想太多，想到的就是要积极响应党的号召，全心全意为人民服务，到祖国最需要的地方去，报效祖国，报答党组织对我的恩情。

组 队 赴 藏

上海市第三批赴藏医疗队全队共70余人，来自上海三所医学院——上海医学院、上海第二医学院、上海中医学院的老师，以及各附属医院和上海市级部分三甲医院的临床医生，还有上海市卫生防疫站的3名医生。大队之下设两个分队，即医疗分队和教学分队。医疗分队主要在拉萨市级医院，而教学分队主要在林芝县八一镇。我们医学院的队员都属于教学分队。教学分队总共21人，其中上医5人、二医13人、中医3人。

我们自1977年6月7日从上海出发，乘火车、长途汽车，历经12天，于6月18日晚7时到达拉萨，入住西藏自治区交通局招待所。在拉萨，我们整休、集训、参观12天，于1977年6月30日安全到达林芝的西藏自治区卫生学校。

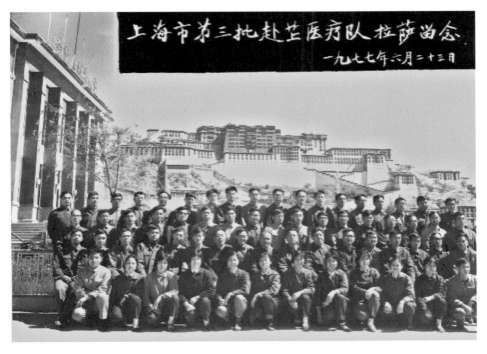

1977年，上海市第三批赴藏医疗队拉萨合影（前排左五为毛达娟）

筹建西藏医学院

西藏自治区卫生学校当时大约有学生200人，大部分是藏族学生。

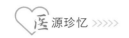

藏族学生对人热情，勤劳、善良，就是文化水平较低。当时有78届中专1个班约30人要进入临床实习，其余的3个中专班上文化课。我们的教学任务不算很重，重点任务就是帮助筹建西藏医学院。

虽然赴藏医疗队自1973年起就进驻西藏自治区卫生学校，做了大量的工作，但离医学院的办学要求还有很大差距。

首先从师资队伍来说，除我们医疗队员外，卫生学校在职教师约30人，年龄都在二三十岁之间，其中有10人是近年刚从内地大学毕业自愿参加西藏建设的青年，都是汉族，其余大部分为藏族子女送到内地民族学院学习的毕业生或卫校毕业留校生，都是新助教。

教学设施也相对简陋。学校一共有6间教室，每间教室约30～40平方米，最多可容纳40名学生。老师没有专门的办公室，大都在寝室内备课，学校专门为我们医疗队的教师辟出了7间办公室，每间有两位教师

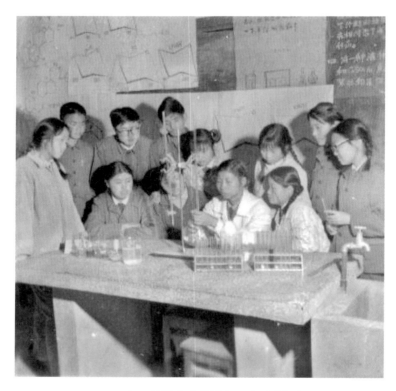

1979年，教学中（前排右二为毛达娟）

办公。我们刚去的时候没有专用的实训室，1978年以后才新建了化学实验室。

我们在课程设置上都是按照国家对中等专业和大学本科要求进行的，但是由于课程门数较多，而专业教师较少，因此医疗队每位教师都要开设两门以上的课程。除对中专、本科学生上课之外，我们还有一个重要任务，就是带教青年教师，每位赴藏队员都要带教一至两名青年教师。我带教的是一位刚从内地民族学院毕业的藏族老师和一位武汉医学院76届卫生系毕业生。

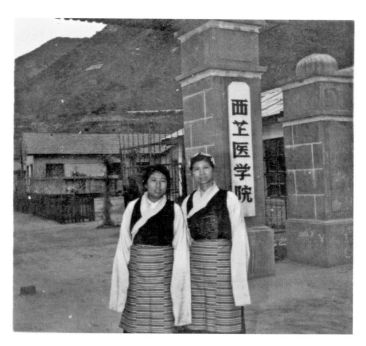

和徒弟斯里雅合影（右为毛达娟）

发扬"老西藏精神"

西藏自治区卫生学校原有教务处副处长、办事员各一人，因他们探亲半年，一段时间处于无人管理状态，所以教学的管理状况不太稳定。

　　我在教学过程中也碰到了一些困难。虽然学校的环境条件较差，天气寒冷，空气稀薄缺氧，每年有五个月冰天雪地要封山，吃、住条件也不习惯，但这些都能克服。最困难的是，卫生学校学生的文化基础较差，专业知识根本无法普及，只能从基础知识开始教起。另外，师资缺乏，没有高年资老师，更没有讲师、教授。面对这些困难，党支部组织大家集体讨论，一致认为要发挥"老西藏精神"，再苦再累我们一定要坚持下去，把医学院创办出来。

　　医疗队老师们团结一致，群策群力，合理安排，哪里有困难，大家争着上。就拿我来说，当时文化补课没有数学老师，我就当数学老师；大专班没有化学老师，我摇身一变又成为化学老师。当基础知识普及了，我就成了专业老师，还带领两位青年老师进行当地地方性甲状腺与水质关系的流行病学调查以及麻风病的流行病学调查，为防治这些地方病、流行病打下基础。由于教学行政工作的安排不够完善，原教务处副处长及教务员都尚未返回，教务处没人管理，我就临时担负起教务处的工作，并带教青年教师一名，给学生制订教学计划，安排课程表，记录学生的

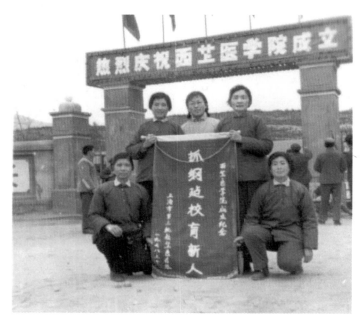

1978年3月1日，西藏医学院成立大门前合影（第一排左一为毛达娟）

出勤率及成绩等。我还提出了专业知识与实训实践相结合的教学思路，没有实训室，就多做些示教、模型，以帮助学生开拓思路。

回沪后的工作与学习

1979年，我结束了两年的援藏工作返回上海，回到二医卫生学教研室工作。赴藏两年对我在德、智、体多方面是一次重大的锻炼和考验，是一段值得留念的岁月，我也感到非常骄傲和自豪。首先在思想上提高了，不怕苦、不怕累、不怕难，培养了勇于战胜困难的勇气和力量。这样艰苦的环境都过来了，还有什么不能克服的困难呢？

其次，也丰富了我的教学经验，使我认识到要做一名好老师，仅掌握本专业知识是不够的，更重要的是要调动学生学习的积极性。回来后，

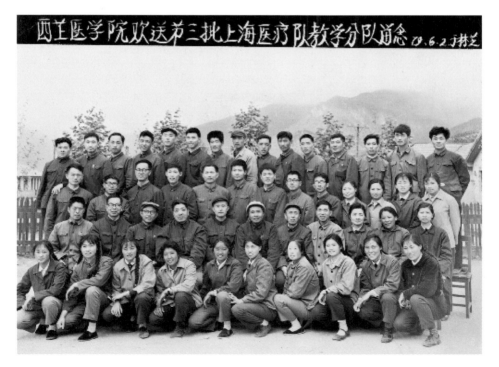

1979年，西藏医学院欢送第三批上海医疗队教学分队合影留念

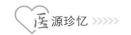

我在教授卫生学（预防医学）这门课程的时候更加注重提高自己的教学方式，通过具体生动的事例来调动学生的积极性，增强他们对这门学科的学习兴趣。

在科研工作方面，我也在老教师的指导下，参加了多个研究课题。我主持研究的"上海市大气飘尘中有毒和致癌物质的危险性评价及其防治对策研究"获国家环境保护局科学技术进步三等奖，主持研究"上海市大气微生物污染状况的研究"获上海市科学技术进步三等奖。1988年，我们环境卫生小组五位女同志还获得了上海市三八妇女节先进集体称号。

1984年起我担任了教研室行政副主任，1993年又担任教研室主任。

去西藏两年，提高了我的工作能力，丰富了工作经验，开阔了工作思路，也加强了党性修养，对我成为一名称职的教师起到了很大的促进作用。

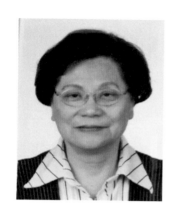

应爱娣

应爱娣，女，1939年12月出生，浙江宁波人。1959年毕业于上海市卫生学校检验专业，毕业后进入上海第二医学院上海市高血压病研究所工作。1975年6月，报名参加上海市第二批赴藏医疗队。赴藏后于西藏自治区人民医院检验科工作，并参与了西藏自治区人民医院组建的日喀则江孜县巡回医疗队。1977年8月返沪。1985年转入上海第二医科大学基础部法医学教研室。1993年任上海市第二届法医学会理事。1995年调上海交通大学医学院档案馆工作。2010年，获上海交通大学2008—2010年度老龄公益性个人先进称号、世博会城市志愿者服务站"志愿者之星"荣誉称号。

雪域高原的最好见证

口　　述：应爱娣

时　　间：2021年11月12日

地　　点：上海交通大学医学院院史馆

访　　谈：汤黎华、侯田志超

摄　　影：杨学渊

整　　理：江浩艳

踏上援藏之路

我于1959年毕业于上海市卫生学校检验专业，毕业后分配到上海第二医学院上海市高血压病研究所，主要从事实验室工作。1975年6月，我作为一名解放军军人家属，克服了子女年幼的困难，毅然报名参加了上海市第二批赴藏医疗队。上海市第二批赴藏医疗队一共有63位同志，其中有来自二医基础医学院的8位老师、瑞金医院的16位医护人员。

1975年6月9日，我们踏上了赴藏之路，坐了三天的火车于6月12日到达甘肃的柳园火车站。经过两天休整，我们从柳园又出发上路了。正

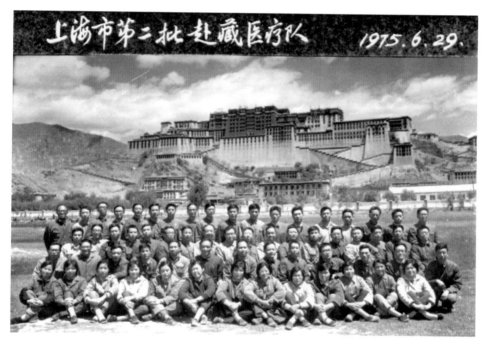

1975年，上海市第二批赴藏医疗队合影

好青藏公路大修，我们随车一路颠簸，行驶在狭窄的便道上。从柳园到拉萨行程总共1 160公里，其间翻越17个海拔4 000～5 000米的制高点：

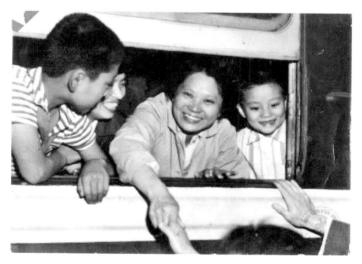

1975年，在上海火车站欢送赴藏

当金山、昆仑山、火焰山、唐古拉山、沱沱河、那曲等，途经7个解放军驿站过夜住宿，最后过了羊八井，我们终于到达了拉萨！在路上整整度过了10天！

1975年9月1日是西藏自治区成立十周年。我们刚到拉萨不久，就参加了庆祝大会。庆祝大会的入场券我也一直珍藏着，并于近期捐赠给医学院档案馆。

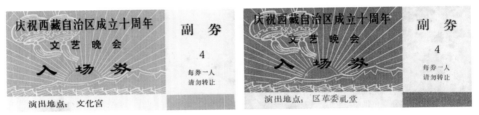

庆祝西藏自治区成立十周年文艺晚会入场券

救人是第一位的

赴藏两年，我有一年半在拉萨自治区人民医院检验科工作，还有半年我参加了到日喀则江孜县的巡回医疗工作。

我一到拉萨自治区人民医院检验科，就受到了来自藏区、四川、河南、山东、辽宁、湖北等地的同事们的欢迎，他们开了欢迎会。我也很快融入他们中间。我很敬佩他们，能在当时食物供应不足、高原缺氧的情况下，长期坚持在西藏工作。我觉得我作为一名援藏工作者，应该向他们学习，尽快适应高原环境，进入工作状态。我想，我和他们既是同事，又是朋友，我们应该相互学习、资料共享，和他们一样上班、下班、值夜班，如果他们遇到困难，我也要主动帮忙。我们在工作中从来不分你我，有时清洁工作缺人手，我会主动去干。就这样，我全身心地投入工作中。

拉萨市海拔3 650米，是个日光城，昼夜温差很大。当地的生活条件也比较困难，生活物资、水电燃料都很匮乏。一年当中有一半的时间是点蜡烛照明的。用水也很不方便，当时在宿舍室外装了一个水龙头，大

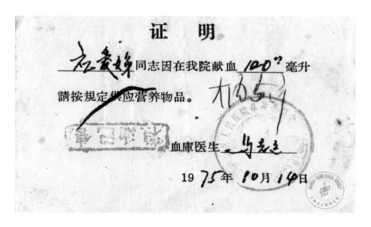

1975年，上海市第二批赴藏医疗队员应爱娣献血证明

家用水就用水桶提水回房间用，冬天水龙头冻住就断水，要等日照时间长了，水化开以后才可以用水。上厕所就更不方便了，要冒着天寒地冻，步行到30米以外的地方。面对生活上的重重困难，我们自发地想出了很多解决这些问题的办法。

在这里感触最深的是西藏的缺医少药。拉萨自治区人民医院是没有血库的，如果需要输血，都是靠临时解决。急诊抢救车祸之类的病人，首先得到需要血源信息的是检验科。因为急救的第一步就是被救者要检验血型，第二步找相同血型者献血，最后检验科抽血完成血源准备。所以我一直坚守着这样的信念：献血是为拯救他人的生命，救人是第一位的。那时，我时刻准备着紧急情况下献血。1975年10月，在我排队检验血型的时候，科里同事劝我说："你刚来拉萨，高原生活还没完全适应的话，你就免了罢。"我一面谢谢他们的关心，一面完成了抽血检验，坚守了我的信念：把救人放在第一位。

参加巡回医疗队

1976年6月到1977年1月，上海医疗队有6名同志参加了自治区人民医院组建的江孜县巡回医疗队，我也是其中之一。

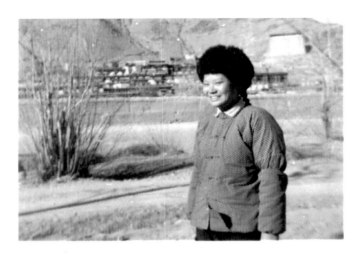

参加江孜医疗队在日喀则大庙前

巡回医疗期间，有三件事让我至今都记忆深刻：

第一件事，就是我们和当地藏族同胞之间结下的亲密感情。我们到江孜以后就深入藏胞中间，用简单的藏语和他们交流，手把手地教他们怎么使用体温表，怎么量血压……他们也用糌粑、酥油茶热情地招待我们。晚上回到宿舍，他们和我们一起联欢，一起唱歌跳舞。有一次，一位产妇将要分娩了，当时情况很危急，我和上海市儿童医院的一位姓范的医生紧急联系了附近的驻地医院，联系好车辆，把产妇安全地送到江孜县人民医院，使她得到了救护，得以顺利分娩，母子平安。

第二件事使我真切地体会到了西藏的地域广阔、人烟稀少。有一天，我外出巡回医疗，一个人背着药箱在茫茫草原走了两个多小时，好不容易看到前面出现了一个小小的帐篷，原来是有部队在拉练。看到他们，我就像遇到了亲人一样。非常巧合的是，部队中还有一位来自上海嘉定县（现上海嘉定区）的老乡，感觉特别亲切。我清晰地记得，他当时送给了我一小听水果罐头，让我特别感动。

第三件让我感受比较深刻的事情，就是江孜县的生活，我觉得比拉萨更加艰苦。比如说用水，如果我想洗洗头发，只有一盆冷水加半瓶热水，怎么洗头呢？就用吃剩下来的空罐头，舀点冷水，再加点热水，一点一点地这么洗，没有多余的水可用。

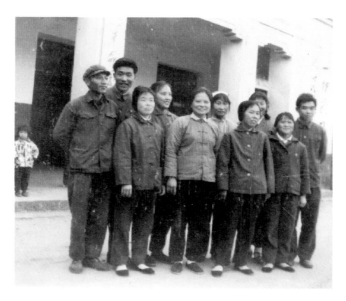

拉萨自治区人民医院检验科欢送会后留影（第一排左二为应爱娣）

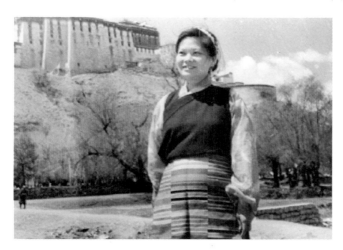

回沪前的藏服照

　　从江孜县回到拉萨以后，没有多久我们就要回上海了。拉萨自治区人民医院检验科给我们开了欢送会。我非常珍惜赴藏医疗队之行，当时就跟我们一起来的医疗修配厂的高玉珍师傅商量，决定问藏族同胞借一套藏服，拍一张西藏的照片留下来。我现在一看到这张照片，就回想起援藏医疗队的工作和生活，这是我最好的见证和最好的留念。